Best of Pflege

Mit „Best of Pflege" zeichnet Springer die besten Masterarbeiten und Dissertationen aus dem Bereich Pflege aus. Inhalte aus den etablierten Bereichen der Pflegewissenschaft, Pflegepädagogik, Pflegemanagement oder aus neuen Studienfeldern wie Health Care oder Ambient Assisted Living finden hier eine geeignete Plattform. Die mit Bestnote ausgezeichneten Arbeiten wurden durch Gutachter empfohlen und behandeln aktuelle Themen rund um den Bereich Pflege. Die Reihe wendet sich an Praktiker und Wissenschaftler gleichermaßen und soll insbesondere auch Nachwuchswissenschaftlern Orientierung geben.

Weitere Bände in der Reihe http://www.springer.com/series/13848

Jörg Schmal

Dauernachtdienst in der Pflege

Gründe für das Ergreifen, den Verbleib und die Aufgabe

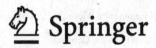

Jörg Schmal
Waldburg, Deutschland

ISSN 2569-8605   ISSN 2569-8621 (electronic)
Best of Pflege
ISBN 978-3-658-24440-8   ISBN 978-3-658-24441-5 (eBook)
https://doi.org/10.1007/978-3-658-24441-5

Die Deutsche Nationalbibliothek verzeichnet diese Publikation in der Deutschen National-
bibliografie; detaillierte bibliografische Daten sind im Internet über http://dnb.d-nb.de abrufbar.

Springer ist ein Imprint der eingetragenen Gesellschaft Springer Fachmedien Wiesbaden GmbH
und ist ein Teil von Springer Nature
Die Anschrift der Gesellschaft ist: Abraham-Lincoln-Str. 46, 65189 Wiesbaden, Germany

Vorwort

Die Arbeit im Nachtdienst birgt eine gewisse Faszination: Bei Nacht verändern sich so z.B. das Arbeitsumfeld, die Stimmung und das Empfinden. Diese Faszination kann stimulierend wirken, geht aber auch (in den meisten Fällen) mit einem Belastungserleben einher.

Pflegende, die sich nachts über die Gänge von Krankenhäusern und Alten-/Pflegeheimen bewegt haben oder bewegen, arbeiten dann, wenn andere schlafen. Sie bringen dann körperliche und kognitive Höchstleistung, wenn andere ihren Körper und ihren Geist entspannen. Denn es zeigt sich, dass die Arbeit entgegen der physiologischen zirkadianen Rhythmik mit gesundheitlichen Belastungen einhergeht.

Pflegende geben somit einen Teil ihrer Gesundheit, um eine kontinuierliche Versorgung ihrer Pflegeempfänger/-innen zu gewährleisten. Ein scheinbar unfairer Tauschhandel, betrachtet man die dafür entgegengebrachten Entschädigungen.

Hier stellt sich die Frage, welche Entschädigung ein Mensch dafür erhalten sollte, wenn dieser im sozial-gesellschaftlichen Gefüge eine verantwortungsvolle und überaus wichtige Aufgabe erfüllt und zugleich seine Gesundheit und sein Wohlbefinden dezimiert. Neben einer angemessenen monetären Vergütung, sollten Pflegende nachts und am Tag Arbeitsbedingungen vorfinden, die es ihnen erlauben ihre Pflegehandlungen professionell umsetzen zu können. Vor allem gilt es den Wert der Pflegeleistung anzuerkennen, welcher rund um die Uhr erbracht wird. Es wird ja schließlich nicht irgendwer gepflegt. Sondern die eigenen Großeltern, Eltern, Kinder, Geschwister, Verwandten, Freunde und Bekannten. Und vielleicht in naher oder ferner Zukunft man selbst.

Ziel dieser Arbeit war es die Arbeit im Dauernachtdienst in der Pflege näher zu beleuchten, um ein umfassendes Verständnis für die Situation Pflegender und den Wert der von ihnen erbrachten Tätigkeit in ausschließlicher Nachtarbeit zu erhalten. Dabei wurden speziell die Gründe für den Einstieg, den Verbleib und den

Ausstieg näher analysiert. Hierbei zeigt sich, dass es Menschen gibt, die (über-spitzt formuliert) aufgrund ihrer Lebensbedingungen in den Nachtdienst gezwun-gen oder an diesen gefesselt werden. So findet oder sieht eine alleinerziehende Mutter in manchen Fällen keine Alternativen zur Arbeit im Dauernachtdienst, möchte sie auch ihrer Verantwortung als Mutter in der Kinderbetreuung gerecht werden. Andere wiederrum haben im Laufe ihrer Dauernachtdiensttätigkeit ihre Employability eingebüßt, und fühlen sich damit nicht mehr im Stande dem straff organisierten Ablauf im Tagdienst gerecht zu werden. Probleme, die nach Lösun-gen verlangen, möchte man Pflegende bei steigendem Pflegebedarf, u.a. durch den demographischen Wandel bedingt, weiter im Berufsfeld halten.

Neben dem Generieren eines tieferen Verständnisses für die Situation Pflegender im Dauernachtdienst, zielt die vorliegende Arbeit auch darauf ab, Mosaiksteine zur Problemlösung zuzufügen.

Mein herzlicher Dank gilt den Interviewteilnehmerinnen und Interviewteilneh-mern. Vielen Dank für Ihre Bereitschaft zum Interview, die entgegengebrachte Gastfreundschaft und die Offenheit während der Gespräche. Sie haben diese Ar-beit mit Leben gefüllt.

Diese Arbeit widme ich Anja, Paulina, Lilly und Hanna.

Jörg Schmal, Waldburg, den 28.08.2018

Inhaltsverzeichnis

Tabellenverzeichnis

Abbildungsverzeichnis

Abkürzungsverzeichnis

ABI	Arbeitsbewältigungsindex
AP	Altenpflege
ArbZG	Arbeitszeitgesetz
AWMF	Arbeitsgemeinschaft der Wissenschaftlichen Medizinischen Fachgesellschaften e.V.
BMFSJ	Bundesministerium für Familie, Senioren, Frauen und Jugend
BU	Beschäftigungsumfang
CVD	Cardiovascular disease (kardiovaskuläre Erkrankung)
DGAUM	Deutsche Gesellschaft für Arbeitsmedizin und Umweltmedizin e.V.
DGB	Deutscher Gewerkschaftsbund
DN	Dauernacht(-dienst)
ERI-Q	Effort-Reward-Imbalance-Questionnaire
EU	Europäische Union
GF	Gesundheitsförderung
GHQ	General Health Questionnaire
GKP	Gesundheits- und Krankenpflege
HRW	Hochschule Ravensburg-Weingarten
Int	Interview
KP	Krankenpflege
KKP	Kinderkrankenpflege
NEXT-Studie	Nurses´ early exit study
PP	Pflegepädagogik
PSQI	Pittsburgh Sleep Quality Index

SCN	Suprachiasmatischer Nucleus
SPSS(-Methode)	Sammeln, Prüfen, Sortieren, Subsumieren
TSH-Spiegel	Thyreoidea-stimulierendes Hormon
UV-Strahlung	Ultraviolette Strahlung
WAI	Work Ability Index
WBL	Wohnbereichsleitung
WHO	World Health Organization (Weltgesundheitsorganisation)

1 Einführung

Im Jahr 2017 wurden die drei US-amerikanischen Forscher[1] Jeffrey C. Hall, Michael Rosbash und Michael W. Young mit dem Nobelpreis für Medizin und Physiologie für ihre Untersuchungen zur inneren Uhr geehrt. Sie haben u.a. bereits in den frühen 80er-Jahren Gene bei Fruchtfliegen isoliert, welche für den Tag-Nacht-Rhythmus verantwortlich sind. Die Nobel-Jury bezeichnete die Erkenntnisse als Paradigmenwechsel, welcher besonders die Ausprägung eines physiologischen Tag-Nacht-Rhythmus und eines gesunden Schlafmusters betont (FAZ 2017). Dabei stehen einige Arbeitszeitformen im Konflikt mit der genetischen Ausprägung eines gesundheitsförderlichen, zirkadianen Rhythmus. Die „…Arbeitszeit, d.h. die Erwerbsarbeitszeit, bestimmt und strukturiert unser gesamtes Leben" (SCZESNY 2003: 7). Eine Berufsgruppe, die in besonderem Maße wider den genetisch vorprogrammierten, physiologischen Rhythmus arbeitet und eine hervorstechende Strukturierung des Lebens durch die Arbeitszeit erfährt, sind Pflegende im Dauernachtdienst. „Pflegende im Nachtdienst […] sind innerhalb der Gesamtgruppe der Pflegenden extrem vernachlässigt. Die Not der Pflege wird an ihnen in besonderer Weise deutlich" (MÜLLER & BARTHOLOMEYCZIK 1993: 154). Daher liegt der Fokus dieser Arbeit darin, mit dem Scheinwerfer der Aufmerksamkeit die Arbeits- und Lebenswelt von Pflegenden, die im Dauernachtdienst tätig sind, zu beleuchten. Bislang war die Situation Pflegender im (Dauer-)Nachtdienst „…nur zu

---

[1] Nachfolgend wird im Sinne einer geschlechtergerechten Sprache mittels Schrägstrich kenntlich gemacht, wenn Frauen und Männer gleichwohl angesprochen sind. Kann aus grammatikalischen Gründen kein Schrägstrich verwendet werden, werden entweder beide Geschlechter mit einem Konjunktiv oder mittels geschlechtneutraler Personenbezeichnungen benannt. Zudem findet die ausschließliche Benennung eines Geschlechts Anwendung, wenn nur weibliche oder männliche Personen gemeint sind.

© Springer Fachmedien Wiesbaden GmbH, ein Teil von Springer Nature 2019
J. Schmal, *Dauernachtdienst in der Pflege*, Best of Pflege,
https://doi.org/10.1007/978-3-658-24441-5_1

einem geringen Teil Gegenstand von Forschungsprojekten [...]"(GROßE SCHLARMANN & BIENSTEIN 2015: 1). Ferner liegen bisher keine differenzierten Erkenntnisse über die berufsbiographischen Verläufe von Dauernachtdienstlern vor (SCZESNY 2003: 57). Ziel der vorliegenden Arbeit ist es daher erstens, die Gründe, die zum Ergreifen einer Tätigkeit im Dauernachtdienst führen, zu beschreiben. Zweitens werden die Gründe, die sowohl auf den Verbleib, als auch auf den Ausstieg aus der Dauernachtarbeit wirken, dargestellt. Drittens wird im Rahmen einer typologischen Analyse nach KUCKARTZ (2010: 97-107) sowohl eine Systematisierung der Gründe, die zum Einstieg in eine Tätigkeit im Dauernachtdienst führen, als auch der Gründe, die einen Ausstieg bedingen und beeinflussen, vorgenommen. Nachfolgend wird der theoretische Hintergrund beschrieben und empirische Erkenntnisse dargestellt (s. Kapitel 2). Dazu findet zunächst eine Verortung der Dauernachtarbeit innerhalb der Schichtdienstmodelle statt (s. Kapitel 2.1). Anschließend wird die Arbeit im Dauernachtdienst in der Pflege (s. Kapitel 2.2) näher betrachtet. Dabei werden Gründe, die zu einem Eintritt in eine Tätigkeit im ausschließlichen Nachtdienst führen, den Verbleib beeinflussen und einen Ausstieg bedingen können, dargestellt. Danach werden gesundheitliche Aspekte (s. Kapitel 2.3) erläutert. Das Kapitel schließt mit einer Zusammenfassung und der Ableitung der Forschungsfragen (s. Kapitel 2.4). Danach wird die zur Klärung der Forschungsfragen genutzte Methodik beschrieben (s. Kapitel 3). Es folgt die Darstellung und Diskussion der Ergebnisse (s. Kapitel 4). Nach einer Beschreibung der Stichprobe (s. Kapitel 4.1) folgt eine Beschreibung der Gründe, die zu einem Eintritt in den Dauernachtdienst führen (s. Kapitel 4.2). Anschließend wird das Erleben der Pflegenden im Dauernachtdienst beschrieben (s. Kapitel 4.3). Danach werden die Gründe, die einen Austritt bedingen und beeinflussen, dargestellt und diskutiert (s. Kapitel 4.4). Bis zu diesem Zeitpunkt erfolgt die Ergebnisdarstellung im Querschnitt. Im Rahmen der nachfolgenden

Fallbeschreibungen (s. Kapitel 4.5) wird den komplexen Zusammenhängen auf der Fallebene Beachtung geschenkt. Anschließend findet die Darstellung und Diskussion der typologischen Analyse nach KUCKARTZ Platz (s. Kapitel 4.6). Das Kapitel schließt mit einer Zusammenfassung der Ergebnisse (s. Kapitel 4.7). Im letzten Kapitel der vorliegenden Arbeit werden Limitationen diskutiert, Schlussfolgerungen u.a. für nachfolgende Untersuchungen gezogen und Praxisempfehlungen ausgesprochen (s. Kapitel 5).

2 Theoretischer Hintergrund und empirische Erkenntnisse

Nachfolgend wird zunächst das Arbeitszeitmodell der Dauernachtarbeit in den Schichtdienstmodellen verortet (s. Kapitel 2.1). Nach einer Übersicht der gängigen Schichtdienstmodelle (s. Kapitel 2.1.1) wird das Modell des Dauernachtdienstes definiert und u.a. aus der rechtlichen Perspektive näher erläutert (s. Kapitel 2.1.2). Im Anschluss wird die Häufigkeit von Schichtarbeit und Dauernachtdienst sowohl in der Allgemeinbevölkerung, als auch speziell in der Pflege dargestellt (s. Kapitel 2.1.3). Anschließend werden die Arbeitsbedingungen im (Dauer-)Nachtdienst näher beleuchtet (s. Kapitel 2.2). Dabei werden sowohl strukturierende Rahmenbedingungen, als auch charakteristische Tätigkeiten beschrieben (s. Kapitel 2.2.1). Es folgt eine theoretische Auseinandersetzung mit den Gründen, die zum Ergreifen (s. Kapitel 2.2.2), dem Verbleib (s. Kapitel 2.2.3) und der Aufgabe (s. Kapitel 2.2.4) einer Tätigkeit im Dauernachtdienst führen. Nachfolgend wird die gesundheitliche Situation von Pflegenden im Dauernachtdienst beleuchtet (s. Kapitel 2.3). Dazu werden zunächst grundlegende chronobiologische Erkenntnisse vorgestellt (s. Kapitel 2.3.1), um ein besseres Verständnis für die Entstehung gesundheitlicher Belastungen durch die Dauernachtarbeit, welche nachfolgend thematisiert werden, zu befördern (s. Kapitel 2.3.2). Anschließend werden Besonderheiten von Maßnahmen zur Prävention und Gesundheitsförderung bei Arbeitnehmern und Arbeitnehmerinnen in Dauernachtarbeit dargestellt wie arbeitswissenschaftliche Erkenntnisse zur Ausgestaltung von Nachtarbeit oder Inanspruchnahme von Angeboten der Betrieblichen Gesundheitsförderung (s. Kapitel 2.3.3). Das Kapitel schließt mit einer Zusammenfassung, wobei auch die wissenschaftlichen Fragestellungen abgeleitet werden (s. Kapitel 2.4).

© Springer Fachmedien Wiesbaden GmbH, ein Teil von Springer Nature 2019
J. Schmal, *Dauernachtdienst in der Pflege*, Best of Pflege,
https://doi.org/10.1007/978-3-658-24441-5_2

2.1 Verortung der Dauernachtarbeit in den Schichtdienstmodellen

In diesem Kapitel wird zunächst die Begrifflichkeit der Schichtarbeit näher definiert. Daneben werden die gängigsten Schichtdienstmodelle systematisch aufgeführt, sodass im Anschluss daran eine Verortung der Dauernachtarbeit erfolgen kann. Danach wird der Anteil der Pflegenden in Schichtarbeit und im Dauernachtdienst beschrieben.

2.1.1 Schichtarbeit und Schichtdienstmodelle

Die Begrifflichkeit der Schichtarbeit ist in den Arbeitswissenschaften nicht einheitlich definiert. Doch kann diese in Abgrenzung zur Regelarbeitszeit, welche einen Arbeitszeitraum von 6:00 bis 17:00 Uhr, auf Basis einer fünftägigen Arbeitswoche mit einer Arbeitsdauer von 40 Wochenstunden, abbildet, betrachtet werden (DGUV 2012: 59).

Schichtarbeit wird laut der arbeitsmedizinischen Leitlinie der Deutschen Gesellschaft für Arbeitsmedizin und Umweltmedizin e.V. (DGAUM)[2] wie folgt definiert: „Schichtarbeit ist eine Form der Tätigkeit mit Arbeit zu wechselnden Zeiten (Wechselschicht) oder konstant ungewöhnlicher Zeit (z.B. Dauerspätschicht, Dauernachtschicht)" (DGAUM 2006: 2). Der Gesetzgeber hat im Rahmen des Arbeitszeitgesetzes (ArbZG)[3] den Begriff der Schichtarbeit nicht näher definiert, doch

---

[2] Derzeit ist eine S2k-Leitlinie zum Thema „Gesundheitliche Aspekte und Gestaltung von Nacht- und Schichtarbeit" von der DGAUM und weiterer beteiligter Gesellschaften unter Koordination von Prof. Dr. med. Volker Harth (MPH) mit geplanter Fertigstellung zum 31.12.2018 in Arbeit (AWMF o.J.).

[3] In dieser Arbeit werden die relevanten rechtlichen Aspekte, die der Gestaltung von Schicht- und Nachtarbeit zugrunde liegen, punktuell und themenspezifisch verteilt über die nachfolgenden Kapitel aufgeführt, da eine separate Darstellung ohne Bezug zum jeweiligen Kontext vom Verfasser als weniger zielführend angesehen wird.

liegt eine Definition laut Art. 2 Nr. 5 der europäischen Arbeitszeitrichtlinie vor. Demnach ist Schichtarbeit „…jede Form der Arbeitsgestaltung kontinuierlicher oder nicht kontinuierlicher Art mit Belegschaften, bei der Arbeitnehmer nach einem bestimmten Zeitplan, auch im Rotationsturnus, sukzessive an den gleichen Arbeitsstellen eingesetzt werden, so dass sie ihre Arbeit innerhalb eines Tages oder Wochen umfassenden Zeitraums zu unterschiedlichen Zeiten verrichten müssen" (EU-PARLAMENT & DER RAT DER EUROPÄISCHEN UNION 2003). Als Schichtarbeiter/-innen gelten laut Definition der EU-Richtlinie Arbeitnehmer/-innen, die in einem Schichtplan eingesetzt werden. Es werden permanente Schichtsysteme von Wechselschichtsystemen unterschieden.

Tabelle 2.1: Formen permanenter Schichtsysteme und Wechselschichtsysteme (DGAUM 2006: 2)

Permanente Schichtsysteme	Wechselschichtsysteme
• Dauerfrühschicht • Dauerspätschicht • Dauernachtschicht • Geteilte Schichten zu konstanten Zeiten	• Systeme ohne Nachtarbeit und ohne Wochenendarbeit • Systeme ohne Nachtarbeit und mit Wochenendarbeit • Systeme mit Nachtarbeit und ohne Wochenendarbeit • Systeme mit Nachtarbeit und mit Wochenendarbeit

Schichtsysteme werden bezüglich der Schichtplanart unterschieden d.h. Zweischichtsysteme (diskontinuierlich) von sowohl Dreischichtsystemen ohne durchlaufende Arbeitsweise (teilkontinuierlich), als auch Dreischichtsystemen mit durchlaufender Arbeitsweise (vollkontinuierlich). Daneben können weitere Kriterien zur näheren Differenzierung der Schichtsysteme herangezogen werden, z.B.

Rhythmik (gleichmäßige oder ungleichmäßige Periodik in der Schichtdienstfolge) oder Rotationsrichtung der Schichten (vorwärtsrotierend, rückwärtsrotierend).[4]

2.1.2 Dauernachtarbeit

Obgleich keine, auf einer gesetzlichen Grundlage basierende Definition der Dauernachtarbeit[5] existiert, kann diese als die ausschließliche Arbeit im Nachtdienst verstanden werden.[6] Ein Arbeitnehmer oder eine Arbeitnehmerin in Dauernachtarbeit ist demnach im selben Unternehmen weder in anderen Schichtformen (z.B. Früh- oder Spätdienst) tätig, noch ist in logischer Folge eine Rotation zwischen unterschiedlichen Schichtformen vorgesehen. Nachtarbeitnehmer/-innen im Sinne des Arbeitszeitgesetzes sind Arbeitnehmer/-innen, die entweder auf Grund ihrer Arbeitszeitgestaltung normalerweise Nachtarbeit in Wechselschicht oder an mindestens 48 Tagen im Kalenderjahr Nachtarbeit leisten (§2 ArbZG Abs. 5). Laut §2 ArbZG Abs.3 wird die Nachtzeit als die Zeit zwischen 23 bis 6 Uhr definiert. In der Nacht arbeitet, wer in mehr als zwei Stunden der Nachtzeit beruflich tätig ist (§2 ArbZG Abs. 4). Die Arbeitszeit wird im Sinne des ArbZG als die Zeit vom Beginn bis zum Ende der Arbeit ohne Ruhepausen definiert (§2 ArbZG Abs. 1).

---

[4] An dieser Stelle werden nur exemplarisch Kriterien aufgeführt. Eine detaillierte Auflistung findet sich bei den Kriterien der Schichtsysteme der DGUV (DGUV 2012: 61-62).

[5] Nachfolgend werden die Begriffe Dauernachtarbeit und Dauernachtdienst synonym verwendet. Die Begrifflichkeit der Dauernachtwache wird, aufgrund der Assoziation mit einer passiven Tätigkeit in Form einer Arbeitsbereitschaft, nicht genutzt (SCZESNY 2003: 43).

[6] Mit dem Ergreifen permanenter Nachtarbeit wird eine einseitig durchlässige Verbindung zwischen der Erwerbstätigkeit am Tag und in der Nacht vorgenommen. Während Pflegende im Tagdienst bei Personalengpässen im Nachtdienst auch dort eingesetzt werden können, stellt es eine Seltenheit dar, wenn Dauernachtdienstbeschäftigte bei Personalnot am Tag auch dort eingesetzt werden (SCZESNY 2003: 12). Zu den Arbeitsbedingungen im Nachtdienst zählt so das ausschließliche Arbeiten in der Nacht.

Die werktäglich zulässige Arbeitszeit von Nachtarbeitnehmern und Nachtarbeitnehmerinnen darf acht Stunden nicht überschreiten, kann aber auch auf zehn Stunden verlängert werden, wenn innerhalb eines Kalendermonats oder innerhalb von vier Wochen im Durchschnitt acht Stunden nicht überschritten werden (§ 6 ArbZG Abs. 2). Zudem können in einem Tarifvertag oder auf Grund eines Tarifvertrags in einer Betriebs- oder Dienstvereinbarung abweichende Regelungen zugelassen werden.[7] Dies betrifft auch die Ruhepausen (§4 ArbZG) und Ruhezeiten (§ 5 ArbZG). So kann die zunächst in §5 Abs.1 des Arbeitszeitgesetzes festgelegte ununterbrochene Ruhezeit von mindestens elf Stunden laut §5 Abs. 2 in Krankenhäusern und anderen Einrichtungen zur Behandlung, Pflege und Betreuung von Personen um eine Stunde gekürzt werden, wenn ein entsprechender Ausgleich erbracht wird.

2.1.3 Häufigkeit von Schichtarbeit und Dauernachtdienst

Nachfolgend wird sowohl der Anteil der deutschen Erwerbstätigen, als auch der Pflegenden in Schicht- und Dauernachtarbeit dargestellt. Dabei wird die Stichprobe der Pflegenden, die im Dauernachtdienst tätig sind, näher beschrieben.

Infolge des wirtschaftlichen und technologischen Aufschwungs, im Rahmen der Industrialisierung im 20. Jahrhundert, stieg die Notwendigkeit in diversen Dienstleistungsbranchen rund um die Uhr zu arbeiten (DGAUM 2006: 1). „In vielen Bereichen sind wechselnde Arbeitsschichten aus wirtschaftlichen, technologischen und versorgungstechnischen Gründen heute unvermeidbar" (ANGERER &

---

[7] So kann z.B. die Arbeitszeit auf 10 Stunden werktäglich verlängert werden, wenn auf die Arbeitszeit in erheblichem Umfang Arbeits-bzw. Rufbereitschaft entfällt oder ein anderer Ausgleichzeitraum festgelegt wird (§ 7 ArbZG Abs. 1). Zudem kann, sofern der Gesundheitsschutz der Mitarbeiter/-innen durch einen entsprechenden Zeitausgleich gewährleistet ist, bei der Behandlung, Betreuung und Pflege von Personen die werktägliche Arbeitszeit angepasst werden (§7 ArbZG Abs. 2).

PETRU 2010: 88). Auch in den vergangenen Jahren ist der Anteil der Erwerbstätigen, die Schichtdienst leisten, angestiegen. „Nachtarbeit [...] und Schichtarbeit
haben seit 2000 deutlich zugenommen" (BEERMANN & KRETSCHMER 2015:
206).

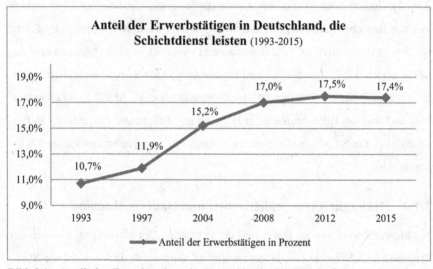

Bild 2.1: Anteil der Erwerbstätigen in Deutschland, die Schichtdienst leisten (eigene
Darstellung, modifiziert nach EUROSTAT 2016)

Von 1993 bis 2015 ist die Anzahl der Erwerbstätigen in Deutschland, die Schichtdienst leisten laut EUROSTAT von 10,7% auf 17,4% angestiegen. Von 2000 bis
2013 ist der Anteil abhängig Erwerbstätiger in Nachtarbeit von 7,7% auf 9,3%
angestiegen (BEERMANN & KRETSCHMER 2015: 206). Laut Statistischem
Bundesamt und der Erhebung des Mikrozensus waren 2015 310 Angestellte und
245 Arbeiter/-innen ständig in Nachtarbeit tätig (STATISTISCHES BUNDES-
AMT 2016: 130-131).[8] Der Männeranteil im Schichtdienst beträgt 64,3%.

---

[8] Bezugsgröße: 40.279 Erwerbstätige insgesamt

Während Männer häufiger im industriellen und handwerklichen Bereich einer Tätigkeit im Schichtdienst nachgehen, sind Frauen mit 34,9% im öffentlichen Dienst und mit 33,9% im Dienstleistungsbereich vertreten (BEERMANN & KRETSCHMER 2015: 206). In der Pflege bestand die Notwendigkeit für Schicht- und Nachtarbeit sowohl unabhängig vom industriellen Auftrieb im 20. Jahrhundert, als auch der Ökonomisierung und zunehmenden Verdichtung im 21. Jahrhundert (vgl. SCZESNY 2003: 20-43). Pflege ist eine Branche in der Schichtarbeit häufig vorkommt, da Pflege eine Tätigkeit darstellt, die dadurch gekennzeichnet ist, eine Kontinuität in der Versorgung von Pflegeempfängern und Pflegeempfängerinnen zu gewährleisten.

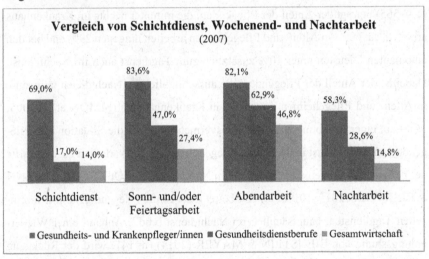

Bild 2.2: Vergleich von Schichtdienst, Wochenend- und Nachtarbeit zwischen Gesundheits- und Krankenpfleger/-innen, Gesundheitsberufen und der Gesamtwirtschaft laut Mikrozensus 2007 (eigene Darstellung in Anlehnung an AFENTAKIS 2009: 2)

2007 arbeiteten laut Erhebungen des Mikrozensus Gesundheits- und Krankenpfleger/-innen, im Vergleich zu anderen Gesundheitsdienstberufen und der

Gesamtwirtschaft, deutlich häufiger im Schichtdienst, an Sonn- und Feiertagen, am Abend und in der Nacht. „Nach den Ergebnissen des Mikrozensus 2007 sind Gesundheits- und Krankenpflegerinnen/-pfleger bezogen auf Schichtarbeit, Wochenend- und Feiertagsarbeit sowie Nachtarbeit besonders stark belastet" (AFENTAKIS 2009: 4).

Bezüglich der Anzahl von Pflegenden im Dauernachtdienst in deutschen Krankenhäusern oder Pflegeheimen liegen keine statistischen Daten vor (GROßE SCHLARMANN & BIENSTEIN 2015). Diverse Erhebungen nähern sich dem Phänomen Dauernachtdienst in der Pflege zwar an, liefern allerdings keine repräsentativen Daten. Laut der Basiserhebung der NEXT-Studie[9] in Deutschland (n=3.565) beträgt der Anteil der Pflegenden, die mitunter nachts im Krankenhaus arbeiten, ca. 60%. In Alten- und Pflegeheimen arbeiten hingegen 29% und bei den ambulanten Diensten unter 10% zusätzlich zum Tagdienst auch im Nachtdienst. Dabei ist der Anteil der Pflegenden, die ausschließlich im Nachtdienst tätig sind, in Alten- und Pflegeheimen größer als in Krankenhäusern (SIMON et al. 2005: 36). Laut einer Erhebung zur Erkenntnisvermehrung über die Situation von Pflegenden im Nachtdienst in deutschen Pflegeheimen (n=276) arbeiten ca. die Hälfte der befragten Personen ausschließlich im Nachtdienst (GROßE SCHLARMANN & BIENSTEIN 2015: 10)[10]. Ferner arbeitet jeder fünfte Pflegende, nur mit vereinzelten Tagdiensten, hauptsächlich im Nachtdienst (ebd.). Anhand einer Wiederholungsstudie von BIENSTEIN & MAYER (2014) (n=141) wird der Rückgang

---

[9] Die NEXT-Studie ist ein europaweites Projekt zur Erforschung des vorzeitigen Ausstiegs von Pflegenden aus dem Beruf.

[10] Bei der zugrunde liegenden Stichprobe handelt es sich um eine Gelegenheitsstichprobe, die keinen Anspruch auf Repräsentativität stellt (GROßE SCHLARMANN & BIENSTEIN 2015: 4).

des Anteils der Pflegenden in Dauernachtarbeit im Krankenhaus deutlich[11]. So gingen 1988 in der Erhebung von BARTHOLOMEYCZIK et al. (1993) (n=152) 47% der Pflegenden im Krankenhaus einem Beschäftigungsverhältnis in Dauernachtarbeit nach (KORFF & ZEGELIN 1993: 90). 2012 waren hingegen 21% der befragten Pflegenden im Dauernachtdienst tätig (BIENSTEIN & MAYER 2014: 430).

Da Pflege, trotz der in den vergangenen Jahren erkennbaren Steigerung der männlichen Bewerberzahlen[12], in erster Linie ein Frauenberuf darstellt (SCZESNY 2003: 20-31), arbeiten demnach vor allem Frauen zu unregelmäßigen Arbeitszeiten. 2016 zählte laut der Beschäftigungsstatistik der Bundesagentur für Arbeit die Gesundheits- und Krankenpflege 819.000 Berufsangehörige (124.308 männlich, 694.909 weiblich), die Berufe in der Fachkinderkrankenpflege 5.265 (209 männlich, 5.056 weiblich), Berufe in der Fachkrankenpflege 72.408 (14.513 männlich, 57.895 weiblich) und die Altenpflege 535.163 (83.082 männlich, 452.081 weiblich) (STATISTIK DER BUNDESAGENTUR FÜR ARBEIT 2017).

Bei einer Befragung (SCZESNY 2003: 131-137) von 94 ausschließlich weiblichen Pflegenden im Dauernachtnachtdienst im Krankenhaus waren drei Viertel der Befragten zwischen 31 und 50 Jahren alt, 68% lebten mit einem oder mehreren Kindern in einem Haushalt zusammen. Bei 39% der Befragten hatte das jüngste Kind bereits das 16. Lebensjahr überschritten, bei 34% war es zwischen vier bis zehn Jahre alt. Die häufigste Lebensform war mit ca. 65% der Paarhaushalt mit mindestens einem Kind.

---

[11] Es gilt zu beachten, dass bei der Wiederholungsstudie von BIENSTEIN & MAYER (2014) eine andere Population als bei BARTHOLOMEYCZIK et al. (1993) untersucht wurde.

[12] Zwischen 2001 und 2011 hat sich die Zahl der männlichen Ausbildungsanfänger deutlich erhöht; um 69% (STATISTISCHES BUNDESAMT 2012).

Zusammenfassung

Dauernachtdienst lässt sich innerhalb der Schichtdienstmodelle den permanenten Schichtsystemen zuordnen. Wer im Dauernachtdienst arbeitet, unterliegt keiner Rotation und arbeitet ausschließlich nachts. Der Anteil der Erwerbstätigen in Deutschland, die Schichtdienst leisten, ist in den vergangenen Jahren angestiegen. Schichtdienst kommt in der Pflege, aufgrund der kontinuierlichen Versorgung pflegebedürftiger Menschen, häufig vor. Es fehlen repräsentative Daten bezüglich der Häufigkeit Pflegender im Dauernachtdienst. Das Arbeitszeitmodell ist in Pflegeheimen häufiger vorzufinden als in Krankenhäusern. Da in der Pflege mehr Frauen als Männer vertreten sind, wird das Schichtdienstmodell in der Branche auch häufiger von Frauen genutzt.

2.2 Arbeit im Dauernachtdienst in der Pflege

Nachfolgend wird die Arbeit im Dauernachtdienst in der Pflege differenzierter betrachtet. So werden sowohl die strukturierenden Rahmenbedingungen, als auch charakteristische Tätigkeiten der Arbeit im Dauernachtdienst in der Pflege abgebildet. Im Anschluss werden die aus der Literatur identifizierten Gründe, die zum Ergreifen, zum Verbleib und zur Aufgabe einer Tätigkeit im Dauernachtdienst führen, dargestellt.

2.2.1 Besonderheiten der Arbeit im Dauernachtdienst in der Pflege

Zunächst werden die Arbeitsbedingungen im Nachtdienst im Krankenhaus und im Pflegeheim beschrieben. Im Anschluss werden die für den Nachtdienst charakteristischen Arbeitsabläufe und Tätigkeitsfelder dargestellt.

Der Großteil der Pflegenden im Nachtdienst arbeitet alleine. Laut der Wiederholungsstudie von BIENSTEIN & MAYER arbeiteten 72% der befragten Pflegenden in Krankenhäusern alleine auf einer Station. 24% arbeiten gemeinsam mit einem anderen Pflegenden, 4% mit Auszubildenden (BIENSTEIN & MAYER 2014: 430). Pflegende im Nachtdienst „…sind auf sich allein gestellt und müssen in Krisensituationen eigenständig Entscheidungen treffen" (a.a.O.: 433). Somit können Fragen nicht unmittelbar in Rücksprache in einem Team geklärt werden, sondern obliegt die Lösung von Aufgaben einem weitestgehend eigenständigen Entscheidungs- und Verantwortungsbereich (SCZESNY 2003: 51). Dies kann wiederum junge, noch unerfahrene Pflegende überfordern (a.a.O.: 71). So kann z.B. die Pflege palliativer oder präfinaler Patientengruppen bei alleiniger Arbeit belastend wirken, indem Schuldgefühle oder Ängste hervorgerufen werden (BAR-THOLOMEYCZIK & SOWINSKI 1993: 131). Pflegende, die nachts alleine sind, müssen in zwei Drittel der Fälle mehrmals pro Nacht auf anderen Stationen aushelfen. Die Anzahl der zu betreuenden Patienten und Patientinnen rangiert je nach Funktionsbereich und Schwerpunkt zwischen zwei und 43 (auf chirurgischen Stationen durchschnittlich 23,5 Patienten und Patientinnen, auf internistischen Stationen durchschnittlich 18) (BIENSTEIN & MAYER 2014: 431).

Insgesamt hat sich die durchschnittliche Nachtdienstdauer verkürzt. So arbeiteten 2012, bei der Erhebung von BIENSTEIN & MAYER, 62% der befragten Pflegenden weniger als zehn Stunden. Dienstbeginn ist im Durchschnitt um 20:30 oder 21:00 Uhr (a.a.O.: 431). Dabei variieren Anfangs- und Endzeiten nicht nur institutionsübergreifend, sondern auch zwischen einzelnen Stationen einer Einrichtung (SCZESNY 2003: 40).

Pflegende haben, so die Wiederholungsstudie von BIENSTEIN & MAYER, im Vergleich zu früher zwar im Nachtdienst durchschnittlich weniger Patienten und Patientinnen zu versorgen, es aber mit aufwändigerem Patientenklientel im Sinne eines erhöhten Pflegebedarfs zu tun. „1988 wurde der Anteil schwer Pflegebedürftiger – gemessen an der Anzahl der Menschen, die einer Ganzkörperpflege bedurften – mit 32 Prozent angegeben; 2012 bereits mit 54 Prozent" (BIENSTEIN &

MAYER 2014: 431). Hinzu kommen die verkürzten Verweildauern und die Reduktion von Drei-Bettzimmern, wodurch Pflegende längere Wegstrecken zurücklegen müssen, um alle Patienten und Patientinnen in Augenschein nehmen zu können (a.a.O.: 432). Infolge der Arbeitsverdichtung gaben 81% der Pflegenden an keine Pause mit einer Vertretung machen zu können (ebd.).

Im Vergleich zum Tagdienst unterliegen die Tätigkeiten in der Nacht einer deutlich geringeren Vorstrukturierung, sodass Aufgaben weniger chronologisch, sondern in Zeitintervallen oder summarisch aufgelistet, in einem überwiegend eigenen Arbeitsrhythmus durchgeführt werden (SCZESNY 2003: 49). Dabei zeigen sich Arbeitsspitzen, gegensätzlich zum Tagdienst mit einer kontinuierlichen Beanspruchung, zumeist zum Beginn und Ende des Nachtdienstes. Nachts verändert sich auch die Arbeitsumgebung. Pflegende im Nachtdienst arbeiten in einer ruhigen bis stillen Umgebung bei gedimmten Licht (NILSSON et al. 2008: 4-5).

Ferner unterhalten Pflegende im Nachtdienst eine gute Beziehung zu ihren nächtlichen Kolleginnen und Kollegen, stehen aber nur in einem geringen Kontakt zu den Mitarbeitern/-innen im Tagdienst und fühlen sich so zeitweise unsichtbar (POWELL 2013: 2178-2179). Daher ist es möglich, dass Tätigkeiten absolviert werden, die vom Tagdienst auch bemerkt werden, was wiederum das Arbeitspensum in der Nacht erhöhen kann (DIECKHOFF 1993: 112).[13] Pflegende im Dauernachtdienst geben zudem an, wenig Unterstützung und Verständnis von ihren Vorgesetzten zu erfahren (NABE-NIELSEN 2009: 52. POWELL 2013: 2177). Pflegende im Dauernachtdienst erleben so lediglich reduziert „[...] kollegiale Regulation durch Lob oder Kritik" (DIECKHOFF 1993: 112). Sie geben an, dass es schwierig sei ihren Kollegen und Kolleginnen im Tagdienst verständlich zu

---

[13] Bei den Tätigkeiten handelt es sich beispielsweise um die Übernahme von körperpflegerischen Interventionen bei Pflegeempfänger/-innen oder das Richten des Frühstücks für den Frühdienst.

machen, welchen Tätigkeiten sie nachts nachgehen und was es bedeutet nachts zu arbeiten – zumindest bis diese auch die Erfahrung mit dem Nachtdienst machen (NILSSON et al. 2008: 4).

Feste Strukturmerkmale des Nachtdienstes stellen zum einen die Übergaben, die den Arbeitszeitraum einrahmen, und zum anderen die regelmäßigen Rundgänge durch die Zimmer der Pflegeempfänger/-innen dar (SCZESNY 2003: 50). „Je nach Pflegekonzept und stationsspezifischen Anforderungen können die Tätigkeiten, die im Nachtdienst zu erledigen sind, nach Art und Umfang variieren" (a.a.O.: 45). Prinzipiell werden nachts sowohl grundpflegerische, als auch spezielle Interventionen neben Servicetätigkeiten durchgeführt (NILSSON et al. 2008). Zum klassischen Aufgabenspektrum in stationären Pflegeeinrichtungen zählen die Überwachung und Betreuung der Pflegeempfänger/-innen, vorbereitende Aufgaben für den Tagdienst, administrative und logistische Aufgaben, Reinigungstätigkeiten und Kontrollaufgaben (SCZESNY 2003: 46). Während nachts patientenferne Tätigkeiten Raum fordern, stellt eine Besonderheit des Nachtdienstes die Betreuung von Patienten und Patientinnen dar, welche Probleme und Ängste haben (a.a.O.: 47). Die Aufgabenstellung von Pflegenden hat sich in den vergangenen Jahren allerdings „[...] drastisch erweitert" (BIENSTEIN & MAYER 2014: 432). Neben Positionierungsmaßnahmen, Interventionen zur Kontinenzversorgung, dem Verabreichen von Infusionen und dem Stellen von Medikamenten, führen Pflegende auch vergleichsweise komplexe Maßnahmen wie z.B. Monitoring, spezielle Wundbehandlungen oder Katheterwechsel durch (ebd.). Pflegende im Nachtdienst führen noch immer Unterstützungen bei der Körperpflege bis hin zu Ganzkörperpflegen durch. Zwar hat die Anzahl der maximal zu waschenden Pflegeempfänger/-innen im Vergleich zu 1988 abgenommen, doch besteht bei

Pflegenden dennoch der dringliche Wunsch diese Aufgabe komplett an den Tagdienst übergeben zu wollen (a.a.O.: 431).[14]

Die geplanten Arbeitsabläufe werden häufig durch unvorhersehbare Ereignisse unterbrochen. So berichteten bei BIENSTEIN & MAYER (2014) 52% der Pflegenden von Arbeitsunterbrechungen. 24% der befragten Personen gaben an, mindestens eine Neuaufnahme im Nachtdienst neben der Regelversorgung der Pflegeempfänger/-innen durchführen zu müssen; bei 9% sogar zwei Aufnahmen (ebd.). Dabei nicht berücksichtigt sind Verlegungen von Pflegeempfänger/-innen z.B. auf die Intensivstation.

2.2.2   Gründe für das Ergreifen von Dauernachtarbeit in der Pflege

Die Gründe für das Ergreifen von Dauernachtarbeit sind vielfältig und von der persönlichen Lebenssituation abhängig. Ein Unterscheidungsmerkmal stellt die familiäre Situation dar. So nannten Pflegende in Dauernachtarbeit mit Kindern, auf die Frage nach den veranlassenden Motiven für die Wahl des Schichtmodells, andere Gründe als kinderlose (SCZESNY 2003: 149-152).

---

[14] 78,4% der Pflegenden äußern, laut der Wiederholungsstudie von BIENSTEIN & MAYER, den Wunsch, die Tätigkeit „Unterstützung bei der Körperpflege" an den Tagdienst zu übergeben; 73,6% fordern dies bezüglich der Übernahme der Ganzkörperpflege (BIENSTEIN & MAYER 2014: 431).

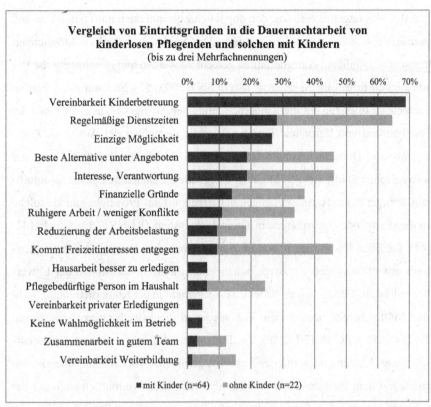

Bild 2.3: Vergleich von Einstiegsgründen in die Dauernachtarbeit von kinderlosen Pflegenden und solchen mit Kindern (eigene Darstellung nach SCZESNY 2003: 149-152)

In Abbildung 2.3 ist ersichtlich, dass Mütter und kinderlose Pflegende zum Teil unterschiedliche Motive zum Ergreifen von Dauernachtarbeit aufweisen. Bei Pflegenden mit Kindern steht die bessere Vereinbarkeit der Kinderbetreuung an erster Stelle. Die Möglichkeit neben der Arbeit auch im privaten Leben den selbst oder durch die Umwelt auferlegten Rollenerwartungen gerecht zu werden, stellt in den Augen von Pflegenden mit Kindern einen wichtigen Vorteil dar (VITALE et al. 2015: 76). Bei berufstätigen Müttern stellt die Arbeit im Dauernachtdienst somit eine Bewältigungsstrategie dar, den doppelten Zuständigkeiten im familiären und beruflichen Kontext gerecht zu werden. „Der Nachtdienst wird als Möglichkeit angesehen, familialen Anforderungen gerecht zu werden und gleichzeitig die Berufstätigkeit fortsetzen zu können" (SCZESNY 2003: 57). So kann die Arbeit im Nachtdienst in Bezug auf die Kinderbetreuung berufstätiger Frauen, im Sinne der Vereinbarkeit von Beruf und Familie, Vorteile gegenüber der Arbeit im Zweischicht- oder Dreischichtsystem aufweisen (FUJIMOTO et al. 2008). Laut einer norwegischen Studie (n=1.975) geben Pflegende im Dauernachtdienst so signifikant weniger negative Auswirkungen der Arbeit auf das Privatleben an als solche im Tagdienst oder im rotierenden Dreischichtsystem (KUNST et al 2014: 142-144). Daneben lösen Ehen bzw. Lebensgemeinschaften in denen beide Partner/-innen erwerbstätig sind ein zuvor bestandenes, traditionelles Modell der Einverdiener-Ehe ab. Dabei steigern Väter ihr Engagement in der Kinderbetreuung, während Mütter bereits nach kurzer Zeit wieder in die Erwerbstätigkeit einsteigen (KLENNER & SCHMIDT 2007: 4). „Dass eine beträchtliche Zahl von Beschäftigten mit Kindern oder Pflegeaufgaben Arbeit am Wochenende, abends und nachts mit dem Familienleben für vereinbar hält, hängt vermutlich auch mit der Arbeitsteilung mit dem Partner oder der Partnerin zusammen" (BMFSJ 2006: 24). Da sich das Leben in der Familie an die Arbeitszeiten im Schichtdienst anpassen muss, wird eine regelmäßige Arbeitszeit einem Wechsel in den Dienstfolgen vorgezogen. „Ein fester, verlässlicher Schichtplan vermittelt […] Planungssicherheit […]" (MEISSNER & STOCKFISCH 2011: 13). Ferner stellt die Arbeit im Dauernachtdienst für viele Mütter die einzige Möglichkeit der Erwerbstätigkeit dar. Bei gleichzeitig unzureichenden Teilzeitangeboten im Tagdienst kann die Arbeit im Dauernachtdienst der persönlichen Bedürfnislage entgegenkommen, indem die wöchentliche Arbeitszeit reduziert werden kann, ohne dabei auf ein entsprechendes Einkommen verzichten zu müssen. Zudem können im Nachtdienst mehr zusammenhängende Stunden am Stück gearbeitet werden, sodass mehr Freizeit en bloc zur Verfügung steht.[15] Bei den kinderlosen Pflegenden kommt die Nachtdiensttätigkeit den eigenen Freizeitinteressen, auch sichtbar an der positiv bewerteten regelmäßigen Arbeitszeit (s. Abbildung 2.3), entgegen. Daneben wird die Nachtarbeit von kinderlosen Pflegenden aufgrund der interessanten und verantwortungsvollen Arbeit ergriffen. So haben einige Pflegende im Nachtdienst die Möglichkeit ihre pflegerischen Fähigkeiten auszubauen (VITALE et al. 2015: 76) und ihre Entscheidungskompetenz zu stärken (DIECKHOFF 1993: 112). Es ist im Gegensatz zu den Pflegenden mit Kindern kein Zwangscharakter erkennbar, weil die Dauernachtarbeit für keine der Befragten die einzige Möglichkeit zur Erwerbstätigkeit darstellt. „Bei ihnen scheint es sich eher um eine bewusste Entscheidung gegen den Tagdienst und für den Nachtdienst aufgrund bestimmter, positiv bewerteter (Rahmen-)Bedingungen der Nachtarbeit zu handeln" (SCZESNY 2003: 152).

Ferner führen ruhigere Arbeitsbedingungen und weniger Konflikte zum Ergreifen der Dauernachtarbeit. Pflege kann, im Gegensatz zum Tagdienst, somit näher an den eigenen Vorstellungen realisiert werden. Bei Unstimmigkeiten im Team oder Konfliktsituationen kann der Nachtdienst als Ausweg gesehen werden (SCZESNY 2003: 52). Demnach wirken die in Abgrenzung zum Tagdienst als positiv konnotierten Arbeitsbedingungen in der Nacht attraktiv, sodass es zum Ergreifen der Dauernachtarbeit kommt.

Die Gründe für das Ergreifen einer Dauernachtarbeit im Setting Alten/-Pflegeheim wurden bislang gemäß Kenntnis des Verfassers nur geringfügig untersucht. Die Übertragbarkeit der Eintrittsgründe vom Setting Krankenhaus erscheint

---

[15] „Die meisten Dauernachtwachen arbeiten nachts, weil sie ihre Mutterpflichten möglichst perfekt erfüllen wollen, aber dennoch im Beruf bleiben wollen oder müssen. Sie sehen für sich keine Alternative zum Nachtdienst" (KORFF & DRERUP 1993: 118).

allerdings logisch. Laut einer Erhebung von GROßE SCHLARMANN & BIEN-
STEIN (2015: 10), bei der 276 Pflegende in deutschen Pflegeheimen befragt wur-
den, werden in erster Linie die persönliche Präferenz für die Arbeitszeiten („die
Arbeitszeiten sagen mir zu"), gefolgt von finanziellen Gründen, familiären Grün-
den und der Tatsache gerne alleine zu arbeiten, als Motive für das Ergreifen der
(Dauer-)Nachtarbeit[16] aufgeführt.

Im Rahmen der 3Q-Studie wurden unterschiedliche Berufsgruppen in Pflegeheimen u.a. bezüglich ihrer Zufriedenheit mit den Arbeitszeiten befragt. Dabei zeigt
sich, dass bei allen Tätigkeitsgruppen, bis auf die Pflege, regelmäßige Tagarbeitszeiten am beliebtesten sind. 78% der Pflegenden sind dort mit der ausschließlichen
Arbeit im Nachtdienst im Vergleich zu anderen Arbeitszeiten nach Schichtform
(z.B. Schichtarbeit ohne Nachtdienst, Schichtarbeit mit Nachtdienst) am zufriedensten (SCHMIDT et al. 2011: 142). „Offensichtlich ermöglicht es die Nachtarbeit vielen, das Privatleben mit einem Einkommen zu verbinden. Außerdem wird
die nächtliche Selbständigkeit und relative Ruhe oft geschätzt" (ebd.).

2.2.3   Gründe für den Verbleib in Dauernachtarbeit in der Pflege

Die Einstellung von Pflegenden gegenüber dem Konzept der Dauernachtarbeit ist
durch ein hohes Maß an Ambiguität geprägt. So klagen Pflegende laut einer Erhebung von CAMERİNO et al. (2008) auf der einen Seite sowohl über eine reduzierte Schlafqualität, als auch Unzufriedenheit bezüglich der Arbeitszeiten und deren Auswirkungen auf das persönliche Wohlbefinden. Auf der anderen Seite zeigen sie sich motiviert, fühlen sich am Arbeitsplatz eingebunden und sind im

---

[16] Aus der Ergebnisdarstellung des abschließenden Berichts geht nicht hervor, ob bei der Frage nach
den Gründen, die zum Ergreifen der Arbeit im Nachtdienst geführt haben, ausschließlich Pflegende in
Dauernachtarbeit befragt wurden. Daher die Setzung in Klammer. Ferner wurde keine Schichtung nach
Familienverhältnis (kinderlos oder Mutter) vorgenommen.

Vergleich zu Pflegenden im Tagdienst und im rotierenden Schichtsystem sowohl mit den aufgebrachten Belohnungen[17], als auch der Bezahlung am zufriedensten (CAMERINO et al. 2008). Nicht nur aufgrund der sichtlichen Ambiguität, gilt es die Gründe für den Verbleib Pflegender im Dauernachtdienst dezidierter zu untersuchen. Diese Widersprüchlichkeit wird auch sichtbar, wenn dem Bedürfnis neben dem Beruf Zeit für die Familie zu haben, die Beobachtung gegenübersteht, die Zeit neben dem Nachtdienst nicht in vollem Umfang ausschöpfen zu können, indem die Qualität der gemeinsamen Zeit, z.B. durch Müdigkeit, negativ beeinflusst wird. Gründe für den Verbleib im Nachtdienst gehen mit den subjektiv wahrgenommen Vorteilen bezüglich der Schichtform einher[18]. Somit wirken die Gründe, die zum Ergreifen der Dauernachtarbeit geführt haben, auch auf den Verbleib ein. Laut BIENSTEIN & MAYER fühlen sich Schichtarbeitende höher belastet als Pflegende, die ausschließlich im Nachtdienst arbeiten (BIENSTEIN & MAYER 2014: 431).[19] Daher kann der subjektiv empfundene, geringere Grad an Belastung einem Wechsel in den Tagdienst widersprechen. Hierbei gilt es drei Effekte zu

---

[17] Zur Erhebung wurde der Effort-Reward-Imbalance-Fragebogen (ERI-Q) genutzt.

[18] Gründe für den Wunsch zur Fortsetzung der Dauernachtarbeit sind laut einer Erhebung von SCZESNY (2003: 207) (n=73; Mehrfachnennungen möglich): keine Umstellung des einge-spielten Rhythmus (67,1%), selbstständige / verantwortungsvolle Arbeit (58,9%), besser mit Kinderbetreuung zu vereinbaren (32,9%), finanzielle Gründe (28,8%), Freizeitinteressen ver-wirklichen (23,3%), private Angelegenheiten besser zu erledigen (20,6%), mehr Zeit für Patienten und Patientinnen (20,6%), möglichst geringe gesundheitliche Belastung (17,8%), Weiterbildung / Studium (5,5%), Arbeit in einem guten Team (5,5%), Konflikte im Beruf vermeiden (2,7%), sonstiges (2,7%).

[19] So erfahren Pflegende in Schichtarbeit das Wachbleiben in 31% als belastend, während im Nachtdienst dies nur 12,5% als belastend empfinden. Im Vergleich zum Nachtdienst wirkt sich die tagsüber zu erbringende Konzentration und das mehrfach aus der Arbeit herausgerissen werden, belastend aus. 46% fühlen sich körperlich ziemlich / stark und 27% nervlich ziemlich / stark belastet. Bei den schichtdienstrotierenden Pflegenden fühlten sich 57% körperlich ziemlich / stark und 42% ziemlich / stark belastet. (BIENSTEIN & MAYER 2014: 432)

bedenken. Erstens spielt der Healthy-Worker-Effekt eine Rolle, wodurch hochgra-
dig belastete Pflegende aus der Tätigkeit im Dauernachtdienst vorzeitig ausge-
schieden sind. Zweitens erfahren die Arbeitsbedingungen im Laufe der Nachtdiensttätigkeit eine positive Zuschreibung.

> „Eingespielte Zeitarrangements auf der Basis geregelter und planbarer Phasen von Arbeit
> und erwerbsarbeitsfreier Zeit gewinnen im Laufe der Nachtdiensttätigkeit an Stabilität und
> fordern bei gleichzeitiger Hervorhebung der Arbeitsinhalte sowie der Handlungs- und Ent-
> scheidungsspielräume die Attraktivität und die Identifikation mit dem Nachtdienst; die Dau-
> ernachtwachen geraten in eine Nachtdienstfalle" (SCZESNY 2003: 307).

Dadurch lässt sich beispielsweise erklären, weshalb Pflegende mit Kindern über
eine Phase der Familienbelastung hinaus weiter der nächtlichen Arbeit nachgehen.
Es existieren Indizien, dass je länger der Arbeit im Dauernachtdienst nachgegangen wird, dieses Arbeitszeitmodell auch in Zukunft präferiert wird (SCZESNY
2003: 205). „Mit zunehmender Verweildauer im reinen Nachtdienst geraten Arbeitszeitalternativen immer mehr aus dem Blick, so dass sich die Orientierung auf
die Nacht als Arbeitszeit verstärkt" (SCZESNY 2003: 205). Eine mit dem Modell
der Dauernachtarbeit einhergehende Zufriedenheit kann so eine resignative sein,
da z.B. andersartige Formen der Vereinbarungen nicht möglich sind (KORFF &
DRERUP 1993: 118). Drittens werden gesundheitliche Belastungen in der Regel
trotz der objektiv vorhandenen Beschwerden nicht wahrgenommen und vor allem
von Dauernachtdienstlern bagatellisiert, für die aufgrund einer eingeschränkten
Employability[20] keine Alternativen in der Arbeitszeitgestaltung möglich sind

---

[20] Employability meint zunächst die Beschäftigungsfähigkeit in einem Beruf z.B. Einsetzbarkeit von
Pflegenden sowohl am Tag, als auch in der Nacht. Weiter wird darunter die Fähigkeit verstanden auf
dem Arbeitsmarkt zu bestehen z.B. Wechsel von Arbeitgeber bei Unzufriedenheit oder Wunsch nach
andersartigem Tätigkeitsfeld.

(SCZESNY 2003: 309). So besteht bei Pflegenden im Dauernachtdienst die Gefahr eines Dequalifizierungsprozesses (a.a.O.: 12). „Es ist zu fragen, ob z.b. nach mehrjähriger Tätigkeit im Nachtdienst ein Wechsel in den Tagdienst überhaupt noch möglich ist" (ebd.). Eine bedeutende Größe scheint hierbei die Dauer der Nachtdiensttätigkeit darzustellen. Während Novizen im Dauernachtdienst einen Kompetenzzuwachs (z.b. durch eigeständiges Arbeiten, Erweiterung der pflegerischen Tätigkeiten) erfahren können (CAMPBELL et al. 2008), kann mit zunehmendem Einsatz im Dauernachtdienst sowohl die Fähigkeit verloren gehen in anderen Dienstformen zu arbeiten, als auch die Integration in das gesamte Team erschwert werden. Auch die Möglichkeit den Arbeitgeber zu wechseln, kann, im Sinne einer eingeschränkten Employability, eine ungewollt feste Bindung an den derzeitigen Arbeitsplatz bedeuten. Auf der anderen Seite kann die Tatsache nachts unabhängig Entscheidungen treffen zu können und einen Lernzuwachs zu erzielen, motivierend wirken die Tätigkeit im Dauernachtdienst aufrechtzuerhalten (NASRABADI et al. 2009: 500-501). Während einige Menschen Schichtarbeit gut tolerieren, entwickeln andere ernsthafte gesundheitliche Belastungen (s. Kapitel 2.3.2). Inwieweit die Dauernachtarbeit aufrechterhalten wird, kann demnach auch durch die individuelle Schichtdiensttoleranz beeinflusst werden. Schichtdiensttoleranz wird auch als Fähigkeit sich an die Arbeit im Schichtdienst zu adaptieren, ohne nachteilige Belastungen zu erfahren, definiert. Schichtdiensttoleranz wird so als Abwesenheit, gewöhnlich mit dem Schichtdienst einhergehender Beschwerden z.B. Verdauungsstörungen oder Schlafstörungen, operationalisiert (REINBERG et al. 1980: 60-61).

"The most evident individual differences related to shift work tolerance seems to be young age, low scores on morningness, low scores on languidity and neuroticism, high scores on extraversion, internal locus of control and flexibility, and possibly male gender. Furthermore, the following individual differences seem to be most strongly related to the sleep part of shift work tolerance: younger age, low scores on morningness and high scores on flexibility" (SAKSVIK et al. 2011: 231).

Demnach sprechen laut einer systematischen Übersichtsarbeit von SAKSVIK et al. nachfolgende Faktoren für eine hohe Schichtdiensttoleranz[21] (SAKSVIK et al. 2011: 231-233):

1. Im jungen Alter ist die Schichtdiensttoleranz größer. Diese sinkt mit einem kritischen Alter zwischen 40 und 50 Jahren (COSTA 2005: 68).

2. Männer verfügen in der Regel über eine größere Schichtdiensttoleranz. Frauen im Schichtdienst zeigen so z.B. mehr schlafbezogene Probleme als Männer (ADMI et al. 2008). Dies ist u.a. durch ihre Doppelrolle begründet.

3. Bei Menschen, die dem Chronotypus der Morgen-Typen (ugs. Lerchen) angehören, führt die Schichtarbeit zu einem fortlaufenden Desynchronisationsprozess, während Abend-Typen (ugs. Eulen) sowohl einen Wechsel verschiedener Dienstzeiten als auch die Arbeit in der Nacht besser tolerieren (GAMBLE et al. 2011: 9).

---

[21] Einige der Ergebnisse stehen im Widerspruch zueinander, wobei eine spezifische Betrachtung der Studien durch SAKSVIK et al. inkonsistente Ergebnisse relativiert (z.B. potentieller healty worker effect deutet auf hohe Schichtdiensttoleranz im höheren Alter hin). Daneben existieren Indizien, dass genetische Faktoren die Schichtdiensttoleranz beeinflussen (kurze Allele des SLC6A4 Gens) (SAKSVIK et al. 2011: 232-233). Bezüglich der aufgeführten Faktoren gilt es die Übertragbarkeit erstens auf die Dauernachtarbeit, zweitens bezüglich unterschiedlicher Arbeitsbereiche (z.B. Gesundheitswesen, Industrie) und drittens auf die Dauer der Zugehörigkeit zur Schichtarbeit zu hinterfragen.

4. Folgende Persönlichkeitsmerkmale gehen mit einer erhöhten Schichtdiensttoleranz einher: hohe internale Kontrollüberzeugung, hoher Grad an Extraversion, hohes Selbstwertgefühl.[22]

Im Rahmen einer Sekundärdatenanalyse bei norwegischen Pflegenden (n=1.529) haben die Faktoren Wohlbefinden und physische Gesundheit einen besonders bedeutenden Einfluss auf die individuelle Schichtdiensttoleranz (SAKSVIK-LEHOUILLIER et al. 2015: 74).

Inwieweit einer Tätigkeit im Dauernachtdienst entweder weiter nachgegangen oder ob ein Wechsel in den Tagdienst forciert wird, ist auch von Voraussetzungen abhängig. So können potentielle finanzielle Einbußen einen Wechsel in den Tagdienst verhindern. Nachtdienstzulagen können mit fortlaufender Dauernachtdiensttätigkeit den Charakter einer Ausgleichszahlung für ungünstige Arbeitszeiten verlieren und durch die feste Einplanung der monetären Aufwendung im Haushaltsbudget Mitarbeiter/-innen trotz der Wahrnehmung belastender Momente an das Arbeitszeitmodell binden (SCZESNY 2003: 225).

Weiter kann der Dauernachtdienst durch die subjektiv als scheinbar alternativlos wahrgenommene Eigenschaft der Familienfreundlichkeit einen bindenden Einfluss haben. Ebenso können das Arbeitspensum am Tag und der andersartige Tätigkeitskatalog abschreckend wirken.

---

[22] Daneben sprechen ein hoher Neurotizismus-Score und verwandte Persönlichkeitsmerkmale wie Ängstlichkeit, negative Stimmung und geringe positive Affekte für eine geringe Schichtdiensttoleranz (SAKSVIK et al. 2011: 233).

2.2.4 Gründe für den Austritt aus der Dauernachtarbeit in der Pflege

Die Gründe für den Austritt aus der Dauernachtarbeit bei Pflegenden wurden noch nicht hinlänglich untersucht. Laut der Untersuchung von SCZESNY halten die meisten Pflegenden bei der Frage nach einer gewünschten Lage der Arbeitszeit an dem Arbeitszeitmodell des Dauernachtdienstes fest. So würden ca. 80% weiterhin nur nachts arbeiten (SCZESNY 2003: 204). Bei den Pflegenden, die alternative Arbeitszeitmodelle präferieren würden, ist bei einigen das Bedürfnis nach einer regelmäßigen Arbeitszeit am Tag auszumachen, bei anderen auch nach einer Tätigkeit im Wechselschichtsystem. Laut der Untersuchung von SCZESNY wünschen sich vor allem die Teilzeitkräfte und diejenigen, die erst seit wenigen Jahren nachts tätig sind, das Modell des Dauernachtdienstes zu verlassen (SCZESNY 2003: 206). Gerade junge Mitarbeiter/-innen können so infolge eines Praxisschocks[23] verglichen mit älteren Arbeitnehmern und Arbeitnehmerinnen, die sich mit den Bedingungen arrangiert haben, schnell wieder aus einer Tätigkeit im Dauernachtdienst hinaus wechseln (KORFF & DRERUP 1993: 118-119). Gründe für den Wechsel in den Tagdienst können daneben wahrgenommene gesundheitliche Belastungen, der Wunsch wieder in einem größeren Team zu arbeiten, Bedürfnis mehr Zeit für Freunde und Bekannte zur Verfügung zu haben, eine optimierte Möglichkeit sowohl zu Abstimmung mit dem Partner als auch zur Kinderbetreuung und das Wahrnehmen besserer Aufstiegschancen sein (SCZESNY 2003: 224).[24]

---

[23] Praxisschock kann als kontrastreiches Erleben zwischen dem sowohl theoretisch erlerntem Wissen, als auch den Vorstellungen bezüglich des beruflichen Wirkens und der beruflichen Realität mit ihren vielfältigen Arbeitsanforderungen verstanden werden.

[24] Die Gründe gehen auf die Befragung von SCZESNY zurück. Hierbei wurden 21 Pflegende im Dauernachtdienst, die eine Verkürzung der Nachtdienstfolgen zum Anlass nehmen würden einen Teil ihrer

Zusammenfassung

Die Gründe, die zum Ergreifen von Dauernachtarbeit führen sind vielfältig. Sie unterscheiden sich zum Teil voneinander bei Pflegenden, die Kinder haben und solchen die kinderlos sind. Die Arbeit im Dauernachtdienst geht mit subjektiv empfundenen Vor- und Nachteilen einher. Während die Dauernachtarbeit bei einigen nur kurzfristig, z.b. zur Überbrückung ergriffen wird, wirken bei anderen stark bindende Faktoren. Diese können wie der potentielle Verlust der Employability auch negativ konnotiert sein. Die Gründe, die zum Austritt führen sind bislang nicht hinlänglich untersucht worden. Dennoch werden Motive wie z.b. gesundheitliche Belastungen oder ein Praxisschock in der Literatur benannt bzw. lassen sich diese dort ableiten.

2.3 Gesundheit und Dauernachtdienst

Die Arbeit im Dauernachtdienst geht mit gesundheitlichen Belastungen einher. Zum besseren Verständnis werden, vor einer exemplarischen Beschreibung gesundheitlicher Auswirkungen der Dauernachtarbeit (s. Kapitel 2.3.2), zunächst grundlegende chronobiologische Erkenntnisse (s. Kapitel 2.3.1) aufgeführt. Abschließend finden sich Aspekte der Prävention und Gesundheitsförderung (s. Kapitel 2.3.3).

2.3.1 Grundlegende chronobiologische Erkenntnisse

Die Chronobiologie ist die Lehre vom Leben mit der Zeit. Im Forschungsinteresse des Wissenschaftszweigs der Chronobiologie steht die Untersuchung der biologischen Zeitstrukturen. Dabei werden infolge chronobiologischer Forschung drei

---

Arbeitszeit wieder im Tagdienst zu absolvieren, bezüglich ihrer Beweggründe für einen möglichen Wechsel befragt (vgl. SCZESNY 2003: 223-225).

verschiedene Chronotypen unterschieden. Menschen können demnach entweder dem Morgentyp (ugs. Lerche), dem Abendtyp (ugs. Eule) oder – so wie die meisten Menschen – einem neutralen Typ zugeordnet werden.[25] Die Verteilung der Chronotypen in der Bevölkerung folgt einer Normalverteilung (ROENNEBERG et al. 2007: 431). Der Chronotyp ist von genetischen Faktoren, Umwelteinflüssen, dem Geschlecht und dem Alter abhängig (ROENNEBERG & MERROW 2007: 295). Während in der Adoleszenz die innere Uhr zurückgestellt ist, wird diese mit zunehmendem Lebensalter nach vorne gestellt. Somit finden sich unter Jugendlichen vermehrt Abendtypen und unter älteren Menschen zunehmend Morgentypen. „People over 60 years of age, on average become even earlier chronotypes than they were as children" (ROENNEBERG et al. 2007: 433). Der Chronotyp wird als Einflussfaktor auf die individuelle Schicht- bzw. Nachtdiensttoleranz diskutiert (s. Kapitel 2.2.3). „Es gehört zu den grundlegenden Erkenntnissen der Chronobiologie, dass die zeitliche Ordnung der Lebensvorgänge in Form von Rhythmen geschieht" (HILDEBRANDT et al. 2013: 7). So unterliegt der Organismus des Menschen einem zirkadianen Rhythmus[26]. Dieser wird durch endogene und exogene Zeitgeber herausgebildet. „The days of all organisms are structured by an interaction of solar and biological cycles" (ROENNEBERG et al. 2007: 429). Zu den exogenen Zeitgebern zählen u.a. die UV-Strahlung in Form von Tageslicht, regelmäßige Essens- oder Arbeitszeiten, welche (auch im sozialen Kontext) eine, den Tagesverlauf strukturierende Funktion ausüben. Bei Säugetieren ist der zirkadiane Rhythmus über ein System endogener, zirkadianer Zeitgeber reguliert, welches

---

[25] Der jeweilige Chronotyp kann z.B. mit dem Munich ChronoType Questionnaire (MCTQ) der Ludwig-Maximilians-Universität München gemessen werden (vgl. LMU o.J.).

[26] Zirkadiane Rhythmik meint das Zeitmaß in etwa um einen Tag herum; umgangssprachlich auch als Schlaf-Wach-Rhythmus bezeichnet. Die physiologische Schwankung der Körpertemperatur im Tagesverlauf ist ein Beispiel für einen solchen zirkadianen Rhythmus.

sich vom Gehirn in die meisten peripheren Organe und Gewebe erstreckt (MIST-LBERGER & ANTLE 2011). Dabei kommt der Master-Clock (Suprachiasmatischer Nucleus; SCN) im Gehirn eine bedeutende synchronisierende Rolle zu (RO-ENNEBERG et al. 2007: 430). In seiner Funktion als Taktgeber wird die Aktivität des SCN durch den exogenen Zeitgeber der UV-Strahlung am Tag, die auf die Netzhaut trifft, aktiviert oder beim Ausbleiben bei Dunkelheit in der Nacht gedrosselt. So wird ein physiologischer zirkadianer Rhythmus ausgebildet. Zwei prominente, antagonistisch wirksame Hormone, die maßgeblich den zirkadianen Rhythmus beeinflussen, sind Cortisol und Melatonin. Das Stresshormon Cortisol hat eine aktivierende Funktion. Abbildung 2.4 zeigt den typischen, physiologischen zirkadianen Verlauf, der Cortisolkonzentration im Blut eines Menschen über einen Zeitraum von 24 Stunden.

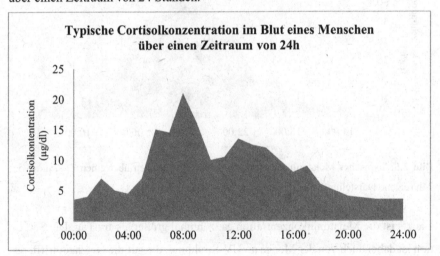

Bild 2.4: Typische Cortisolkonzentration im Blut eines Menschen über einen Zeitraum von 24h (eigene Darstellung, modifiziert nach GUYTON & HALL 2006: 956)

Cortisol wird bereits einige Stunden vor dem Aufwachen am Morgen gebildet und in der Nebennierenrinde ausgeschüttet. Es soll dadurch den Körper auf die kommende Aktivität vorbereiten. Die Cortisol-Konzentration ist zwischen 06:00-09:00 Uhr am größten. Anschließend lässt die Konzentration im Tagesverlauf allmählich nach. Das Schlafhormon Melatonin, welches von der Zirbeldrüse ausgeschüttet wird, setzt hingegen die körperliche Aktivität herab. Abbildung 2.5 zeigt ein typisches Sekretionsprofil eines Menschen über einen Zeitraum von 24 Stunden.

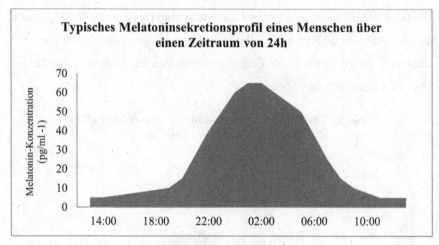

Bild 2.5: Typisches Melatoninsekretionsprofil eines Menschen über einen Zeitraum von 24h (eigene Darstellung, modifiziert nach ARENDT 1998: 15)

Nachts ist die Melatoninkonzentration ca. zehnmal größer als am Tag. Die Sekretion ist dabei auch von der Menge an UV-Strahlung, die auf die Netzhaut trifft, als exogenem Zeitgeber abhängig. Die physiologische Hormonproduktion ist demnach auf einen klar konturierten, periodisch wechselnden Rhythmus, den umgangssprachlich so bezeichneten Schlaf-Wach-Rhythmus ausgelegt.

Zur Debatte, ob es infolge von Dauernachtarbeit zu einer das Wohlbefinden stei-
gernden und der Gesundheit zuträglichen Anpassung der inneren Uhr kommt, liefert eine Übersichtsarbeit von FOLKARD Indizien, die einer Synchronisierung
infolge der Nachtdiensttätigkeit widersprechen. So zeigt nur eine geringe Population von permanent im Nachtdienst tätigen Personen eine „vollständige" Anpassung des endogenen Melatoninrhythmus an die Nachtarbeit (<3%). Und weniger
als ein Viertel der Dauernachtarbeiter/-innen (21,1%) zeigt eine hinreichende Anpassung, um überhaupt von relevanten gesundheitsförderlichen Auswirkungen zu
profitieren (FOLKARD 2008: 222).[27] FOLKARD resümiert, dass für den Großteil
der Nachtarbeiter/-innen rotierende Schichtsysteme vorteilhafter wären (a.a.O.:
223). Zu einem ähnlichen, wenn auch aufgrund der unzureichenden Evidenz vor-
sichtig formulierten, Ergebnis kommt daneben eine systematische Übersichtsarbeit von Feldstudien um JENSEN et al. (2016). Demnach passen sich sowohl
Herzratenvariabilität als auch Melatonin- und Cortisolproduktion in der Mehrzahl
der untersuchten Studien nicht vor zwei aufeinanderfolgenden Nächten an. Eine
kleine Anzahl an Untersuchungen geht von einer vollständigen Anpassung an den
Nachtdienst nach mindestens sieben zusammenhängenden Nächten aus. Wiederum werden mindestens zwei Tage benötigt, um die physiologische, zirkadiane
Rhythmik der Cortisolsekretion nach einer Nachtdienstphase an ein Leben am Tag
anzupassen (NIU et al. 2015: 1200).

> „Wissenschaftlich ist erwiesen, dass sich die physiologischen Funktionen des Menschen
> nicht vollständig an Nachtarbeit anpassen können, auch wenn viele Nachtarbeiter subjektiv
> diesen Eindruck haben" (BAUA 2016: 477).

---

[27] Bezüglich der Ergebnisse existieren keine geschlechterspezifischen Differenzierungen.

Ziel einer gesundheitsförderlichen Lebensweise im Sinne der Chronobiologie ist es endogene und exogene Zeitgeber zu synchronisieren (Entrainment) und einer gesundheitlich belastenden Desynchronisation entgegenzuwirken.

2.3.2 Gesundheitliche Belastungen durch Dauernachtarbeit

Pflegende im Dauernachtdienst arbeiten in der Nacht und schlafen am Tag, wodurch der physiologische zirkadiane Rhythmus gestört wird (AKERSTEDT 2003).

> „Staying awake at night and trying to sleep during the day is not a physiological condition for diurnal creatures such as humans, who are hence forced to adjust their psycho-physio-logical state by a phase shift of the daily fluctuation of biological functions, which are nor-mally activated during the day and depressed during the night" (COSTA 2010: 113).

Daraus resultieren gesundheitliche Belastungen für den gesamten Organismus. Dauernachtarbeit stellt somit ein eminentes Gesundheitsrisiko dar (COSTA 1996).[28]

> „Nacht- und Schichtarbeiter sind durch ihre zeitverschobenen, wechselnden und zu ungüns-tigen Zeiten liegenden Arbeitszeiten höher belastet als Beschäftigte in regelmäßiger Tagar-beit, da der normale Rhythmus der körperlichen Funktionen wie auch eine verlässliche Teil-nahme am sozialen und Familienleben gestört wird" (BAUA 2016: 475).

---

[28] Der gesundheitlich belastende Effekt der Dauernachtarbeit ist u.a. von der Schichtdiensttoleranz ab-hängig (s. Kapitel 2.2.3). So sind die Risikofaktoren, die mit der Arbeit im Nachtdienst einhergehen altersabhängig (RAMIN et al. 2015). So sind im fortgeschrittenen Alter u.a. vermehrt Ruhephasen zur Regeneration erforderlich.

Anhand der Modellvorstellung über die Mechanismen der Beeinflussung durch Schichtarbeit werden die gesundheitlichen Auswirkungen der Arbeit im Nachtdienst in einen übersichtlichen Kontext gestellt.[29]

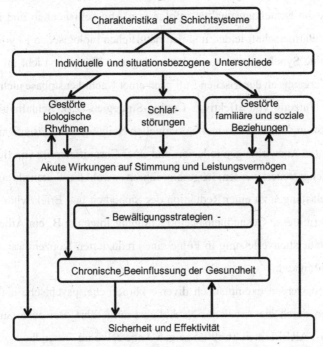

Bild 2.6: Modellvorstellung über die Mechanismen der Beeinflussung durch Schichtarbeit (modifizierte Darstellung nach DGAU 2006: 7)

Gemäß dem Modell führt Nacht- und Schichtarbeit zu einer Beeinträchtigung des natürlichen biologischen Rhythmus, zu Schlafstörungen und einer Störung sozialer Strukturen. Die Ausprägung dieser Störungen ist von individuellen und

---

[29] Die Modellvorstellung geht auf das ursprünglich von FOLKARD entwickelte Modell zurück, welches eine zunehmende Weiterentwicklung und hier eine deutsche Übersetzung erfahren hat (vgl. BARTON et al. 1995: 7; MONK et al. 1996: 22).

situationsbezogenen Unterschieden abhängig z.B. Familienstand oder familiäre Beanspruchung. Nacht- und Schichtarbeit hat eine akute Wirkung auf die Stimmung und das Leistungsvermögen. Dies beeinflusst wiederum das soziale Gefüge, indem z.b. die Beziehungsqualität infolge von Abgeschlagenheit und Erschöpfung in der Partnerschaft leidet, und den natürlichen biologischen Rhythmus, indem z.b. eine Synchronisation mit dem endogenen Zeitgeber Licht im Rahmen eines Spaziergangs an der frischen Luft nach einer Nachtdienstphase nicht erfolgt. Durch die Nutzung von effektiven Coping-Strategien (z.B. Schlafhygiene, gesunde Ernährung, Reduktion einer individuellen Neigung zum Präsentismus) können die akuten Auswirkungen reduziert und einer Chronifizierung von Beschwerden entgegengesteuert werden. Insgesamt führen sowohl die akuten als auch chronischen Belastungen zu einer Reduktion der Sicherheit und Effektivität. Hieraus kann wiederum eine Gesundheitsbeeinträchtigung folgen, z.B. ein Arbeitsunfall wie eine Nadelstichverletzung in Folge eines reduzierten Konzentrationsvermögens bei Müdigkeit.

Nachfolgend werden exemplarisch diverse körperliche, psychische und soziale Belastungen durch die Arbeit im Nachtdienst aufgeführt. Bei einer Studie von BARNESS-FARELL et al. (n=906) zeigen Angestellte im Gesundheitswesen, die im Tagdienst tätig sind im Gegensatz zu solchen im Dauerspät- oder Dauernachtdienst, ein signifikant besseres physisches Wohlbefinden. Auch Mitarbeiter/-innen in schnell oder langsam rotierenden Schichtsystemen zeigen ein besseres physisches Wohlbefinden als diejenigen die ausschließlich nachts arbeiten. Daneben weisen Mitarbeiter/-innen im Dauernachtdienst ein signifikant reduziertes psychisches Wohlbefinden im Gegensatz zu solchen in langsam rotierenden Schichtfolgen oder im Tagdienst auf (BARNES-FARELL et al. 2008: 589-596).

Laut einer koreanischen Studie (n=2.236) zeigen sowohl Frauen im Dauernachtdienst als auch Frauen in rotierenden Schichtsystemen eine signifikant reduzierte gesundheitsbezogene Lebensqualität[30] im Vergleich zu Frauen, die ausschließlich tagsüber arbeiten (KIM et al. 2016). Zusätzlich zeigen Pflegende im Dauernachtdienst im Vergleich zu Arbeitnehmern und Arbeitnehmerinnen im Tagdienst ein reduziertes Gesundheitsverhalten. Sie hören seltener mit dem Rauchen auf, sind häufiger rückfällig und sind weniger körperlich aktiv (NABE-NIELSEN et al. 2011: 1415). Obgleich verlässliche Daten bezüglich einer Steigerung der Mortalität infolge von Dauernachtarbeit bei einer Literaturrecherche nicht gefunden wurden, lassen sich zum einen Aussagen zum Risiko von rotierendem Schichtdienst mit mindestens drei Nächten im Monat und zum anderen bei wöchentlicher Nachtarbeit im Hinblick auf die Sterblichkeit treffen. Demnach zeigen Frauen nach fünfjähriger Tätigkeit im rotierenden Schichtsystem (> 3 Nächte/ Monat) einen moderaten Anstieg der Gesamtmortalität und der kardiovaskulären Sterblichkeit (GU et al. 2015).[31] Laut einer prospektiven Studie unter finnischen Angestellten über eine Zeitspanne von 1984 bis 2008 zeigen weibliche Arbeitnehmerinnen, die jede Woche mindestens eine Nacht absolvieren, im Gegensatz zu solchen im Tagdienst, eine 2,25fach erhöhte Gesamtmortalität. Bei männlichen Arbeitnehmern zeigt sich hingegen kein Unterschied (NÄTTI et al. 2012: 607). Eine Metaanalyse um LIN et al. resümiert, dass Nachtarbeit unabhängig und signifikant mit einer steigenden kardiovaskulären Sterblichkeit und Gesamtmortalität einhergeht (LIN et al. 2015: 1385). Laut einer Studie von FLO et al. leiden 44,3% der Dauernachtarbeiter/-

---

[30] Die gesundheitsbezogene Lebensqualität ist „ein multidimensionales ‚Konstrukt' aus physischen, psychischen und sozialen Dimensionen und schließt deutlich mehr ein als lediglich Aussagen zum individuellen Gesundheitszustand" (RKI 2011)

[31] Kardiovaskuläre Erkrankungen (CVD; cardiovascular disease) infolge von Schichtarbeit lassen sich dabei auf einer wechselseitigen Beeinflussung sowohl durch psychosoziale und physische Belastungen, als auch durch ungesunde Verhaltensweisen, die wiederum CVD begünstigende Vorerkrankungen entstehen lassen, zurückführen (PUTTONEN et al. 2010: 97).

innen an einem Schichtarbeitersyndrom[32]. Während die prozentuale Verteilung im Dreischichtdienst identisch ist, zeigen Pflegende im Zweischichtdienst nur zu 28,9% und ausschließlich im Tagdienst tätige Pflegende zu 6,2% eine entsprechende Symptomatik (FLO et al. 2012: 4). Daneben zeigt sich eine Dosis-Wirkungsbeziehung d.h. je häufiger im Jahr Nachtdienst geleistet wird, desto häufiger tritt das Schichtarbeitersyndrom auf (a.a.O.: 8). Die Arbeit im Nachtdienst zieht auch endokrinologische Erkrankungen nach sich (vgl. ULHÔA et al. 2015). So zeigen Pflegende, laut einer koreanischen Studie (n=967), die auch im Nachtdienst tätig sind (>4/Monat) einen erhöhten TSH-Spiegel im Gegensatz zu denjenigen, die ausschließlich am Tag arbeiten (MOON et al. 2016). Dies kann wiederum thyreoidale Erkrankungen begünstigen. Daneben steht Nachtarbeit, in Folge einer Unterdrückung der Melatoninproduktion während der Nachtdienstphase, im Verdacht ein Risikofaktor für Krebs zu sein. Bezüglich des Zusammenhangs zwischen Nachtarbeit und Krebs liegen teilweise widersprüchliche Studienergebnisse vor. So kommt eine britische Studie im Rahmen einer Sekundärdatenanalyse zu dem Ergebnis, dass sowohl keine Evidenz für den Zusammenhang zwischen der Arbeit im Nachtdienst und der Entwicklung von Brustkrebs vorliegt als auch keine Steigerung der Inzidenz nach 20 oder mehr Jahren zu beobachten ist (TRAVIS et al. 2016). Auch eine Meta-Analyse um KAMDAR et al. (2013), in der nur eine schwache Evidenz für den Zusammenhang gefunden wurde, stützt neben einer Meta-Analyse um IJAZ et al. (2013) dieses Ergebnis. Eine andere Meta-Analyse um WANG et al. wiederum zeigt eine Dosis-Wirkungsbeziehung zwischen Nachtarbeit und Brustkrebs auf. So steigt das Brustkrebsrisiko bei Frauen je fünfjähriger

---

[32] Das Schichtarbeitersyndrom steht für einen Symptomkomplex bestehend aus der Mischform zwischen schlaflosen Episoden und erhöhter Tagesschläfrigkeit bei gleichzeitigen Ein- und Durchschlafstörungen bei parallelem Auftreten somatischer Begleiterscheinungen z.B. Magen-Darm-Beschwerden. (vgl. Rodenbeck & Hajak 2010).

Nachtdiensttätigkeit um 3%. Eine Verlängerung der Nachtarbeit um 500 Dienste würde das Brustkrebsrisiko so um 13% ansteigen lassen (WANG et al. 2013: 2728). Neben dem erhöhten Brustkrebsrisiko werden u.a. auch Zusammenhänge zwischen Schicht- bzw. Nachtarbeit und Darmkrebs (SCHERNHAMMER et al. 2003), Gebärmutterhalskrebs (VISWANATHAN et al. 2007) oder Prostatakrebs (RAO et al. 2015) diskutiert. Da die Arbeit im Nachtdienst zum einen mit einer Verkürzung der Schlafepisoden einhergeht und zum anderen den zirkadianen Rhythmus stört, wird der physiologische Stoffwechsel beeinträchtigt. Durch die gesundheitsschädliche Beeinflussung des Metabolismus steigt das Risiko übergewichtig zu werden und an Diabetes zu erkranken (BUXTON et al. 2012, KNUTSSON & KEMPE 2014, BRUM et al. 2015). Folgt der Organismus einer regulären zirkadianen Rhythmik arbeitet das Immunsystem vor allem nachts. Wird hingegen einer Tätigkeit in Dauernachtarbeit nachgegangen, ist die Immunabwehr infolge einer reduzierten Melatoninproduktion gestört (ALMEIDA & MALHEIRO 2016).[33] Zeigen Pflegende infolge eines vorwärtsrotierenden Schichtsystems Müdigkeit, wird mit Ansteigen dieser, auch die Immunabwehr negativ beeinflusst (NAGAI et al. 2011). Bei permanentem Nachtdienst existieren Indizien, dass dieser Effekt stärker auftritt (NAKANO et al. 1982).[34] Der Magen-Darm-Trakt wird als das Organsystem angesehen, welches am empfindlichsten auf unregelmäßige Arbeitszeiten oder Nachtarbeit reagiert (RÜDIGER 2004: 1023). Das Ernährungsverhalten von Pflegenden in der Nachtschicht unterscheidet sich, durch eine geringere Energie- und Nährstoffzufuhr, von Pflegenden im Tagdienst (PERSSON & MARTENSSON 2006: 415). Trotzdem sind Pflegende, die im Schichtdienst (ZHAO et al. 2011) oder mehrere Jahre im Nachtdienst (GRIEP et al. 2014)

---

[33] So werden u.a. weniger T-Killer-Zellen und entzündungsfördernde (proinflammatorische) Zytokine gebildet.

[34] Konkret ist die Proliferation von T-Zellen reduziert.

arbeiten häufig übergewichtig. Die Gewichtszunahme lässt sich zum einen auf die circadiane Desynchronisation mit Störung des physiologischen Metabolismus zurückführen (MC HILL et al. 2014). Zum anderen beeinflussen Umstände bei der Arbeit (z.B. Ernährungsmuster von Mitarbeiter/-innen) und der Freizeit (z.B. unzureichende Energie bzw. Zeit für Sport in der Freizeit) das persönliche Ernährungsverhalten (PERSSON & MARTENSSON 2006). Es existieren Indizien, dass Pflegerinnen, die länger als 20 Jahre im Nachtdienst gearbeitet haben, im Gegensatz zu solchen, die noch nie nachts beruflich tätig waren, ein signifikant erhöhtes Risiko an Handgelenks- oder Beckenfrakturen infolge einer fortschreitenden Osteoporose aufweisen (FESKANICH et al. 2009).[35] Zudem ist sowohl infolge einer abnehmenden Konzentration als auch einer ansteigenden Müdigkeit nachts die Unfall- und Verletzungsgefahr erhöht (RAJARATNAM & ARENDT 2001). Bei Pflegenden und anderen Beschäftigten in Krankenhäusern steigt mit Dauer der Tätigkeit in Dauernachtdienst auch die Fehlerhäufigkeit an (KRAIEM et al. 2017). Die Arbeit im Dauernachtdienst hat auch Auswirkungen auf das psychische Wohlbefinden. Dabei gilt es stets Kontextfaktoren und individuelle Faktoren zu berücksichtigen, da diese einen maßgeblichen Einfluss auf den Grad der Belastung haben (TAHGHIGHI et al. 2017: 14). So erhöht Dauernachtarbeit das Risiko an Schlafstörungen und psychischen Erkrankungen wie beispielsweise Burnout zu leiden (CHENG & CHENG 2016: 3-4). Arbeiten Pflegende neben dem Tag auch in der Nacht zeigen sie laut einer Studie um DE CASTILHO PALHARES et al. (n=264) gemessen mit dem Pittsburgh Sleep Quality Index (PSQI) eine schlechtere Schlafeffizienz (p<0,01) und eine geringere Schlafdauer (p<0,01) (DE CASTILHO PALHARES et al. 2014: 597). Daneben besteht eine Korrelation zwischen

---

[35] Ursächlich hierfür könnte ein gestörter Melatoninmetabolismus und / oder eine reduzierte Vitamin D-Synthese-Leistung sein (FESKANICH et al. 2009).

der Schlaf- und Lebensqualität (R=-0,56; p<0,01) (ebd.). Bei Pflegenden in Dauernachtarbeit lassen sich laut einer taiwanesischen Kontrollgruppenstudie (n=20)
sowohl veränderte Schlafmuster als auch veränderte kardiale Aktivitäten im Vergleich zu Pflegenden im Tagdienst beobachten (CHUNG et al. 2009: 183). Die
erhöhte Aktivität des Sympathikus könnte (neben weiteren Faktoren) auch die höheren Raten von Herzerkrankungen bei Pflegenden in Nachtarbeit erklären (HOL-
MES et al. 2001: 226-228). 32,1% der Nachtdienstarbeiter/-innen leiden an
schichtdienstbezogenen Schlafstörungen, welche wiederum u.a. mit dem Risiko
einer stressinduzierten Gastritis, der Entstehung eines Ulcus oder sozialer Beeinträchtigung einhergehen (DRAKE et al. 2004: 1456).[36] Frauen mit derzeitiger oder
vorhergehender Nachtdiensttätigkeit berichten im Gegensatz zu jenen ohne Nacht-
diensterfahrung häufiger an Schlaflosigkeit zu leiden (OYANE et al. 2013). Männer, die länger als vier Jahre im Nachtdienst arbeiten, berichten im Gegensatz zu
solchen die noch nie nachts gearbeitet haben, gemessen mit dem General Health
Questionnaire (GHQ) signifikant häufiger unter Ängstlichkeit und depressiver
Symptomatik zu leiden. Bei Frauen verhält es sich entgegengesetzt: Frauen, die
länger als vier Jahre in Wechselschicht gearbeitet haben, berichten häufiger über
oben aufgeführte Symptome im Vergleich zu solchen, die noch nie in Wechselschicht tätig waren (BARA & ARBER 2009: 364-365). Obgleich keine Daten vorliegen, die den Einfluss von Dauernachtarbeit auf langfristige, kognitive Störungen belegt, zeigt die Arbeit im Schichtdienst, entgegen der natürlichen zirkadianen
Rhythmik, eine Dosis-Wirkungsbeziehung bezüglich kognitiver Einbußen mit
steigenden Jahren der Berufsausübung (MARQUIÉ et al. 2014).

---

[36] Selbst nach Eintritt in die Rente ($\geq$ 65 Jahre) berichten ehemalige Schichtarbeiter/-innen, im Gegensatz zu solchen mit einer zurückliegenden Tagdiensttätigkeit, über einen schlechteren Schlaf (MONK
et al. 2013).

Die Arbeit im Dauernachtdienst geht auch mit sozialen Belastungen einher. Männer und Frauen nehmen nach wie vor unterschiedliche Geschlechterrollen in der
Familie und der Gesellschaft ein. Frauen erfahren so häufiger eine Mehrfachbeanspruchung aus Arbeit, Haushaltsführung und Kinderbetreuung.

> „Danach unterliegen berufstätige Frauen einem ständigen Zwang zum Prioritätenwechsel:
> auf der einen Seite die notwendige Konzentration auf die Familienpflichten, auf der anderen
> Seite die notwendige Konzentration auf die Erwerbssphäre" (SCZESNY 2003: 28).

Eine US-amerikanische qualitative Studie bei der 21 Pflegende, die mindestens
sechs Monate im Dauernachtdienst tätig waren, befragt wurden, hat u.a. folgende
soziale Auswirkungen infolge der andauernden Nachtarbeit identifiziert. Der persönliche, zur Erholung benötigte Schlaf wird vor allem bei Eltern für die Familie,
die Kinder oder andere Verantwortungsbereiche geopfert.[37] Eine sichere Umgebung für die eigenen Kinder zu gestalten, wird von den Befragten, bei gleichzeitiger Müdigkeit, als schwierig beschrieben. Der Konflikt, sowohl den Ansprüchen
bei der Arbeit als auch den Anforderungen im privaten Umfeld gerecht zu werden,
wirkt belastend. Eine Interviewteilnehmerin äußerte:

> „I felt stressed about the critical and dying patients. At the same time I felt stressed to be
> the perfect mother and wife. It was hard to get things right at home and make everyone
> happy when I felt so stressed from work, tired, short of sleep, and pressured to be upbeat"
> (VITALE et al. 2015: 75).

---

[37] Dabei bezeichnen bereits ohnehin alle Befragten den eigenen Schlaf infolge der Nachtarbeit als gestört. Neben Einschlafstörungen wird der Tag nach dem Nachtdienst z.B. als verlorener Tag (lost day)
bezeichnet (VITALE et al. 2015: 74).

Die Dauernachtarbeit provoziert somit einen Rollenkonflikt, der mit den selbst o-
der durch die Umwelt auferlegten Rollenerwartungen entweder verstärkt oder reduziert werden kann. Auch die Beziehung zu dem (Ehe-)Partner und anderen Menschen, die einem wichtig sind, leidet unter der Tätigkeit im Dauernachtdienst, da
aufgrund der konträren Tagesabläufe weniger gemeinsame Freizeit verbleibt (VI-
TALE et al. 2015: 75). Hinzu kommt, dass Pflegende in Dauernachtarbeit das Gefühl haben, Angehörige und Freunde würden (besonders, wenn diese noch nie im
Nachtdienst gearbeitet haben) ihre Situation nicht verstehen (ebd.). Pflegende im
Dauernachtdienst können nur begrenzt an (Gruppen-) Freizeitaktivitäten teilnehmen, da sich diese an einem Teilnehmerkreis in Regelarbeitszeit orientieren. „Den
sozialen und gesellschaftlichen Aktivitäten sind nach wie vor die Abendstunden
und das Wochenende vorbehalten" (SCZESNY 2003: 73). Letztlich wirkt sich die
Arbeit im Schichtdienst auch unterschiedlich auf gesundheitliche und soziale Aspekte der Lebensführung bei Männern und Frauen aus.

2.3.3 Prävention und Gesundheitsförderung bei Dauernachtarbeit

Aufgrund der vielfältigen Belastungen, die mit der Dauernachtarbeit einhergehen,
kommt der Prävention und Gesundheitsförderung ein bedeutender Stellenwert zu.
Prävention zielt dabei auf „[…] eine Vermeidung des Auftretens von Krankheit
und damit die Verringerung ihrer Verbreitung und die Verminderung ihrer Auswirkungen […]" (HURRELMANN et al. 2014: 13) ab. Hierzu zählt im Sinne der
Verhaltensprävention z.B. auch die Reduktion belastender Arbeitsbedingungen o-
der die Etablierung innovativer Konzepte (vgl. HUGHES 2015). Laut ArbZG ist
die Arbeitszeit der Nacht- und Schichtdienstarbeitnehmer/-innen nach den gesi-
cherten arbeitswissenschaftlichen Erkenntnissen der menschengerechten

Gestaltung der Arbeit festzulegen (§6 ArbZG Abs. 1).[38] Prinzipiell gilt es so zunächst ein optimales Schichtsystem zu etablieren. Allerdings existiert ein solches
ideales System nicht.

> "Different shift systems may cause different social and health problems, while under a given
> shift system, some workers may have problems whereas others have none. There is no single
> optimum solution" (KNAUTH & HORNBERGER 2003: 109).

Bei der Auswahl und Gestaltung eines „optimalen" Schichtdienstsystems erscheint es lohnenswert der Partizipation der Mitarbeiter/-innen einen bedeutenden
Stellenwert einzuräumen.

Zu den arbeitswissenschaftlichen Erkenntnissen zur Gestaltung von Nachtarbeit[39]
zählt so, dass die Anzahl der aufeinanderfolgenden Nächte möglichst gering (d.h.
nicht mehr als drei) gehalten werden sollte (BEERMANN 2005: 12). Somit ist die
Dauernachtarbeit anhand arbeitswissenschaftlicher Erkenntnisse nicht zu empfeh-
len. So existieren auch Forderungen, die den Gesetzgeber zu einer Abschaffung
des Arbeitszeitmodells aufrufen. „Konsequenterweise muß [sic!] die Dauernachtarbeit als Regelarbeitszeit grundsätzlich in Frage gestellt und verboten werden"
(MÜLLER & BARTHOLOMEYCZIK 1993: 154). Nach einer Nachtschichtphase
sollte ferner eine 24-stündige arbeitsfreie Zeit folgen (BEERMANN 2005: 13).
Ein Freizeitausgleich ist bei Mehrbelastung vorzuziehen. „Um den in Nachtarbeit

---

[38] Arbeitswissenschaftliche Erkenntnisse gelten als gesichert, wenn u.a. die Fachöffentlichkeit von den
Erkenntnissen überzeugt ist oder wenn sich die Erkenntnisse in der betrieblichen Praxis bewährt haben
(GAWO o.J.).

[39] Auf die arbeitswissenschaftlichen Erkenntnisse zur Gestaltung von Schichtarbeit im Allgemeinen
wird an dieser Stelle aus Platzgründen nicht eingegangen. Bei Interesse finden sich diese im Leitfaden
zur Einführung und Gestaltung von Nacht- und Schichtarbeit der Bundesanstalt für Arbeitsschutz und
Arbeitsmedizin (BEERMANN 2005).

Beschäftigten ein größtmögliches Maß an Erholungsmöglichkeiten zu bieten, sollte die Mehrbelastung nicht durch Zuschläge, sondern durch Freizeit ausgeglichen werden" (BEERMANN 2005: 14). Zudem sollte die Nachtschicht zum einen nicht zu lange dauern (a.a.O.: 17) und zum anderen möglichst früh enden, um den im Nachtdienst Beschäftigten alsbald Schlaf zu ermöglichen (a.a.O.: 15). Eine Belastungsreduktion könnte zudem durch eine umfassende Etablierung des Betrieblichen Gesundheitsmanagements erzielt werden wie z.b. Kindertagesstätten, Einrichtungen zur Tagespflege pflegebedürftiger Angehöriger, Bereitstellung schichtarbeitspezifischer Ernährung etc. Daneben gilt es laut § 6 ArbZG Abs. 6 Nachtarbeitnehmern und Nachtarbeitnehmerinnen den gleichen Zugang zur betrieblichen Weiterbildung und zu aufstiegsfördernden Maßnahmen wie den übrigen Arbeitnehmern und Arbeitnehmerinnen sicherzustellen. Damit kann einer Reduktion der Employability und einer Qualifizierungslücke, die sich negativ auf den Wunsch eine Tätigkeit im Dauernachtdienst aufzugeben auswirkt, entgegengesteuert werden. Nachtarbeitnehmer/-innen sind außerdem berechtigt sich vor Beginn der Beschäftigung und anschließend in regelmäßigen Zeitabständen (mind. drei Jahre, mit Vollendung des 50. Lebensjahrs jährlich) arbeitsmedizinisch auf Kosten des Arbeitgebers untersuchen zu lassen (§ 6 ArbZG Abs. 3). Sofern keine dringenden betrieblichen Erfordernisse entgegenstehen, kann der Arbeitgeber Nachtarbeitnehmer/-innen auf Verlangen (ggf. unter Anhörung des Betriebs- bzw. Personalrates) auf einen geeigneten Arbeitsplatz am Tag versetzen. Gründe hierfür können erstens die arbeitsmedizinische Feststellung einer Gesundheitsgefährdung durch den Nachtdienst, zweitens die unzureichende Betreuung eines Kindes unter 12 Jahren im Haushalt oder drittens die unzureichende Versorgung eines schwerpflegebedürftigen Angehörigen im Haushalt sein (§ 6 ArbZG Abs. 4). Neben der Prävention stellt die Gesundheitsförderung als Promotionsstrategie eine weitere essentielle Säule in Bezug auf die Situation Pflegender im Dauernachtdienst dar. „Health promotion is the process of enabling people to increase control over, and to improve, their health" (WHO: 2009: 1). Durch eine Stärkung von Schutzfaktoren und Ressourcen soll somit die gesundheitliche Entfaltungsmöglichkeit gefördert werden (vgl. HURRELMANN et al. 2014: 13-24). Dabei scheint es keine einfachen Strategien zu geben:

> „There is no ‚one size fits all‘ solution, and individual shift workers may have different responses to interventions as the result of chronobiology, personal preferences that affect compliance, or other factors that remain to be assessed" (NEIL-SZTRAMKO et al. 2014: 553).

Pflegenden in Dauernachtarbeit muss daher in besonderem Maße der Zugang zu Maßnahmen der Betrieblichen Gesundheitsförderung sichergestellt werden. Laut einer Studie von NABE-NIELSEN et al. (2015) (n=7.555) können sowohl Schicht-, als auch Nachtdienstarbeitnehmer/-innen auf ein großes Angebot zurückgreifen. Die Teilhabe an gesundheitsfördernden Angeboten unterscheidet sich nicht signifikant zwischen permanentem Nacht- und Tagdienst (NABE-NIELSEN et al. 2015: 88). Bei der Etablierung gesundheitsförderlicher Maßnahmen gilt es besonders alternde Schichtarbeitnehmer/-innen zu fokussieren (CLENDON & WALKER 2013). Neben der reduzierten Belastbarkeit sehen sie sich im familiären Umfeld mit verschiedenen Herausforderungen, wie Versorgung pflegebedürftiger Elternteile, eigene Kinder in der Adoleszenz und die Wahrnehmung eigener gesundheitlicher Bedürfnisse, konfrontiert. Daher gilt es Schichtdienstpläne und Arbeitsanforderungen gemäß der individuellen Konstitution und Schichtdiensttoleranz zu gestalten (COSTA 2005). Neben dem Angebot in den Tagdienst zu wechseln, existieren Empfehlungen, ab dem 40. Lebensjahr nur noch auf freiwilliger Basis in permanenter Nachtarbeit tätig zu sein (HÄRMÄ 1996: 25).

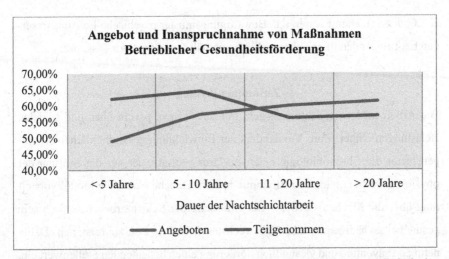

Bild 2.7: Angebot und Inanspruchnahme von Maßnahmen Betrieblicher Gesundheitsförderung in Abhängigkeit der Dauer der Nachtschichtzugehörigkeit (eigene Darstellung nach BEERMANN & KRETSCHMER 2015: 213)

In Abbildung 2.7 ist ersichtlich, dass die Inanspruchnahme von Maßnahmen Betrieblicher Gesundheitsförderung (bei gleichzeitig steigendem Angebot) mit zunehmender Dauer der Zughörigkeit zur Nachtschichtarbeit sinkt. Bei einer Dauer von unter fünf Jahren nehmen 62% der Erwerbstätigen in Nachtschicht die bestehenden Angebote wahr, zwischen fünf bis zehn Jahren 64,4%, zwischen elf bis zwanzig Jahren lediglich 56,1% und über zwanzig Jahren 56,8%. Da gesundheitliche Belastungen durch die Arbeitsbedingungen entweder abgefangen oder verstärkt werden können, gilt es auch die spezifischen vertraglichen Bedingungen zu berücksichtigen. Pflegende mit unsicheren Arbeitsplätzen d.h. Mitarbeiter/-innen, die springen mussten bzw. ausgeliehen wurden und solche, die nur einen befristeten Vertrag hatten, zeigten so im Rahmen einer Studie um ROTENBERG et al. (n=1.509) in Bezug auf den Nachtdienst, gemessen mit dem Arbeitsbewältigungsindex (ABI; Work Ability Index WAI) einen geringeren Score (ROTENBERG et al. 2009: 882). Damit waren u.a. Bewältigungsmuster psychische Leistungsreserven bei Pflegenden in unsicheren Arbeitsverhältnissen weniger ausgeprägter.

Zusammenfassung

Die Arbeit im Dauernachtdienst geht mit physischen, psychischen und sozialen Belastungen einher. Zum Verständnis zur Entwicklung gesundheitlicher Störungen bietet die Chronobiologie einen Erklärungsansatz, der auf der Störung der physiologischen zirkadianen Rhythmik basiert. Daneben kann die Modellvorstellung über die Mechanismen der Beeinflussung der Schichtarbeit behilflich sein gesundheitsschädigende, zum Teil wechselseitige Prozesse zu verstehen. Daher nehmen Prävention und Gesundheitsförderung einen bedeutenden Stellenwert ein.

2.4 Zusammenfassung

Dauernachtdienst in der Pflege ist entgegen der subjektiven Wahrnehmung in der Öffentlichkeit immer noch ein präsentes Arbeitszeitmodell. So gehen ca. 21% der Pflegenden in Krankenhäusern (BIENSTEIN & MAYER 2014: 430) und bis zu 50% in Pflegeheimen (GROßE SCHLARMANN & BIENSTEIN 2015: 10) dieser Tätigkeit nach. Auch wenn das klassische Modell der Dauernnachtarbeit abgenommen hat, wird dieses Modell nach wie vor – wenn auch verdeckt – genutzt.[40] Gründe für das Ergreifen, den Verbleib und die Aufgabe von Dauernachtarbeit in der Pflege sind vielfältig und von diversen Faktoren, (z.B. familiäre Situation) abhängig. So werden bei SCZESNY (2003) z.B. die Motive kinderloser Pflegender mit denen von solchen mit Kindern differenziert dargestellt. Unabhängig von den

---

[40] So zählen Arbeitnehmer/-innen z.B. nicht als Dauernachtarbeiter/-innen, wenn in ihrem monatlichen Beschäftigungsumfang sowohl ein Früh-, als auch ein Spätdienst vertreten sind So können, bei gleichzeitigem Bezug der Wechselschichtzulage, dennoch überdurchschnittlich viele Nächte im Monat gearbeitet werden.

Bedingungen sind die summarisch aufgelisteten Gründe die zum Ergreifen einer Tätigkeit im Dauernachtdienst in der Pflege führen die Vereinbarkeit von Beruf und Familie, regelmäßige Dienstzeiten, eine bestehende Alternativlosigkeit, ruhigere Arbeit, Ausweichen von Konflikten am Tag, Interesse sowohl an der Tätigkeit als auch an der Verantwortung, finanzielle Aspekte, Aspekte der Freizeitgestaltung, das Empfinden die beste Alternative an Modellen gewählt zu haben, die Möglichkeit seine Entscheidungskompetenzen auszubauen, Vereinbarkeit von Weiterqualifizierung und Beruf, Reduktion der Arbeitsbelastung, Gefühl Hausarbeiten besser erledigen zu können, pflegebedürftige Person im Haushalt oder keine Wahlmöglichkeiten (SCZESNY 2003: 149-152). Sowohl die persönliche Präferenz für eine Tätigkeit im Nachtdienst (GROßE SCHLARMANN & BIENSTEIN 2015: 10), als auch die Selbstständigkeit kann eine anziehende Wirkung haben (SCHMIDT et al. 2011: 142). In keiner der vorliegenden Erhebungen werden primäre von sekundären Motiven unterschieden. Bezüglich des Verbleibs ist das Erleben der Pflegenden im Dauernachtdienst von Ambiguität geprägt. Dabei wirken sowohl bindende, als auch abstoßende Faktoren. Inwieweit bindende oder abstoßende Faktoren einen Ausschlag bezüglich eines Austritts geben, ist letztendlich von der subjektiven Wahrnehmung und individuellen Situation abhängig. So können z.B. gesundheitliche Belastungen einem langen Verbleib entgegenwirken, während eine Reduktion der Employability die Tätigkeit aufrechterhalten und dabei mit Banalisierung oder Verdrängung negativer Auswirkungen einhergehen kann. Die Gründe, die zu einem Austritt führen, wurden bislang nur unzureichend untersucht. Es finden sich lediglich Indizien. Darunter fallen z.B. Bedürfnis nach regelmäßiger Arbeitszeit, Praxisschock, gesundheitliche Belastungen, Wunsch nach Teamarbeit, Rhythmisierung des Alltags und Aufstiegschancen. Bislang liegen keine Untersuchungen vor, welche die Beweggründe von Pflegenden zum Ergreifen, dem Verbleib und der Beendigung einer Tätigkeit im Dauernachtdienst retrospektiv ergründen und zugleich im Sinne einer Typologie systematisieren. In dieser Arbeit wird daher folgenden forschungsleitenden Fragen nachgegangen:

1. Welche Gründe führen bei Pflegenden im stationären Bereich zum Ergreifen einer Tätigkeit im Dauernachtdienst?

2. Welche Gründe halten die Tätigkeit im Dauernachtdienst bei Pflegenden im stationären Bereich aufrecht?

3. Welche Gründe führen bei Pflegenden im stationären Bereich zum Austritt aus dem Dauernachtdienst?

4. Welche Unterschiede bzw. Typen existieren bei Pflegenden bezüglich der Aufnahme, der Aufrechterhaltung und der Aufgabe einer Tätigkeit im Dauernachtdienst im stationären Bereich?

Eine solche Typologie könnte bei der Konzeption präventiver und gesundheitsförderlicher Maßnahmen hilfreich sein, da die Arbeit entgegen einer physiologischen zirkadianen Rhythmik im (Dauer-) Nachtdienst, infolge einer Desynchronisation endogener und exogener Zeitgeber, physische, psychische und soziale gesundheitliche Belastungen nach sich zieht. Es wird der Weg in das Feld gesucht, um ein umfassendes Verständnis für die Situation von Pflegenden im Dauernachtdienst zu erhalten. Anhand der im Querschnitt erfolgenden und fallspezifischen Deskription kann die Arbeits- und Lebenswelt betrachtet werden, um darauf aufbauend ein tieferes Verständnis für die Motive, die zum Ergreifen, dem Verbleib und der Aufgabe einer Tätigkeit im Dauernachtdienst führen, zu entwickeln. Mittels der Typologie, wird der Versuch unternommen den Gegenstandsbereich zu ordnen (KUCKARTZ 2010: 98), und „…gesetzesartige Zusammenhänge…" (ebd.) zu beschreiben.

3 Methode

Zur Beantwortung der Fragestellungen wurde ein qualitatives Studiendesign gewählt. Dazu wurden dreijährig examinierte Pflegende[41], die im stationären Setting
im Dauernachtdienst tätig waren, mittels eines teilstandardisierten Interviewleitfadens (s. Anhang 4) und eines soziodemographischen Fragebogens (s. Anhang 5)
befragt. Der Zugang zum Feld wurde mittels Aktivierung des persönlichen sozialen Netzwerks, durch das Schneeballsystem, Gatekeeper und durch Selbstmelder
via eines Aushangs (s. Anhang 1), der z.B. in digitalen, sozialen Netzwerken ge-
streut wurde, hergestellt. Dies folgt den Empfehlungen von LAMNEK & KRELL
(2016: 363-364) und denen von HELFFERICH (2011: 175-176). Bezüglich der
Stichprobe wurde eine innere Repräsentativität angestrebt. Somit sollten sowohl
als typisch geltende, als auch abweichende Fälle in die Stichprobe aufgenommen
werden (HELFFERICH 2011: 173-174). Die Definition der Stichprobengröße orientierte sich sowohl an der Erreichung einer theoretischen Sättigung, als auch an
zeitlichen Gesichtspunkten. Nach Durchführung der Interviews wurde die Konstellation der Stichprobe sowohl auf ihre Aussagekraft hin überprüft, als auch entsprechende Limitationen formuliert (s. Kapitel 5).

Bei der ersten Kontaktaufnahme (i.d.R. via Telefon) wurden das Forschungsvorhaben erläutert, die Kontaktdaten ausgetauscht, ein individueller Interviewtermin
und der Ort des Interviews festgelegt. Im Anschluss wurde den Teilnehmer/-innen
ein Informationsblatt via E-Mail zugesendet (s. Anhang 2).

Der Interviewleitfaden wurde mittels der SPSS-Methode nach HELFFERICH
(2011: 182-189) (s. Anhang 4) konzipiert. Dieser besteht aus drei Teilen, die

---

[41] Hierunter fallen Krankenpfleger/-innen, Kinderkrankenpfleger/-innen, Gesundheits- und Kranken-
pfleger/-innen, Gesundheits- und Kinderkrankenpfleger/-innen und Altenpfleger/-innen.

© Springer Fachmedien Wiesbaden GmbH, ein Teil von Springer Nature 2019
J. Schmal, *Dauernachtdienst in der Pflege*, Best of Pflege,
https://doi.org/10.1007/978-3-658-24441-5_3

einem zeitlich chronologischen Aufbau folgen. Im ersten Teil steht der Weg in die Tätigkeit im Dauernachtdienst im Fokus. Im zweiten Teil wird das Erleben und berufliche Wirken während der Zeit im Dauernachtdienst erhoben, woraus sich mögliche Indizien auf den Verbleib ableiten lassen. Im dritten Teil werden die Motive die zum Austritt aus der Dauernachtarbeit geführt haben und die Zeit nach der Aufgabe näher beleuchtet.

Der soziodemographische Fragebogen dient zum einen dazu Hintergrundinformationen zu den Teilnehmern und Teilnehmerinnen (z.B. Alter, Geschlecht, Berufsbezeichnung, Weiterbildungen) und zum anderen einen zeitlichen Verlauf des beruflichen Wirkens zu erhalten. So werden die Stationen des beruflichen Wirkens inklusive Fachbereich, Dauer der Tätigkeit und Beschäftigungsumfang vor, während und nach der Tätigkeit im Dauernachtdienst erhoben. Daneben werden der Familienstand und die Wohnsituation der Interviewteilnehmer/-innen beginnend mit zwei Jahren vor dem Ergreifen bis zu zwei Jahren nach Beendigung erfragt. Außerdem stellte die Konzeption eines soziodemographischen Fragebogens einen logischen Schluss auf die im zweiten Schritt der Leitfadenerstellung erfolgte Ausgliederung der zuvor zusammengetragenen Faktenfragen dar (HELFFERICH 2011: 182). Der Interviewleitfaden und der soziodemographische Fragebogen wurden mittels diverser Pretests u.a. bezüglich der Verständlichkeit und des logischen Aufbaus modifiziert. Unmittelbar vor dem Interview wurde das Forschungsvorhaben erneut erläutert. Daneben wurden die Teilnehmer/-innen über die datenschutzrechtlichen Bestimmungen aufgeklärt und die Einwilligungserklärung (s. Anhang 3) ausgehändigt und unterschrieben. Das Interview wurde mittels eines Rekorders aufgezeichnet. Zum Ende des Interviews hatten die Teilnehmer/-innen die Gelegenheit weitere wichtige Aspekte aufzuführen.

Im Anschluss an das Interview wurde der soziodemographische Fragebogen ausgehändigt und ggf. erläutert. Die Teilnehmer/-innen füllten den Fragebogen entweder direkt aus oder erhielten einen vorfrankierten Umschlag, um diesen bei Bedarf später zu bearbeiten.[42] Nach Beendigung des Interviews wurde das Interviewprotokoll (s. Anhang 6) ausgefüllt, um z.B. zeitnah Notizen zu besonderen Vorkommnissen oder der Interviewatmosphäre festzuhalten.

Die Interviews fanden im Zeitraum vom 06.06.2017 bis 30.06.2017 statt. Die summierte Interviewzeit betrug 11:32:41h. Im Durchschnitt dauerte ein Interview 00:53:17h. Das kürzeste dauerte 00:35:04h, das längste 01:14:28h.

Bei der Transkription wurden die Phasen nach LAMNEK & KRELL (2016a: 379-380) in leicht abgewandelter Form beachtet. Zunächst wurden die Audioaufnahmen in Microsoft Word mittels des Programms F4 transkribiert. Die Transkription orientierte sich sowohl an den von DRESING & PEHL (2011), als auch den von LAMNEK & KRELL (2016b) formulierten Transkriptionsregeln (s. Anhang 7).[43] Im Anschluss wurden die Transkripte sowohl mit den Audioaufnahmen verglichen, als auch bezüglich vorhandener Tipp- und Hörfehler verbessert. Dabei wurden ebenfalls Daten wie z.B. Personennamen, Städte oder Institutionen pseudonymisiert. Letztlich wurden die Transkripte ausgedruckt und auf Unklarheiten und Unstimmigkeiten hin untersucht. Die Audioaufnahmen wurden vollständig und ausschließlich vom Verfasser transkribiert (s. Anhang 8-20).

Es folgte eine computergestützte Analyse der Daten mittels MAXQDA 11. Hierbei wurde dem Modell der typologischen Analyse nach KUCKARTZ (2010: 97-

---

[42] Die Rücklaufquote betrug dabei 100%.

[43] Aufgrund der geringen Relevanz für die Auswertung und des Zeitaufwands wurden Aspekte wie Dialektfärbung und Intonation bei der Transkription nicht berücksichtigt. „Von Ziel und Zweck der geplanten Analyse hängt es ab, welche Verluste man für akzeptabel hält und welche nicht" (KUCKARTZ 2014: 135). Den Empfehlungen folgend, nur solche Merkmale des Gesprächsverhaltens zu transkribieren, welche auch tatsächlich analysiert werden (KOWAL & O'CONNELL 2015: 444), folgt die Verschriftlichung der Form der Standardorthographie.

107) gefolgt. Die Kategorienbildung folgte dabei in Anlehnung an die Grounded Theory mittels theoretischem, offenem Codierens einem induktiven Ansatz. Der induktive Ansatz wurde gewählt, weil zum einen die Theoriegenerierung im Vordergrund stand und zum anderen keine als aussichtsreich eingeschätzte, allumfassende Theorie vorlag, welche ein deduktives Vorgehen und damit ein thematisches Codieren u.a. nach Christel Hopf erlaubte. Dies ist als Abweichung zum von KUCKARTZ empfohlenen Vorgehen zu sehen, da dort das thematische Codieren am Anfang steht. Neben den oben genannten Aspekten widerspricht die Tatsache, dass die Entwicklung von Auswertungskategorien bereits bei der Generierung des Interviewleitfadens beginnt, dem Vorgehen des thematischen Codierens (KUCKARTZ 2010: 86). Zur Kategorienbildung wurde das Datenmaterial mehrfach sorgfältig durchgearbeitet.

Zunächst wurde in einem ersten Schritt, mittels offenen Codierens in Anlehnung an die Grounded Theory, Zeile für Zeile das Datenmaterial in einer Einzelfallanalyse aufgebrochen, wobei stets der Hintergrund des gesamten Textes Berücksichtigung fand. Dabei folgt der Analyseprozess nach der Grounded Theory „…keinem streng fixierten Ablauf" (KUCKARTZ 2010: 79). Neben eigenständigen Formulierungen für die Codes wurden sowohl In-vivo-Codes, als auch in vergleichsweise geringerem Maße aufgrund der einschränkenden Funktion auch theoretische Codes verwendet (BÖHM 2015: 478). Aufgrund des breiten Umfangs des Datenmaterials wurden dabei nur solche Textstellen codiert, die einen Bezug zu den Fragestellungen aufwiesen, um einer ausufernden Codierung vorzubeugen (KUCKARTZ 2010: 82). Textstellen konnten dabei mehrfach codiert werden. Bereits während der Analyse wurden die Codierungen und damit die Kategorien angepasst. Dies war vor allem mit der Analyse weiteren Datenmaterials der Fall, da hierbei zum einen eine vergleichende Perspektive eingenommen wurde und ersten Codes bereits einer dimensionalen Ausprägung zugeordnet wurden. Bei der

Codierung wurden weitergehende Ideen mittels der Memofunktion festgehalten. „Um den Überblick zu behalten, sollte der Forscher kontinuierlich Memos schreiben und die Arbeitsergebnisse sortieren und gewichten" (BÖHM 2015: 478). Letztendlich wurde im ersten Schritt der Merkmalsraum zur Codierung sowohl induktiv aus dem Datenmaterial heraus, als auch auf dem theoretischen Vorwissen gebildet. „Je nach Fragestellung und Theoriebezug können die Codes induktiv oder deduktiv generiert werden" (KUCKARTZ 2010: 100).

Im zweiten Schritt wurden das Kategoriensystem und damit der Merkmalsraum nach der ersten recht groben Codierung feiner codiert. Dies machte einen erneuten Materialdurchlauf notwendig. Hierbei wurden zum einen weitere Subkategorien gebildet und zum anderen Codes u.a. verworfen, zusammengefügt oder umbenannt. Codes wurden verworfen, wenn sie z.B. keinen hinlänglichen Beitrag zur Beantwortung der Fragestellung aufwiesen. Codes wurden zusammengefügt, wenn diese z.B. eine in sich homogene und nach außen heterogene Struktur aufwiesen. Codes wurden umbenannt, wenn z.B. eine In-Vivo-Codierung im Gegensatz zu einem vorhergehenden Titel eine gezieltere Beschreibung bot. Das Vorgehen lehnte sich dabei an den zweiten Schritt der Datenauswertung nach der Grounded Theory, dem axialen Codieren, an. „Dieser Schritt dient der Verfeinerung und Differenzierung schon vorhandener Konzepte und verleiht ihnen den Status von Kategorien" (BÖHM 2015: 478). Im zweiten Schritt wurden also alle Textsegmente zu einem Code zusammengefasst. Mittels einer Dimensionsanalyse in verschiedene Merkmalsausprägungen wurde letztendlich der finale Codierleitfaden (s. Anhang 35-40) gebildet.[44] Mithilfe dieses Codierleitfadens wurde dann in einem erneuten Durchlauf eine fallbezogene Bewertung und Codierung

---

[44] Diese Dimensionalisierung und Kontrastierung der Fälle wird besonders bei der Darstellung der Ergebnisse bezüglich des Erlebens der Arbeit im Dauernachtdienst (s. Kapitel 4.3) deutlich.

vorgenommen. Die Beantwortung der Forschungsfragen basiert auf dieser finalen Codierung. Dies umschließt zum einen die im Querschnitt dargestellten und damit fallunabhängigen Gründe für den Einstieg, das Erleben und den Ausstieg aus dem Dauernachtdienst (s. Kapitel 4.2 bis Kapitel 4.4). Zum anderen basiert die Typologie auf dieser finalen Codierung.[45]

Daneben wurden, der Empfehlung von KUCKARTZ zur Offenlegung der Daten folgend, quantitative Übersichten in Form von Fallübersichten zu den Gründen die zum Einstieg in eine Tätigkeit im Dauernachtdienst führen, den Charakteristika des Erlebens und den Motiven, die zum Ausstieg führen, erstellt (KUCKARTZ 2010: 88). Zusätzlich wurden Fallbeschreibungen (s. Kapitel 4.5) erstellt, um sowohl die von der Komplexität der Fälle weitestgehend losgelöste, im Querschnitt erfolgte Darstellung, als auch die systematisierende und damit an Differenzierung einbüßende Typologie zu ergänzen. Anhand dieser wurde auch der Versuch unternommen die Komplexität, welche aus den Charakteristika, die das Erleben während der Zeit im Dauernachtdienst beschreiben, in Zusammenspiel mit den Gründen, die zur Aufgabe der Tätigkeit führen, darzustellen. Somit lassen sich aus den Fallbeschreibungen die Gründe für den Verbleib ableiten.

Letztlich folgte in einem dritten Schritt die Bildung einer polythetischen Typologie. Im Gegensatz zur monothetischen Typologie und der Typenbildung durch Reduktion wird bei der polythetischen Typologie, welche auch als „natürliche" Typologie bezeichnet wird, das induktiv gewonnene, empirische Material zur Bildung der Typen herangezogen d.h. es erfolgt keine künstliche Generierung weitere potentiell existierender Fälle (KUCKARTZ 2010: 105).

---

[45] Bei der Auswertung der Ergebnisse und der Ergebnisdarstellung wurden auch die in den vorhergehenden Codierungsprozessen erstellen Memos berücksichtigt, um einem Verlust an Differenzierung entgegenzusteuern.

Polythetische Typologien lassen sich sowohl mittels systematischen, geistigen Ordnens wie z.B. mittels Fallzusammenfassungen (KUCKARTZ 2014: 123) oder statistischer Algorithmen wie z.B. den clusteranalytischen Verfahren bilden (KUCKARTZ: 2010: 105). Es wurde zur Klassifikation und Typenbildung die Clusteranalyse gewählt. Entgegen der Durchführung mittels Fallzusammenfassung hat die fehlende Intersubjektivität, infolge der alleinigen Durchführung der vorliegenden Arbeit, mit dem Risiko an Nachvollziehbarkeit einzubüßen, gesprochen. Da ohnehin Fallbeschreibungen vorliegen und das qualitativ erhobene Datenmaterial bekannt ist, erscheint die quantitative Methode als sinnvolle Ergänzung zum qualitativen Vorgehen (LAMNEK, KRELL 2016: 263-264). Außerdem liefert die Clusteranalyse sowohl nachvollziehbare, als auch reproduzierbare Ergebnisse, welche aus Sicht des Verfassers adäquater erscheinen. Es wurden separate Typologien sowohl zu den Gründen für Eintritt, als auch denen für den Austritt gebildet. Die Durchführung der Clusteranalyse (KUCKARTZ 2010: 237-242) erfolgte mittels SPSS 22. Dazu wurde zunächst im Schritt der Pre-Analyse anhand theoretischer Kriterien der Ähnlichkeitskoeffizient nach Jaccard gewählt, da negativ-negativ-Bewertungen nicht gleich positiv-positiv-Bewertungen gewichtet werden sollten (vgl. KUCKARTZ 2010: 233). Die Entscheidung bestand zugleich in Ablehnung des simple-matching-Ähnlichkeitskoeffizienten. So besteht die Annahme nach Ähnlichkeit beim gewählten Ähnlichkeitskoeffizienten nur dann, wenn zwei Teilnehmer/-innen die gleichen Motive bzw. Merkmale des Erlebens teilen und nicht, wenn sie diese nicht teilen. So ist die Ähnlichkeit aus Sicht des Verfassers zwischen zwei Personen dann groß, wenn sie z.B. aus den ähnlichen Gründen eine Tätigkeit im Dauernachtdienst ergriffen haben und nicht, wenn sie weniger gemeinsame Motive aufzeigen. In der nachgeschalteten Hauptphase der

Clusteranalyse nach Johnson[46] wurde die erstellte Ähnlichkeitsmatrix, inklusive des zugrundeliegenden Ähnlichkeitskoeffizienten, genutzt. Dazu wurde mittels SPSS die Clustermethode des entferntesten Nachbarn mit dem binären Maß nach Jaccard gewählt. Es wurden diverse Clusteranalysen durchgeführt. Dabei wurden stets die Dendogramme und die theoretische Sinnhaftigkeit bezüglich der Anzahl der zu bildenden Cluster beachtet. „Dem heuristischen Charakter des Verfahrens entsprechend ist die Entscheidung für eine bestimmte Anzahl von Clustern in erster Linie von dem erwünschten Grad an Differenzierung und der Evidenz der Interpretation der Typologie abhängig" (KUCKARTZ 2010: 241).

Es folgte abschließend eine typenbasierte Fallanalyse (a.a.O.: 106-107). Dabei fiel die Entscheidung gegen eine repräsentative Fallinterpretation, da zum einen bereits detaillierte Fallbeschreibungen vorlagen und zum anderen aufgrund der teilweise geringen Clustergröße, der ohnehin auf dem Weg zur Typologie erfolgte Verlust an Differenzierung, erheblicher gewesen wäre. Daher wurde mit der Konstruktion von Modellfällen das alternative, ebenfalls mögliche Vorgehen gewählt.

---

[46] Die Clusteranalyse nach Johnson wurde gewählt da diese erstens keine besonderen Vorbedingungen an die Skalenqualität aufweist und zweitens zu den „...bewährten und vielfach benutzten..." (KUCKARTZ 2010: 238) clusteranalytischen Verfahren zählt.

4 Darstellung und Diskussion der Ergebnisse

Es folgt die Darstellung und Diskussion der Ergebnisse. Hierzu findet zunächst eine Beschreibung der Stichprobe statt (s. Kapitel 4.1). Im Anschluss werden die im Querschnitt bei allen Teilnehmern/-innen identifizierten Gründe für den Eintritt in den Dauernachtdienst inklusive Fallübersichten dargestellt und diskutiert (s. Kapitel 4.2). Anschließend werden die Merkmale beschrieben, welche das Erleben der Teilnehmer/-innen während der Zeit im Dauernachtdienst charakterisieren (s. Kapitel 4.3). Dies erfolgt ebenfalls sowohl im Querschnitt, als auch mittels Fallübersichten. Darauf folgt eine Darstellung und Diskussion der Gründe für den Austritt aus dem Dauernachtdienst (s. Kapitel 4.5).

Nach der fallübergreifenden Darstellung der Ergebnisse werden die einzelnen Fälle mittels Fallbeschreibungen skizziert (s. Kapitel 4.5). Hierbei finden die soziodemographischen Merkmale, die Gründe für den Eintritt, das Erleben während der Zeit im Dauernachtdienst, die Gründe für den Austritt, die Veränderungen nach der Aufgabe der Nachtdiensttätigkeit und die retrospektive Betrachtung, Berücksichtigung. Nachfolgend werden die Fälle kontrastierend gegenübergestellt und mittels einer Typologie nach KUCKARTZ beschrieben und diskutiert (s. Kapitel 4.6). Abschließend findet sich eine knappe Zusammenfassung der Ergebnisse (s. Kapitel 4.7).

4.1 Stichprobe

In Tabelle 4.1 wird die Stichprobe (n=13) bezüglich ausgewählter soziodemographischer Merkmale beschrieben. Nachfolgend werden weitere Merkmale vergleichend dargestellt und diskutiert.

© Springer Fachmedien Wiesbaden GmbH, ein Teil von Springer Nature 2019
J. Schmal, *Dauernachtdienst in der Pflege*, Best of Pflege,
https://doi.org/10.1007/978-3-658-24441-5_4

Tabelle 4.1: Beschreibung der Stichprobe

Int.	Ge-schlecht	Geburts-jahr	Alter	Staatliches Examen	Berufsab-schluss	Weiterbil-dung	Erste Weiterbil-dung	Zweite Weiter-bildung
DN_001	m	1987	30	2010	AP	nein		
DN_002	w	1985	32	2005	GKP	ja	PP B.A.	GF M.A.
DN_003	w	1957	60	1975	AP	ja	WBL	PDL
DN_004	w	1964	53	1986	—KP	ja	OP-Weiterbildung	
DN_005	w	1955	62	1979	KP	nein		
DN_006	w	1947	70	1969	KP	nein		
DN_007	w	1960	57	1984	KP	nein		
DN_008	w	1974	43	1998	KP	ja	Intensivfachpflege	Praxisanleitung
DN_009	w	1970	47	1992	KP	nein		
DN_010	w	1949	68	1976	KP	ja	Intensivfachpflege	
DN_011	w	1975	42	1999	GKP	nein		
DN_012	m	1959	58	1979	KP	nein		
DN_013	w	1966	51	1988	KKP	nein		

84,6% der Probanden sind weiblich, 15,4% männlich. Die Altersspanne zum Interviewzeitpunkt erstreckt sich von 30 bis 70 Jahren. Das Durchschnittsalter zum Zeitpunkt des Interviews beträgt 51,77 Jahre. 76,9% der Interviewteilnehmer/-innen haben mit ihrem staatlichen Examen den Berufsabschluss Gesundheits- und Krankenpflege (GKP) bzw. Krankenpflege (KP) erworben. 15,4% sind examinierte Altenpfleger/-innen (AP), 7,7% Kinderkrankenpfleger/-innen (KKP). 38,5% der Teilnehmer/-innen haben im Verlauf ihres beruflichen Wirkens eine Weiterbildung absolviert. Von denjenigen, die bereits eine Weiterbildung absolviert haben, haben 60% eine zweite abgeschlossen.

Vor dem Ergreifen des Dauernachtdienstes waren 76,9% der Teilnehmer/-innen in einem Krankenhaus tätig, 15,38% in einem Alten/-Pflegeheim, 7,68% in der ambulanten Pflege.[47] Eine Teilnehmerin (DN_002) war sowohl in einem Krankenhaus, als auch in einem Alten/-Pflegeheim tätig. Eine weitere Teilnehmerin (DN_011) hatte keine berufliche Erfahrung nach ihrem staatlichen Examen gesammelt und war später direkt in den Dauernachtdienst eingestiegen.

Die Teilnehmer/-innen waren vor Ergreifen des Dauernachtdienstes durchschnittlich 74,79 Monate bzw. 6,23 Jahre in der Pflege berufstätig. Die summierte Arbeitserfahrung beträgt 1.047 Monate bzw. 87,25 Jahre. Die Teilnehmer/-innen waren vor Ergreifen des Dauernachtdienstes, gewichtet anhand eines hundertprozentigen Beschäftigungsumfangs, im Schnitt 65,45 Monate in der Pflege tätig. Die Dauer der Erwerbstätigkeit vor Ergreifen des Dauernachtdienstes in Monaten ist in Abbildung 4.1 zu sehen. Dabei wird die Dauer ohne (blau) und die Dauer mit Gewichtung (rot) dargestellt.

---

[47] Diese und die nachfolgenden Angaben gehen auf eigene Berechnungen auf Grundlage der erhobenen soziodemographischen Daten zurück. Diese sind ausführlich in Anhang 34 zu finden.

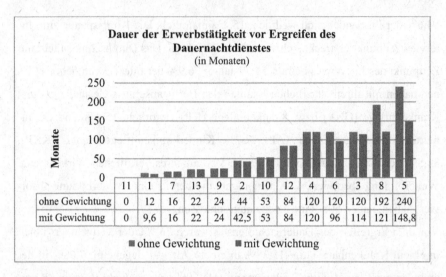

Dauer der Erwerbstätigkeit vor Ergreifen des Dauernachtdienstes
(in Monaten)

Monate	11	1	7	13	9	2	10	12	4	6	3	8	5
ohne Gewichtung	0	12	16	22	24	44	53	84	120	120	120	192	240
mit Gewichtung	0	9,6	16	22	24	42,5	53	84	120	96	114	121	148,8

■ ohne Gewichtung   ■ mit Gewichtung

Bild 4.1: Dauer der Erwerbstätigkeit vor Ergreifen des Dauernachtdienstes (in Monaten) (eigene Darstellung)

Es ist zu erkennen, dass die Teilnehmer/-innen über eine unterschiedliche Dauer an praktischer Arbeitserfahrung vor Ergreifen des Dauernachtdienstes verfügen. Die geringste Arbeitserfahrung weisen DN_011 mit null und DN_001 mit zwölf absoluten bzw. 9,6 gewichteten Monaten auf.[48] Über die meiste Arbeitserfahrung verfügen DN_005 mit 240 absoluten bzw. 149 gewichteten und DN_008 mit 192 absoluten bzw. 121 gewichteten Monaten.

---

[48] Verständnishilfe zur Erschließung des Diagramms anhand eines Beispiels: Interviewteilnehmerin DN_008 hat insgesamt 192 Monate vor dem Ergreifen des Dauernachtdienstes in der Pflege gearbeitet. Das entspricht 16 Jahren. In diesen 16 Jahren ist sie einem schwankenden, prozentualen Beschäftigungsverhältnis nachgegangen. Dieses betrug über diese sechzehn Jahre durchschnittlich 63%. Mit dieser Größe gewichtet hat sie letztendlich 121 Monate gearbeitet. Das entspricht 10,1 Jahren. Mithilfe dieses Wertes erhält man einen anderen Eindruck davon wie viele Monate in der beruflichen Laufbahn tatsächlich Erfahrung gesammelt wurde.

Während der Zeit im Dauernachtdienst waren 53,85% in einem Krankenhaus, 30,77% in einem Alten/-Pflegeheim und 15,38% in einer Einrichtung der Behindertenhilfe tätig. Die Teilnehmer/-innen waren durchschnittlich 148 Monate bzw. 12,33 Jahre im Dauernachtdienst tätig. Die summierte Arbeitserfahrung während des Dauernachtdienstes beträgt 1.036 Monate bzw. 86,33 Jahre. Gewichtet anhand eines hundertprozentigen Beschäftigungsumfangs waren die Teilnehmer/-innen im Schnitt 35,95 Monate bzw. 2,88 Jahre im Dauernachtdienst in der Pflege tätig. Die Differenz zwischen der Anzahl der nicht gewichteten und gewichteten Monate im Dauernachtdienst lassen sich durch die durchschnittlich deutlich reduzierten Beschäftigungsumfänge erklären. Betrug der durchschnittliche Beschäftigungsumfang vor Ergreifen des Dauernachtdienstes noch 82,5% so reduzierte sich dieser während der Tätigkeit im Dauernachtdienst auf 53,67%. Außer bei DN_011 hat sich der durchschnittliche, prozentuale Beschäftigungsumfang bei allen Teilnehmern/-innen reduziert. Daher lässt sich als Teilergebnis festhalten, dass bei allen Teilnehmern/-innen, die sich vor Ergreifen des Dauernachtdienstes in einem Beschäftigungsverhältnis befunden haben, in dem sie einer pflegerischen Tätigkeit nachgegangen sind, eine Reduktion des prozentualen Beschäftigungsverhältnisses zu beobachten ist. Die Dauer der Erwerbstätigkeit im Dauernachtdienst in Monaten ist in Abbildung 4.2 zu sehen. Dabei wird die Dauer ohne Gewichtung (blau) und die Dauer mit Gewichtung d.h. in Abhängigkeit vom durchschnittlichen Beschäftigungsumfang (rot) dargestellt.

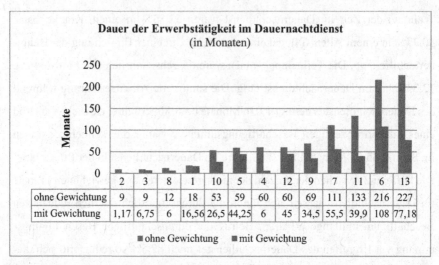

Bild 4.2: Dauer der Erwerbstätigkeit im Dauernachtdienst (in Monaten) (eigene Darstellung)

Es ist zu erkennen, dass die Teilnehmer/-innen über einen stark variierenden Zeitraum im Dauernachtdienst tätig waren. DN_002 und DN_003 waren insgesamt neun Monate ihrer beruflichen Laufbahn im Dauernachtdienst tätig. DN_006 und DN_013 waren hingegen 216 und 227 Monate ihrer Erwerbstätigkeit ausschließlich im Dauernachtdienst tätig. Dies entspricht bei DN_006 18 Jahre und bei DN_013 18,92 Jahre. Mithilfe der Gewichtung wird deutlich, dass es zwar bei allen zu einer Reduktion der absoluten Dauer der Erwerbstätigkeit in Monaten kommt, diese aber bei den Teilnehmern/-innen unterschiedlich stark ausfallen. So fällt dies bspw. bei DN_001 aufgrund des hohen durchschnittlichen prozentualen Beschäftigungsumfangs von 92% kaum ins Gewicht, während diese bei DN_004 mit einem durchschnittlichen prozentualen Beschäftigungsumfang von 10% und bei DN_011 mit einem durchschnittlichen prozentualen Beschäftigungsumfang von 30% stärker voneinander abweichen. Direkt nach Beendigung des

Dauernachtdienstes haben 53,85% der Teilnehmer/-innen in einem Krankenhaus gearbeitet und 15,38% in einer Einrichtung der Behindertenhilfe. Weitere 15,38% sind direkt im Anschluss einer pflegefernen Tätigkeit nachgegangen. Eine Interviewteilnehmerin hat eine Tätigkeit in der ambulanten Pflege ergriffen, eine weitere eine Stelle in einem Hospiz. In Abbildung 4.3 ist ersichtlich, in welchen Settings die Teilnehmer/-innen vor, während und nach ihrer Zeit im Dauernachtdienst tätig waren.[49]

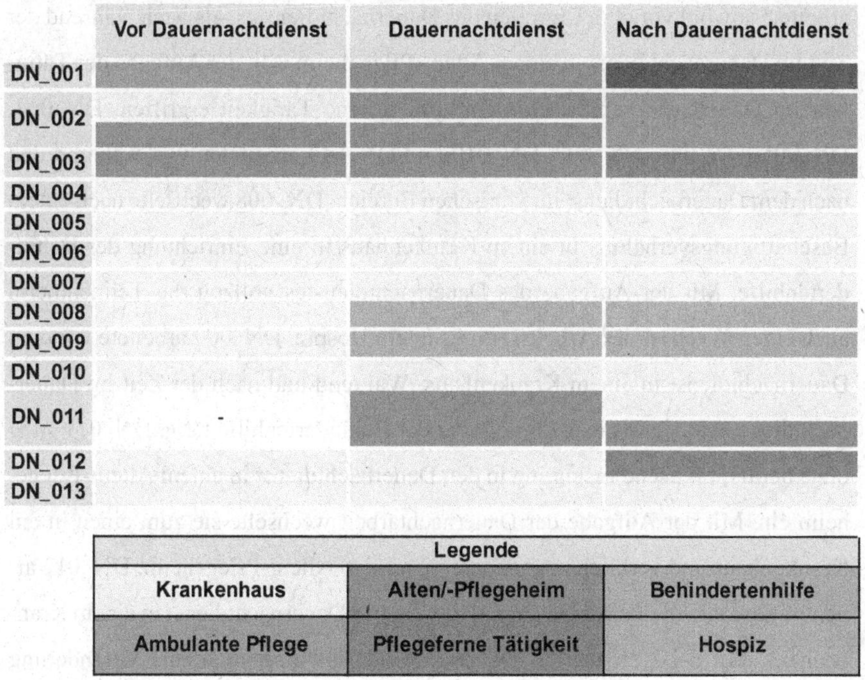

	Vor Dauernachtdienst	Dauernachtdienst	Nach Dauernachtdienst
DN_001			
DN_002			
DN_003			
DN_004			
DN_005			
DN_006			
DN_007			
DN_008			
DN_009			
DN_010			
DN_011			
DN_012			
DN_013			

Legende		
Krankenhaus	Alten/-Pflegeheim	Behindertenhilfe
Ambulante Pflege	Pflegeferne Tätigkeit	Hospiz

Bild 4.3: Tätigkeit vor, während und nach der Zeit im Dauernachtdienst nach Setting (eigene Darstellung)

---

[49] Es ist hingegen nicht ersichtlich, ob auch ein Wechsel des Arbeitgebers stattgefunden hat.

Die Darstellung verdeutlicht die Biographie der Erwerbstätigkeit vor, während und nach dem Dauernachtdienst. So folgte bei DN_001, nach einer Zeit in der ambulanten Pflege, die Phase des Dauernachtdienstes in einem Alten/-Pflegeheim. Mit der Aufgabe der Tätigkeit im Dauernachtdienst fand zugleich ein Wechsel in eine Einrichtung der Behindertenhilfe statt. Bei DN_002 folgte auf eine Tätigkeit, sowohl in einem Krankenhaus als auch in einem Alten/-Pflegeheim, die Aufnahme der Dauernachtarbeit in einem Alten/-Pflegeheim. Mit dem Ausstieg aus dem Dauernachtdienst ging auch ein Wechsel in die ambulante Pflege einher. DN_003 arbeitete sowohl vor dem Ergreifen des Dauernachtdienstes, als auch während der Zeit im Dauernachtdienst in einem Alten/-Pflegeheim. Mit der Aufgabe der Tätigkeit im Dauernachtdienst wurde eine pflegeferne Tätigkeit ergriffen. DN_004, DN_005, DN_006, DN_007, DN_010 und DN_013 arbeiteten vor, während und nach dem Dauernachtdienst im klinischen Bereich. DN_008 wechselte nach einem Beschäftigungsverhältnis in einem Krankenhaus in eine Einrichtung der Behindertenhilfe. Mit der Aufgabe des Dauernachtdienstes vollzog die Teilnehmerin auch einen Wechsel des Arbeitssettings in ein Hospiz. DN_009 arbeitete vor dem Dauernachtdienst in einem Krankenhaus. Während und nach der Zeit im Dauernachtdienst war sie in einer Einrichtung der Behindertenhilfe tätig. DN_011 stieg ohne berufspraktische Erfahrung in den Dauernachtdienst in einem Alten/-Pflegeheim ein. Mit der Aufgabe der Dauernachtarbeit wechselte sie zum einen in ein Krankenhaus und verblieb zum anderen in einem Alten/-Pflegeheim. DN_012 arbeitete sowohl vor, als auch während der Zeit im Dauernachtdienst in einem Krankenhaus. Mit der Aufgabe des Dauernachtdienstes ging auch eine Veränderung des Tätigkeitsfelds in eine pflegeferne Tätigkeit einher. Somit ging bei 46,15% der Teilnehmer/-innen mit dem Ausstieg in den Dauernachtdienst auch ein Wechsel des Settings einher. Zum Einstieg in den Dauernachtdienst hingegen wechselten 38,46% der Teilnehmer/-innen das Setting. [50]

In Abbildung 4.4 ist der Familienstand aller Teilnehmer/-innen, beginnend mit zwei Jahren vor Ergreifen bis zu zwei Jahren nach Beendigung des Dauernacht-dienstes, skizziert. Für die Teilnehmerin DN_007 findet dies aufgrund erschwerter Darstellbarkeit im Fließtext statt. Die Teilnehmerin DN_007 war in drei unter-schiedlichen Phasen ihres Lebens im Dauernachtdienst tätig (zur Verdeutlichung auch Abbildung 4.5).[51] In der ersten Phase (01/1986 bis 09/1987), sowie die zwei Jahre zuvor, war sie alleinstehend. Im Anschluss an die erste Nachtdienstphase bekam sie ein Kind, blieb aber auch in der zweiten Nachdienstphase (02/1990 bis 02/1992) alleinstehend. Während dieser zweiten Nachtdienstphase und im An-schluss an diese lebte sie in einer Partnerschaft mit weiteren Kindern. In die dritte Nachtdienstphase (08/1997 bis 03/2003) ging sie alleinstehend mit Kindern.

---

[50] Unter einem Wechsel des Settings ist hier auch ein nur anteiliger Wechsel wie z.B. bei DN_002 zu verstehen. Dies wird durch die Farbveränderung vor, während und nach der Zeit im Dauernachtdienst, in Abbildung 4.3 visualisiert. Bei DN_011 wird, aufgrund der fehlenden berufspraktischen Erfahrung vor dem Ergreifen des Dauernachtdienstes, der nachfolgende Einstieg in eine Alten/-Pflegeheim nicht als Wechsel interpretiert.

[51] Bei anderen Teilnehmer/-innen wie DN_013 ist dies zwar auch der Fall, doch hat sich hier keine Veränderung der Lebenssituation gemäß der, in der Legende von Abbildung 4.4 aufgeführten, Para-meter ergeben. So war DN_013 zu jedem Zeitpunkt, unabhängig von der Phase der Dauernachtarbeit, in einer festen Paarbeziehung mit mindestens einem Kind.

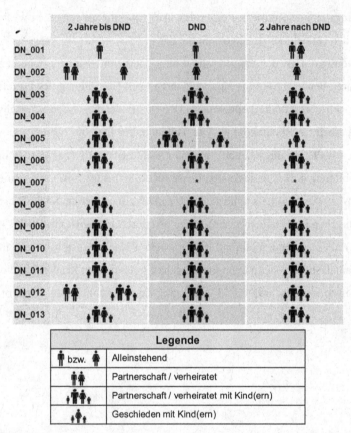

Bild 4.4: Familienstand vor, während und nach der Zeit im Dauernachtdienst (eigene Darstellung)

Drei Teilnehmer/-innen waren zum Zeitpunkt des Ergreifens der Tätigkeit im Dauernachtdienst (in der ersten Phase) alleinstehend. Zehn waren verheiratet oder in einer festen Partnerschaft. Diese hatten alle zum Zeitpunkt der Aufnahme der Tätigkeit mindestens ein Kind. Bei zwei Teilnehmerinnen erlaubten die Lebensbedingungen dabei nur reduziert Erholung am Tag, da z.B. der Partner beruflich stark eingespannt war, wodurch die Betreuung der Kinder neben der Arbeit in hohem

Umfang Bestandteil der Rolle der Teilnehmer/-innen war.[52] Aus Abbildung 4.4 sind nachfolgende Sachverhalte hervorzuheben. Bei zehn Teilnehmer/-innen war das Familienverhältnis durchgehend stabil. Sie waren von zwei Jahren vor dem Ergreifen bis zwei Jahre nach Beendigung des Dauernachtdienstes durchgehend in einer Partnerschaft bzw. verheiratet mit mindestens einem Kind. DN_001 war vor und während des Dauernachtdienstes alleinstehend. Nach Aufgabe der Nachtarbeit ging er eine feste Partnerschaft ein. DN_005 ging verheiratet mit Kindern in den Dauernachtdienst und wurde während der Phase ihrer Dauernachtarbeit geschieden. Sie war auch noch nach der Aufgabe der Tätigkeit geschieden.

Abbildung 4.5 stellt die Biographien der Teilnehmer/-innen anhand eines Zeitstrahls kontrastierend gegenüber. Es wird zunächst deutlich, dass die Pflegenden zu unterschiedlichen Zeiträumen den Dauernachtdienst ergriffen und aufgegeben haben. DN_006, DN_007 und DN_010 haben die Dauernachtarbeit bereits in den 80er Jahren ergriffen, während DN_001, DN_002 und DN_008 ca. 30 Jahre später ihre Tätigkeit begonnen haben. Hieran wird deutlich, dass eine Beschäftigung im Dauernachtdienst im pflegerischen Bereich kein historisches Phänomen darstellt, sondern vielmehr durchgehend bis heute Bestandteil der Landschaft pflegerischer Arbeitszeitmodelle ist. Daneben hebt Abbildung 4.5 die Zeitspanne, in welcher einer Beschäftigung in ausschließlicher Nachtarbeit nachgegangen wurde, im Kontrast zur gesamten Dauer der Erwerbstätigkeit visuell hervor. So haben einige Teilnehmer/-innen[53] im Vergleich zu anderen nur eine relativ kurze Zeitspanne ihres beruflichen Wirkens im Dauernachtdienst verbracht. Bei anderen[54] wiederum scheint die Arbeit im ausschließlichen Nachtdienst in besonderem Maße mit der persönlichen Berufsbiographie verwoben zu sein. Es ist ersichtlich, dass einige

---

[52] Diese Daten lassen sich auf Tabelle 4.2 zurückführen.

[53] z.B. DN_001, DN_002, DN_003

[54] z.B. DN_006, DN_011, DN_013

Teilnehmer/-innen[55] lediglich einmalig eine Tätigkeit im Dauernachtdienst ergriffen haben, während andere[56] häufiger dieses Modell gewählt haben.

Nachfolgende Tabelle 4.2 führt diverse soziodemographische Daten zusammen und ergänzt diese durch solche, die mittels der Codierung ermittelt wurden. So finden sich Tendenzen[57] zur primären Einstellung gegenüber einer Tätigkeit im Nachtdienst und solche zu Chronotypen. Es ist hervorzuheben, dass drei Teilnehmer/-innen mit einer tendenziell ablehnenden Haltung in die Tätigkeit im Dauernachtdienst eingetreten sind. Drei Teilnehmer/-innen zeigen Tendenzen zum Chronotyp Eule, während zwei solche zum Chronotyp Lerche aufweisen. Bei neun ist keine eindeutige Zuordnung möglich. Diese Darstellung nähert sich der Verteilung in der Bevölkerung an, da sich auch dort ohnehin nur ein geringer Teil einem (extremen) Chronotypen zuordnen lässt.

Zusammenfassung

Die Stichprobe besteht aus elf Teilnehmerinnen und zwei Teilnehmern. 76,9% sind (Gesundheits- und) Krankenpfleger/-innen. Es liegen u.a. Unterschiede bezüglich der Erwerbsbiographien und der Dauer der Zugehörigkeit zum Dauernachtdienst vor. Mit dem Ergreifen einer Tätigkeit in Dauernachtarbeit wird der prozentuale Beschäftigungsumfang reduziert. Dauernachtdienst tritt bis in die jüngste Vergangenheit als Arbeitszeitmodell in der Pflege in Erscheinung.

---

[55] z.B. DN_004, DN_005, DN_009

[56] z.B. DN_006, DN_007, DN_013

[57] Hierbei gilt es hervorzuheben, dass es sich lediglich um Tendenzen handelt, die mittels Codierung, basierend auf der Durchsicht der Transkripte, erstellt wurden. Eine solche Interpretation ersetzt nicht die Erhebung mittels eines standardisierten Fragebogens wie z.B. der Munich Chronotype Questionnaire (s Kapitel 2.3.1).

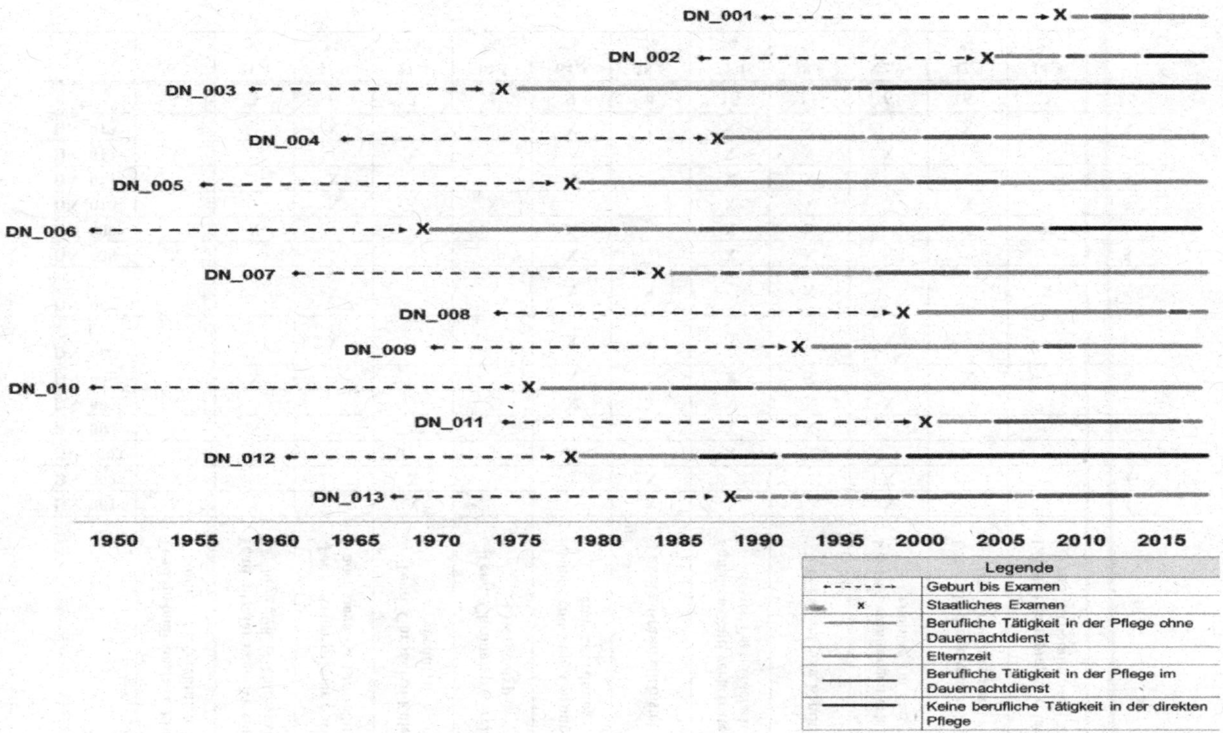

Bild 4.5: Zeitstrahl zur Darstellung und Kontrastierung der Biographien der Teilnehmer/-innen (eigene Darstellung)

Tabelle 4.2: Fallübersicht Soziodemographische Daten und Bedingungen

	Tend. primär positive Einstellung ggü. Nachtdienst	Tend. primär negative Einstellung ggü. Nachtdienst	Tend. weder primär positive noch negative Einstellung	Tend. Chronotyp Eule / Abendtyp	Tend. Chronotyp Lerche / Morgentyp	Keine Tend. zum Chronotyp / keine Zuordnung	Familienstand alleinstehend	Familienstand verheiratet / in fester Partnerschaft	Familienstand Kinder	Lebensbedingungen erlauben Erholung am Tag	Lebensbedingungen erlauben tw. Erholung am Tag	Lebensbedingungen erlauben red. Erholung am Tag	Σ
DN_001	X			X			X			X			4
DN_002	X			X			X			X			4
DN_003		X				X		X	X		X		5
DN_004	X				X			X	X	X			5
DN_005		X				X					X		3
DN_006			X			X	X		X	X			5
DN_007_1			X			X	X		X			X	5
DN_007_2			X			X		X	X			X	5
DN_008	X					X		X	X	X			5
DN_009		X				X		X	X		X		5
DN_010			X		X			X	X		X		5
DN_011			X	X				X	X		X		5
DN_012	X					X		X	X	X			5
DN_013			X			X		X	X		X		5
Σ	5	3	6	3	2	9	4	10	11	6	6	2	66
%	35,7 %	21,4 %	42,9 %	21,4 %	14,3 %	64,3 %	28,6 %	71,4 %	78,6 %	42,9 %	42,9 %	14,3 %	

4.2 Gründe für den Eintritt in den Dauernachtdienst

Nachfolgend werden die Gründe für den Eintritt in den Dauernachtdienst präsentiert und diskutiert. Zunächst werden die Ergebnisse im Querschnitt dargestellt. Dabei werden die einzelnen aus den Interviews abgeleiteten Gründe für den Eintritt näher beschrieben. Im Anschluss an die differenzierte Beschreibung der einzelnen Motive werden anhand von Fallübersichten die einzelnen Teilnehmer/-innen kontrastierend gegenübergestellt.

Abbildung 4.6 führt die identifizierten Motive auf, die zum Ergreifen der Tätigkeit im Dauernachtdienst geführt haben. Diese werden unten näher beschrieben.

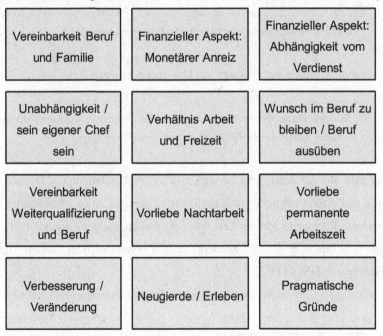

Bild 4.6: Gründe für den Eintritt in den Dauernachtdienst (eigene Darstellung)

Das erste identifizierte Motiv[58], welches zum Ergreifen einer Tätigkeit im Dauernachtdienst führt, ist die **Vereinbarkeit von Beruf und Familie**. Das Arbeitszeitmodell wird dabei ergriffen, um der in der Familie zugewiesenen Verantwortung
zur Erfüllung der Familienaufgaben gerecht zu werden oder eine lückenlose Betreuung der Kinder trotz Arbeit sicherzustellen. Dies wird z.B. an der Aussage von
DN_003 deutlich:

> „[…] ich hatte mehr Möglichkeit ähm mich um mein Kind zu kümmern. Das war mir sehr
> wichtig. (…) Dass ich ihn dann morgens für die Schule fertig gemacht habe und […] dann
> habe ich mich hingelegt. (…) Und wenn er aus der Schule gekommen ist, das war meistens
> so eins halb zwei, also dann bin ich aufgestanden. (…) Dann haben wir miteinander gegess-
> sen und so weiter. Also das war für mich eigentlich der Hauptgrund."[59]

Dies wird auch anhand des Beitrags von DN_008 hervorgehoben:

> „Also wirklich rein, dass das Privatleben ein bisschen einfacher zu organisieren ist und dass
> die Kinder nicht immer das Gefühl haben, man ist so oft weg."[60]

Ferner geht aus den Interviews hervor, dass die Wahrnehmung der Doppelrolle
Familie und Arbeit möglichst unkompliziert zu sein hat. Dies schließt auch mit
ein, anderen Personen nicht zur Last fallen zu wollen, nicht auf fremde Hilfe angewiesen zu sein oder generell Kinderbetreuung organisieren zu müssen. Hierzu
der Beitrag von DN_011:

---

[58] Der nachfolgenden Aufzählung liegt keine Priorisierung zu Grunde. Diese dient lediglich der Übersichtlichkeit.

[59] DN_003: Abschn. 18, Zeile 119-128

[60] DN_008: Abschn. 18, Zeile 73-75

> „Also mhh für mich war das das Wichtigste, dass ich immer Kinder in Kindergarten bringen kann oder beziehungsweise in die Schule und kann in der Zeit äh schlafen. Dass ich die quasi hinbringen kann und abholen kann. [...] Und dass ich keine zusätzliche Hilfe gebraucht hätte. Wissen Sie?"[61]

Auch der Beitrag von DN_009 unterstreicht dieses Bedürfnis trotz Erwerbstätigkeit, weder in das Arbeitsleben des Mannes einzugreifen noch eine Diskontinuität in der Betreuung der Kinder herzustellen:

> „Und danach ging es dann so weiter: ‚Was mache ich jetzt? Wie kann ich meinen Kindern und meinem Mann gerecht werden?'"[62]

Dabei scheint diese Vereinbarkeit in den Augen mancher Teilnehmer/-innen, wie hier bei DN_009, nicht mit anderen Arbeitszeitmodellen zu gewährleisten zu sein:

> „Es gab eben keine Alternativen. Also ich dachte Wechselschicht, das packe ich nicht. Also weil wie gesagt (...) die Betreuung war einfach vor Ort noch nicht so gegeben. [...] Ich habe keine (...) Eltern hier, keine ähm Schwiegereltern. Und mein Mann ist sehr eingebunden einfach auch im Geschäft. Der hat vielleicht mal einen halben Tag frei machen können. Aber halt (2s)/ also er konnte mich da leider auch nicht so unterstützen. Genau. Und deswegen habe ich gedacht, ist eigentlich Nachtdienst das Einfachste."[63]

Daraus lassen sich zwei bedeutende Aspekte ableiten. Der erste betrifft hierbei die Sonderrolle der Frau, welche scheinbar vor der Herausforderung steht möglichst unkompliziert Beruf und Familie zu vereinbaren. Dabei scheint es das Berufsleben solle nicht allzu stark negativ in das Privatleben oder das Berufsleben des Partners

---

[61] DN_011: Abschn. 16, Zeile 85-88

[62] DN_009: Abschn. 6, Zeile 12-13

[63] DN_009: Abschn. 32, Zeile 151-158

eingreifen und bestenfalls kaum bemerkt werden. Mit dieser Funktion als unkomplizierte Verantwortungsträgerin steigt allerdings das Potential während der Zeit im Dauernachtdienst gesundheitlichen Belastungen ausgesetzt zu sein. Infolge einer möglichst unkomplizierten Vereinbarung beider Rollen können auftretende Belastungen von außen nicht realitätsgetreu wahrgenommen werden, woraus eine Minimierung an Erholungszeit resultieren kann. Keine der Teilnehmerinnen berichtete davon, dass sich der Partner bezüglich einer Alternative Gedanken gemacht hätte. Das Arbeitsverhältnis und Arbeitszeitmodell des Mannes als mutmaßlicher Hauptverdiener wird hierbei nicht in Frage oder Zweifel gestellt.

Der zweite bedeutende Aspekt, welcher mit diesem Motiv einhergeht, sind die individuellen Lebensbedingungen. So wird bei DN_009 durch die fehlende instrumentelle soziale Unterstützung infolge eines kürzlich erfolgten Wohnortwechsels eine subjektiv empfundene Alternativlosigkeit zum Dauernachtdienst provoziert. In ähnlicher Form trifft dies auch auf DN_007 zu, die in einer zweiten Phase als alleinerziehende Mutter den Dauernachtdienst ergriffen hatte:

> „Und der Grund war auch] in der zweiten Hälfte eben, dass äh einfach wegen der absoluten Unvereinbarkeit (…) äh dieses Berufes und äh Familienleben, weil (…) äh man Kinder, die noch nicht schulpflichtig sind. […] Man kann weder Früh- noch Spätdienst machen. Und ist dann praktisch gezwungen, man kann den Beruf weiter äh nur ausüben, wenn man in den Nachtdienst geht. Also eine freiwillige Angelegenheit äh war das dann zu dem Zeitpunkt überhaupt nicht mehr."[64]

Hierbei wird deutlich, dass der Eintritt in den Dauernachtdienst nicht immer als eine subjektiv freie Wahl empfunden wird, sondern auch ein Charakter von Zwang existent sein kann.

---

[64] DN_007: Abschn. 106, Zeile 597-604

Das zweite identifizierte Motiv, welches zum Ergreifen einer Tätigkeit im Dauer-nachtdienst führt, ist der damit verbundene **monetäre Anreiz**. Demnach bewegen ökonomische Überlegungen (z.b. eigenes Geld verdienen oder Nachtdienstzu-schläge erhalten) dazu im Dauernachtdienst zu arbeiten. Zum Bedürfnis sein eige-nes Geld verdienen zu wollen ein Beitrag von DN_004:

> „(3s) Ähm. (…) Also da war wir eben kurz hier in [Ort], die Kinder, zwei Kinder waren klein, äh der Mann war jeden Tag in der Arbeit (4s) und (7s) ja das war auch so die erste Zeit, wo ich nicht mehr mein eigenes Geld verdient habe und das wollte ich auf jeden Fall wieder, wenn auch nur wenigstens nur ein bisschen […]"[65]

Zur ökonomischen Überlegung durch die Arbeit im Dauernachtdienst ein höheres Einkommen zu erzielen ein Beitrag von DN_008:

> „[…] das wären sonst wahrscheinlich die (…) Alternativen gewesen, wobei man da halt einfach finanziell sagen muss, klar da gibt es halt auch diese ganzen Zuschläge nicht, die man halt nachts und Wochenende und so kriegt. Also das wäre halt finanziell, wäre das schon wesentlich schlechter gewesen, wie das was ich davor gemacht habe. Mhm."[66]

Dieses Motiv steht dabei in Abgrenzung zum dritten identifizierten Motiv dem **finanziellen Aspekt der Abhängigkeit vom Verdienst**. Obwohl hier auch öko-nomische Überlegungen angestellt werden, stellt das Unterscheidungsmerkmal den Sachverhalt einer deutlich hervorgehobenen Abhängigkeit vom Verdienst dar. So sieht man bei DN_001 zum einen die grundlegende ökonomische Überlegung als auch die bestehende Abhängigkeit Geld zu verdienen, da er sich als frisch exa-minierter Pflegender eine Existenz aufbauen möchte:

---

[65] DN_004: Abschn. 16, Zeile 79-82
[66] DN_008: Abschn. 36, Zeile 156-159

„Wenn man sieht, wenn man frisch ausgelernt ist, haben die anderen vierzehnhundert Euro gehabt und ich hatte halt mit meinen Nächten siebzehnhundert und (…) für frisch ist das halt nicht schlecht, ja? Und wenn man sich halt dann/ das war dann gerade wo ich die erste eigene Wohnung gehabt habe und dann Auto und das ganze Drumherum. Da hat man das Geld halt auch gebraucht."[67]

Bei DN_005 wird diese finanzielle Abhängigkeit ebenfalls deutlich:

„Also (2s) ja, also wir haben damals (…) gebaut (2s) und hat einfach auch das Geld gefehlt. (…) Also das waren circa fünfhundert Euro im Monat, gell, wo es mehr war. […] Und ich habe den ganzen Haushalt finanziert."[68]

Das vierte identifizierte Motiv, welches zum Ergreifen einer Tätigkeit im Dauernachtdienst führt, ist das **Bedürfnis nach Unabhängigkeit bzw. sein eigener Chef zu sein.** Dieser Einstiegsgrund geht mit dem Wunsch einher nachts (im Gegensatz zum Tagdienst) unabhängig arbeiten zu können. Dieser Wunsch kann z.B. auf prägende, negative Erlebnisse in der Pflege im Tagdienst zurückgeführt werden. Somit beinhaltet das Bedürfnis nach Unabhängigkeit bzw. sein eigener Chef sein zu wollen, auch das Anliegen individuelle Vorstellungen von Pflege umsetzen zu können z.B. eine patientenzentrierte Pflege. Zur Veranschaulichung ein Beitrag von DN_012:

„Es ähm/ im Dauernachtdienst konnte ich mich in erster Linie um meine Patienten kümmern. Und musste nicht äh mich um viele andere Dinge kümmern, die man im Tagdienst hat. (…) Äh. (…) Die mit der Pflege selber nichts zu tun haben. Ja. Das ist einer der

---

[67] DN_001: Abschn. 18, Zeile 79-83
[68] DN_005: Abschn. 28, Zeile 245-248

wesentlichen Punkte gewesen. Es war einer der wesentlichen Punkte warum ich aufgehört habe und dann eben […] in den Nachtdienst wieder gegangen bin."[69]

Das fünfte identifizierte Motiv, welches zum Ergreifen einer Tätigkeit im Dauernachtdienst führt, ist das **Verhältnis von Arbeit und Freizeit**. Dieser Grund zum Einstieg beruht auf einer Gegenüberstellung von Tag- und Nachtdienst und der persönlich gezogenen Bilanz im Nachtdienst mit einer vergleichsweise geringen Anzahl an Tagen bzw. Nächten in einer kürzeren Zeitspanne seinen monatlich zu erbringenden, prozentualen Beschäftigungsumfang erfüllt zu haben, wodurch die Anzahl freier Tage (am Stück) ansteigt. Hierzu ein Beitrag von DN_011 zur Veranschaulichung:

„Also das waren halt das Gute für mich, dass ich plötzlich quasi in fünf, sechs Nächten meine Stunden hatte für den ganzen Monat. Ich habe quasi abgeschafft und konnte vieles zuhause erledigen. Haushalt, Kinder, Termine, was weiß ich. Also ich konnte unbeschwert das Leben irgendwo führen als hätte ich nicht gearbeitet. […] Das war für mich, dass ich quasi äh paar Tage äh schaffe aber dann schaffe ich alles in einem ab und dann hat sich das."[70]

Auch der Beitrag von DN_012 illustriert diese Gegenüberstellung von Arbeit und Freizeit und den subjektiv empfundenen Vorteil, der aus der Tätigkeit im Nachtdienst resultiert:

„Wie dann Kinder da waren äh war es so dass ähm (…) ich dann nachts auch (…)/ wenn ich da war, war ich für die Kinder zuständig. Und meine Frau hat sich dann entspannen

---

[69] DN_010: Abschn. 10, Zeile 33-38.

[70] DN_011: Abschn. 14, Zeile 68-80

können. Man hat dann mehr Zeit gefühlt miteinander verbracht, als wenn ich (…) äh jeden
Tag hier zum Dienst gegangen wäre."[71]

Das sechste identifizierte Motiv, welches zum Ergreifen einer Tätigkeit im Dauernachtdienst führt, ist der **Wunsch im Beruf zu bleiben bzw. den Beruf auszuüben**. Die Aussage von DN_010 ist ein typischer Beitrag, der in ähnlicher Weise
bei mehreren Teilnehmern/-innen identifiziert wurde:

„Und das war einfach/ und ich wollte eigentlich drin bleiben, weil ich halt gern in dem Beruf
geschafft habe."[72]

Dieser Einstiegsgrund geht mit dem persönlichen Bedürfnis einher z.B. im Anschluss an die Elternzeit zurück in das Berufsleben zu gehen oder beruflich nicht
den Anschluss zu verlieren. Mitunter wird hier von den Teilnehmern/-innen der
Pflegeberuf auch als Traumberuf beschrieben, was zu einem gewissen Anteil die
Anziehungskraft zurück in das Berufsleben erklärt. Der Beitrag von DN_006 un-
terstreicht die Motivation, die sich hinter diesem Einstiegsgrund verbirgt:

„Und halt im Beruf, ich hatte so das Gefühl (2s), ja Hausfrau, das sagen ja die meisten, ja
Hausfrauen, du kannst dich in Wohltätigkeit noch ergehen oder du kannst äh überall, natür-
lich war man auch mit den Kindern in der Schule und im Kindergarten aktiv. […] Aber das
bisschen Verantwortung da woanders noch, das war mir eigentlich schon noch ein bisschen,
so ein kleines bisschen das Salz in der Suppe. (3s)"[73]

---

[71] DN_012: Abschn. 16, Zeile 52-55

[72] DN_010: Abschn. 18, Zeile 168-169

[73] DN_006: Abschn. 90, Zeile 522-528

Das siebte identifizierte Motiv, welches zum Ergreifen einer Tätigkeit im Dauernachtdienst führt, ist die **Vereinbarkeit von Weiterqualifizierung und Beruf.**
Die Arbeit im Dauernachtdienst erscheint dabei einigen Teilnehmer/-innen als
passend, um entweder eine Weiterbildungsmaßnahme geplant im Verlauf zu ergreifen oder eine bereits begonnene Weiterbildungsmaßnahme zur verbesserten
Vereinbarkeit zu verknüpfen. DN_002 berichtet so z.B. wie sie die Arbeit im Dauernachtdienst zur Überbrückung während ihrer Weiterbildungsmaßnahme, hier
speziell die Fachhochschulreife, ergriffen hatte:

> „Und dann […] habe ich entschlossen, dass ich Fachhochschulreife nachmache. Und von
> da an habe ich dann eben Zeit überbrückt und habe dann zuerst im Pflegeheim ganz normal
> Vollzeit geschafft und dann eben wo die Schule losgegangen ist äh Fachhochschule, das
> war Vollzeit, habe ich dann eben entschlossen Nachtdienste zu machen. Nebenher. Beglei-
> tend. Und mit meiner Ausbildung war das da dann echt gut ((räuspern)) zu vereinbaren
> […].“[74]

Auch weitere Teilnehmer/-innen beschreiben die Passung der Arbeit im ausschließlichen Nachtdienst, um sich ihrer Weiterqualifikation zu widmen. So auch
z.B. DN_003:

> „[…] ich habe zu dem Zeitpunkt angefangen äh zu lernen. (…) Ich habe äh zwischendrin
> habe ich einen Stationsleiter gemacht. […] Das waren alles so Rhythmen, wo ich mir ge-
> dacht habe, ich schaffe das alles zwischendrin und das war auch sehr gut. (…) Mhm.“[75]

---

[74] DN_002: Abschn. 4, Zeile 11-18
[75] DN_003: Abschn. 38, Zeile 194-198

Die Weiterqualifizierungsmaßnahmen bei diesen Teilnehmern/-innen erstrecken sich von berufspraktischen Weiterbildungsgängen (z.B. Stationsleitung) bis hin zum Studium.

Das achte identifizierte Motiv, welches zum Ergreifen einer Tätigkeit im Dauernachtdienst führt, ist die prinzipielle **Vorliebe für die Nachtarbeit**. Kern dieses Motivs ist die subjektiv empfundene Passung einer Beschäftigung bei Nacht aufgrund der Vorliebe für die Arbeitszeit. Damit ist dieses Motiv unabhängig von den in der Nacht typischen pflegerischen Tätigkeiten. Vielmehr wird als Grund für den Einstieg in den Dauernachtdienst eine Passung der Nachtarbeit mit dem eigenen Biorhythmus bzw. dem eigenen Chronotypen beschrieben. So zeigt sich dies auch bei DN_002:

> „[…] das war schon dass ich halt eben mir leicht tu mit dem (3s), also mit dem Nachtrhythmus einfach. Das mir das überhaupt gar nichts ausmacht. Das ich sehr gerne nachts auf bin. (2s)"[76]

DN_012 stellt nachdem er betont hat, dass die Arbeit im Nachtdienst optimal zu seinem Biorhythmus passen würde, seine Vorliebe für die nächtliche Arbeit noch einmal differenzierter heraus:

> „Also ich äh (…) habe kein Problem mich äh abends noch um zehn, elf, zwölf Uhr hinzusetzen, etwas zu erarbeiten, etwas zu konzipieren. Das ist auch jetzt noch so. Wenn ich irgendwelche äh Arbeiten, irgendwelche Dinge durcharbeiten muss. Texte. Das mache ich meistens nachts."[77]

---

[76] DN_002: Abschn. 36, Zeile 248-251
[77] DN_012: Abschn. 20, Zeile 60-63

Das neunte identifizierte Motiv, welches zum Ergreifen einer Tätigkeit im Dauernachtdienst führt, ist die **Vorliebe für eine permanente Arbeitszeit**. Dabei wird
die permanente Arbeitszeit zumeist einer Arbeitszeitform mit wechselnden
Schichten und der damit verbundenen Notwendigkeit sich zwischen den Diensten
umzustellen, gegenübergestellt. Eine permanente Arbeitszeit wird so u.a. als persönlich angenehmer beschrieben, da diese eine gewisse Stetigkeit für das persönliche Leben bietet, subjektiv empfunden der Gesundheit zuträglicher ist und ein
reduziertes Maß an Organisation im Alltag fordert. DN_003 beschreibt so z.B.
weshalb Sie eine permanente Arbeitszeit einer Tätigkeit in Wechselschicht vor-
zieht:

> „Also für mich der Rhythmus sehr gut, weil ähm oft ist er so in Häusern, dass man (…) nur
> zwei oder drei Nächte macht. Dann bist du gerade im Nachtdienst drinnen und dann kommst
> du gleich wieder raus und musst dann im nächsten Tag meinetwegen in den Frühdienst oder
> was auch immer. Und das fand ich ziemlich anstrengend. (…) Ähm. (…) Ich finde das
> macht die Leute auch krank."[78]

Aus dem Beitrag von DN_011 geht darüber hinaus hervor, dass eine Arbeit in
Wechselschicht zum einen anstrengender ist und zum anderen mit einer reduzierten Verlässlichkeit bezüglich der Dienstplangestaltung einhergeht, wodurch auch
das Privatleben beeinflusst wird:

> „Warum? Weil es für mich einfacher war. Wissen Sie, wenn ich nur fünf Nächte im Monat
> geschafft habe oder sechs, äh also du hast quasi nur eine Linie gefahren. […] Am Tage, die
> haben so oft diese Kurzdienste gemacht von sechs Uhr morgens bis neun morgens. […] Das
> Problem ist du musst ja praktisch für die wenigen Stunden kommen, für drei Stunden und
> schaffst du wie ein Esel. […] Und dann abgesehen davon, wenn ich gesagt hätte: ,Komm,

---

[78] DN_003: Abschn. 6, Zeile 36-41

jetzt mache ich am Tage Schicht!' Dann hätten sie überhaupt keine Rücksicht auf mich
genommen."[79]

Das zehnte identifizierte Motiv, welches zum Ergreifen einer Tätigkeit im Dauernachtdienst führt, ist das **Streben nach Verbesserung oder der Wunsch nach
Veränderung** der bisherigen Lebens- oder Arbeitssituation. Dies kann mitunter
auch als Flucht vor einem Arbeitsverhältnis, welches nicht (mehr) den persönlichen Vorstellungen entspricht, interpretiert werden. Dieses Motiv trifft in der untersuchten Stichprobe lediglich auf DN_005 zu. Der Wechsel erscheint in ihren
Augen im Gegensatz zu ihrem bisherigen Arbeitsumfeld das Potential für eine
Verbesserung zu beinhalten:

> „(…) Also es war (…) für mich psychisch nicht mehr tragbar da auf der [Fachbereich Sta-
> tion alt]. […] Ja und dann war/ haben wir lange Gespräche geführt mit meiner Freundin
> zusammen und danach ((klatschen)) haben wir gesagt: ‚Ok, komm wir (…) bewerben uns!'
> (2s) Dass natürlich Dauernachtwache war nicht geplant. Muss ich zugeben. (2s) Aber wir
> haben einfach weg gewollt. […] Dann haben wir uns beworben und (…) sofort Einladung
> gekriegt zu Vorstellungsgespräch. (2s) Und die Hospitation das war auch locker, easy."[80]

Dieses Motiv geht demnach mit dem manifesten Drang einher eine Veränderung
in seinem Leben bzw. beruflichen Wirken herbeizuführen. Dabei ist der Schwerpunkt des Motivs nicht auf die neue Arbeitsstelle gelegt, sondern vielmehr auf den
Wechsel an sich. DN_005 verspricht sich darüber hinaus einen Vorteil durch die
neue Arbeitsstelle.[81]

---

[79] DN_011: Abschn. 36, Zeile 203-220

[80] DN_005: Abschn. 6, Zeile 84-98

[81] Da dieses Motiv lediglich bei DN_005 identifiziert wurde, wird in der Fallbeschreibung näher darauf
eingegangen (→ Kapitel 4.5.5).

Das elfte identifizierte Motiv, welches zum Ergreifen einer Tätigkeit im Dauernachtdienst führt, ist **Neugierde bzw. Erleben**. Als Grund für den Einstieg wird
hierbei der Wunsch nach der Erfahrung im Dauernachtdienst zu arbeiten genannt.
Dies geht auch mit Neugierde oder dem Bedürfnis das Arbeitszeitmodell selbst
einmal ausprobieren zu wollen einher. DN_003 beschreibt dies wie folgt:

> „Ich wollte es eigentlich nur mal ausprobieren (2s) wie das ist. (…) Ja? Wie Nachtwachen
> arbeiten müssen, wie die sich fühlen. Also ich wollte da eigentlich selber erleben und selber
> fühlen äh wie es ist."[82]

Das zwölfte identifizierte Motiv, welches zum Ergreifen einer Tätigkeit im Dauernachtdienst führte, umschließt alle **pragmatischen Gründe**. Dies beinhaltet
z.B. die räumliche Nähe der Arbeitsstelle (im Gegensatz zu einer weiter entfern-
ten) wie bei DN_002:

> „Und das ist (…) von uns aus (2s) ähm fünf bis acht Kilometer. Also ich war da in zehn
> Minuten dann hin. Und das war dann natürlich der Grund. Also weil nach [Stadt] fahren,
> habe ich eine halbe Stunde fahren müssen. Und das hätte mir im Nachtdienst dann auch
> nicht gepasst so. Ja."[83]

Ein weiteres Beispiel für einen pragmatischen Grund stellt die Position dar, sich
bei gleichzeitig unpassenden Verbindungen im öffentlichen Nahverkehr trotz vorhandener, finanzieller Ressourcen kein zweites Auto anschaffen zu wollen:

> „Ne. Ich war sehr gerne im Team. Ich hätte lieber gerne am Tag gearbeitet. Aber äh das also
> mit das war einfach dann äh (…) schon nicht so drin. Und mit dem Auto. Das Auto war

---

[82] DN_003: Abschn. 16, Zeile 113-116
[83] DN_002: Abschn. 28, Zeile 144-147

mei/ anderes Thema ich hatte keine Lust die paar hundert Euro, D-Mark oder Euro, wie/
also da nur mit für so ein kleines Auto zu unterhalten. Und das war halt die ideale Lösung.
Und Busse fuhren so früh morgens nicht. Frühdienst begann um sechs. (…) Da fuhr noch
kein Bus hier. Auch heute nicht. (…) Und äh (…) auch am Wochenende auch nicht. Ne?
[…] Und das hat tiptop hingehauen."[84]

Pragmatische Gründe haben demnach gemeinsam, dass bekannte Verhaltensweisen vorgezogen werden, anstatt theoretischen Überlegungen nachzugehen und basierend auf diesen, eine Entscheidung zu treffen.

Nachfolgende Tabelle gibt eine Übersicht über die unterschiedlichen Motive bei den einzelnen Teilnehmern/-innen.

Anhand dieser Fallübersicht lässt sich zum einen die prozentuale Gesamtverteilung der Motive ermitteln und zum anderen die Motive auf der Fallebene zuordnen. Daneben wird deutlich welche Motive häufig zum Ergreifen einer Tätigkeit im Dauernachtdienst führen und welche eher selten aufgeführt werden. Insgesamt wurden aus den zwölf Gründen für den Einstieg in den Dauernachtdienst über die Fälle hinweg 54 Angaben identifiziert. Dabei wird sowohl bei keinem der Teilnehmer, als auch bei keiner der Teilnehmerinnen nur ein Grund aufgeführt. Bei allen Teilnehmer/-innen führten mindestens zwei Motive zum Ergreifen der Nachtdiensttätigkeit. Maximal wurden sechs Motive genannt. Im Schnitt wurden 3,86 Gründe, die zum Ergreifen der Arbeit im Dauernachtdienst geführt haben, genannt.

---

[84] DN_006: Abschn. 24, Zeile 142-152

Tabelle 4.3: Fallübersicht Gründe für den Einstieg in den Dauernachtdienst

	Vereinbarkeit Beruf & Familie	Fin. Aspekt: Monetärer Anreiz	Fin. Aspekt: Finanzielle Abhängigkeit	Unabhängigkeit / sein eigener Chef sein	Verhältnis Arbeit & Freizeit	Wunsch im Beruf zu bleiben	Weiterqualifizierung & Beruf	Vorliebe Nachtarbeit	Vorliebe permanente Arbeitszeit	Verbesserung / Veränderung	Neugierde / Erleben	Pragmatische Gründe	Σ
DN_001			X	X				X				X	4
DN_002	X		X				X	X				X	5
DN_003	X		X		X		X		X		X		6
DN_004		X	X		X	X							4
DN_005	X									X			2
DN_006	X	X	X		X	X						X	5
DN_007_1	X				X		X						3
DN_007_2		X			X								2
DN_008	X				X	X			X				4
DN_009	X	X				X					X		4
DN_010	X					X			X				3
DN_011	X			X	X		X	X					5
DN_012		X	X		X	X							4
DN_013	X	X										X	3
Σ	9	6	6	2	8	6	4	3	3	1	2	4	54
%	64,3%	42,9%	42,9%	14,3%	57,1%	42,9%	28,6%	21,4%	21,4%	7,1%	14,3%	28,6%	

Abbildung 4.7 visualisiert anhand der in Tabelle 4.3 aufgeführten Daten die Häufigkeitsverteilung der identifizierten Motive.

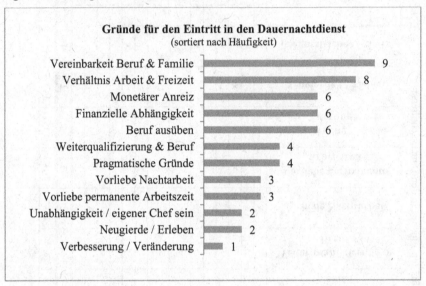

Bild 4.7: Gründe für den Eintritt in den Dauernachtdienst (sortiert nach absoluter Häufigkeit) (eigene Darstellung)

Von den dreizehn Teilnehmer/-innen, wobei DN_007 zweifach separat codiert wurde, haben neun den Dauernachtdienst zur Vereinbarkeit von Beruf und Familie ergriffen. Bei acht stand das Verhältnis von Arbeit und Freizeit im Vordergrund. Sechs Teilnehmer/-innen gaben einen monetären Anreiz, eine finanzielle Abhängigkeit und / oder den Wunsch im Beruf zu bleiben bzw. diesen auszuüben an. Vier Teilnehmer/-innen ergriffen den Dauernachtdienst zur Vereinbarkeit einer Weiterqualifizierungsmaßnahme bei gleichzeitiger beruflicher Tätigkeit. Ebenso häufig wurden pragmatische Gründe aufgeführt. Weiter gaben drei Teilnehmer/-innen an, eine Vorliebe für Nachtarbeit und / oder für eine permanente Arbeitszeit zu haben. Zwei nannten das Bedürfnis nach Unabhängigkeit bzw. sein eigener

Chef zu sein. Genauso häufig wurde das Motiv Neugierde / Erleben aufgeführt. Eine Teilnehmerin gab als Einstiegsgrund den Wunsch nach Verbesserung bzw. Veränderung an.

Bezüglich der Gründe für den Eintritt in den Dauernachtdienst lassen sich auf fallspezifischer Ebene primäre von sekundären Motiven unterscheiden. So kann z.B. der Grund zur Vereinbarkeit von Beruf und Familie bei einer Teilnehmerin neben weiteren, wie dem monetären Anreiz, eine vordergründige Rolle spielen. Bei einem anderen Teilnehmer kann sich dies wiederum anders darstellen. Daher macht eine Unterscheidung primärer und sekundärer Motive an dieser Stelle wenig Sinn. Eine fallspezifische Darstellung primärer und sekundärer Motive findet sich in den Fallbeschreibungen (s. Kapitel 4.5).

Die identifizierten Gründe, die zum Ergreifen einer Tätigkeit im Dauernachtdienst führen, decken sich weitestgehend mit denen von SCZEZNY (2003: 149-152) erhobenen Motiven. Teilweise werden unterschiedliche Begrifflichkeiten verwendet, die aber den gleichen thematischen Kontext beschreiben. Die im Querschnitt dargestellten Gründe decken sich bis auf den Wunsch alleine arbeiten zu wollen mit den von GROßE SCHLARMANN & BIENSTEIN (2015: 10) identifizierten Gründen. Dabei kommt diesem Motiv eine geringere Bedeutung zu, als die Auflistung der Gründe von GROßE SCHLARMANN & BIENSTEIN vermuten lässt. Der Wunsch alleine arbeiten zu wollen wird ausdrücklich nur von einer Teilnehmerin[85] genannt und unter der Kategorie Unabhängigkeit und Verantwortung aufgeführt. In der vorliegenden Arbeit wird das Motiv des finanziellen Aspekts differenziert. Bei einigen bestand eine Abhängigkeit bezüglich eines (zweiten) Einkommens, während bei anderen lediglich ein monetärer Anreiz auszumachen war. Das Motiv im Beruf bleiben zu wollen bzw. den Beruf auszuüben, wird in der

---

[85] Vgl. DN_013: Abschn. 88, Zeile 361-365

Literatur nicht aufgeführt. Obgleich kein Proband in den Dauernachtdienst ein-
steigt, um seine Entscheidungskompetenzen auszubauen (DIECKHOFF 1993:
112), erleben einige einen positiv konnotierten Wachstumsprozess (s. Kapitel 4.3).

Zusammenfassung

Die Vereinbarkeit von Beruf und Familie stellt ein prominenter Grund dar, der
zum Ergreifen einer Tätigkeit im Dauernachtdienst führen kann. Daneben wurden
elf weitere Motive identifiziert. Die dargestellten Gründe können in primäre und
sekundäre unterschieden werden. Im Schnitt werden 3,86 Gründe zum Eintritt in
die Dauernachtarbeit aufgeführt. Eintrittsüberlegungen lassen sich in keinem der
vorliegenden Fälle auf nur einen Grund zurückführen – sie sind vielmehr multikausal.

4.3 Erleben der Arbeit im Dauernachtdienst

Nachfolgend wird das Erleben der Teilnehmer/-innen während der Zeit im Dauernachtdienst beschrieben und diskutiert. In den Interviews wurden fünf große Themenkomplexe identifiziert. Diese werden nun, illustriert mit Beispielen aus den Interviews, näher beschrieben. Die Fallübersichten finden sich zur verbesserten Nachvollziehbarkeit nahe den Erläuterungen der separaten Themenkomplexe. Abbildung 4.8 führt die fünf großen Themenkomplexe auf, welche im Rahmen der Auswertung identifiziert wurden.

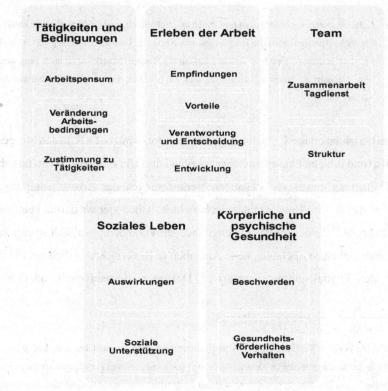

Bild 4.8: Erleben der Arbeit im Dauernachtdienst (eigene Darstellung)

Bezüglich des Themenkomplexes **Tätigkeiten und Bedingungen** lassen sich die Kategorien Arbeitspensum, Veränderung der Arbeitsbedingungen und Zustimmung zu Tätigkeiten ableiten. Bei den Teilnehmern/-innen lässt sich ein Kontinuum bezüglich des Arbeitspensums identifizieren. Während bei einer Teilnehmerin der Trend zu überwiegend als stressig und arbeitsreich erlebten Nächten besteht, existiert wiederum bei sieben ein Trend zu überwiegend als ruhig empfundenen Nächten. Bei vier der Teilnehmer/-innen ist kein klarer Trend auszumachen. Diese treffen wie DN_013 ambivalente Aussagen:

> „Ja. Ich meine das ist ähm es ist tatsächlich unterschiedlich, weil die Menschen die kommen ja auch wenn sie wollen. Zu jeder Tages- und Nachtzeit. Und wenn halt da ganz viel los ist (…) äh ja dann ist man halt natürlich toujour am Rennen. Manchmal ist auch ganz wenig los. Dann ist die Nacht vielleicht eher auch ein bisschen/ kommt sie einem ein bisschen länger vor."[86]

Zudem berichten einige Teilnehmer/-innen von Stressspitzen (z.B. in den Morgenstunden) und ruhigen Phasen zwischen zwei und drei Uhr morgens. Während zehn der Teilnehmer/-innen von negativen Veränderungen der Arbeitsbedingungen während der Zeit im Dauernachtdienst berichten, haben vier wiederum keine negativen erlebt.[87] Zu den als negativ empfundenen Veränderungen zählt so eine zunehmende Arbeitsverdichtung, neue Aufgaben (z.B. vermehrte Arbeit am PC infolge der Digitalisierung, verstärkter Dokumentationsaufwand) oder eine

---

[86] DN_013: Abschn. 54, Zeile 194-199

[87] Eine echte positive Veränderung der Arbeitsbedingungen wird so nicht benannt. Lediglich bei DN_013 finden sich diesbezüglich Ansätze, wenn sie von einem positiven Paradigmenwechsel bezüglich der Betreuung von Säuglingen spricht, welcher letztendlich mit einem Wandel von einer funktionsorientierten Pflege hin zu einer patientenzentrierten Pflege einhergeht (vgl. DN_013: Abschn. 112, Zeile 534-545).

Veränderung der Klientel. Dazu ein Auszug aus einer längeren Beschreibung der persönlich erlebten Veränderungen von DN_006:

> „Ja, das war eigentlich, ich sage jetzt mal von der/ wenn ich es als Arbeitszeit sehe insgesamt, war es WESENTLICH entspannter als das alles sich entwickelt hat. Und (…) es war machbar. […] Man konnte sich nachts auch nochmal ein bisschen erholen. Man konnte auch/ irgendwie die ganze Dokumentationsgeschichte. Die war harmlos. (…) Wir hatten abends einen Beri/ äh eine Übergabe. (…) Äh. Da war über […] sag ich zwei, drei Zimmer war eine große Klammer, NB, nichts Besonderes. Oder NN nichts Neues. Ja? (…) Und das änderte sich dann schlagartig. Ja."

Eine subjektiv empfundene negative Veränderung kann auch strukturelle oder organisationale Ursachen haben. Darunter fallen z.B. sich verändernde Teamstrukturen oder die Einführung eines neuen Pflegeorganisationssystems. Einige Teilnehmer/-innen berichteten mit den absolvierten Tätigkeiten und / oder Abläufen während des Dauernachtdienstes nicht einverstanden gewesen zu sein. Darunter fällt z.B. das nächtliche Stellen von Medikamenten, welches bei zunehmenden Konzentrationsstörungen als belastend empfunden wurde. Die verpflichtende Durchführung von pflegerischen Tätigkeiten bei gleichzeitiger innerer Abwehr kann eine hohe psychische und emotionale Belastung zur Folge haben. Dazu ein Beitrag von DN_002, die ihr Empfinden bezüglich der Anweisung im Nachtdienst bei Pflegeempfängern die Körperpflege durchzuführen, schildert:

> „Für mich war es eine Qual. Das ist innerlich. Ja. (…) Also (2s), wie gesagt, man versetzt sich ja oft da rein und hat Empathie mit dem Mensch. Und ich hab/ bin halt von mir ausgegangen. Ich meine klar vielleicht war es ein Frühmensch dann macht es denen nicht so viel aus, aber (…) also für mich war das immer (…) also immer innerlich auch ein Schmerz irgendwo. […] Und ich kann nicht sagen: „Der und der kann sich nicht mehr wehren und deswegen mache ich es halt bei dem!" Ja? Das/ für mich war das absolutes No-Go. Mir selber ging es richtig schlecht dabei, weil ich halt immer gedacht habe, wenn ich das wäre

ich würde den umbringen, der mir da morgens um fünf den Waschlappen ins Gesicht klatscht. [...] Das (...) also da hoffe ich echt, dass ich mal davor bewahrt bleibe wirklich. So."

Nachfolgend findet sich mit Tabelle 4.4 die Fallübersicht zum Themenkomplex Tätigkeiten und Bedingungen.[88]

Die Ergebnisse bezüglich der negativen Veränderung der Arbeitsbedingungen in puncto Arbeitsverdichtung und Veränderung der Klientel der Pflegeempfänger/-innen decken sich mit den Erkenntnissen aus der Literatur (BIENSTEIN & MAYER 2014: 431-432). Zudem zeigt sich im Rahmen einiger Interviews[89] wie bei BIENSTEIN & MAYER (2014: 431) auch die innere Ablehnung der nächtlichen Durchführung der Teil- oder Ganzkörperpflege und der Wunsch diese Tätigkeit abzugeben.

---

[88] Markierungen mit einem Stern (*) geben einen Hinweis darauf, dass die entsprechende Unterkategorie nicht im Transkript zugeordnet werden konnte. Bei DN_007_Phase 2 lässt sich dies darauf zurückführen, dass erst mit weit fortgeschrittenem Verlauf des Interviews, bei gleichzeitig begrenztem Zeitraum, deutlich wurde, dass das Erleben des Dauernachtdienstes in einer zweiten Phase konträr zu dem in der vorhergehenden stand. Weiter kann ein solcher Stern (*) auch signalisieren, dass ein Thema nicht zur Sprache kam. Ist ein Stern (*) aufgeführt, reduziert sich die Grundgesamtheit bei Berechnungen zur Darstellung von prozentualen Daten um diejenigen Teilnehmer/-innen bei denen ein Stern (*) abgebildet ist.

[89] vgl. DN_001, DN_002, DN_003, DN_006, DN_010

Tabelle 4.4: Fallübersicht Themenkomplex Bedingungen und Tätigkeiten

	Arbeitspensum: Trend zu stressigen Nächten	Arbeitspensum: Trend zu ruhigen Nächten	Arbeitspensum: Ambivalente Aussagen	Negative Veränderungen der Arbeitsbedingungen	Keine negative Veränderung der Arbeitsbedingungen	Nicht einverstanden mit Tätigkeiten / Abläufen	Σ
DN_001			X	X		X	3
DN_002		X			X	X	3
DN_003		X		X		X	3
DN_004			X	X		X	3
DN_005		X		X			2
DN_006		X		X			2
DN_007_1	X				X	X	3
DN_007_2			*		X	*	1
DN_008		X		X		X	3
DN_009		X		X			2
DN_010		X		X		X	3
DN_011	*	*	*	X			1
DN_012			X		X		2
DN_013			X	X			2
Σ	1	7	4	10	4	7	33
%	7,7%	53,9%	30,8%	71,4%	28.6%	53,8%	

Bezüglich des Themenkomplexes **Erleben der Arbeit** im Dauernachtdienst lassen sich die Kategorien Empfindungen, Vorteile, Verantwortung und Entscheidung sowie als auch Entwicklung ableiten. Bei den Empfindungen wurden die Unterkategorien Einsamkeit, Angst und Freude gebildet. Sechs Teilnehmer/-innen gehören der Unterkategorie Einsamkeit an und beschreiben, sich trotz (zeitweiser) Unterstützung im Nachtdienst, als Einzelkämpfer gefühlt oder im Abseits gestanden zu haben. So fühlten sich einige Teilnehmer/-innen im Arbeitsfeld ausgegrenzt und berichten, wie DN_005, sich vom restlichen Team nicht wahrgenommen zu fühlen.[90] Die Empfindung Einsamkeit wirkt sich bei DN_001 in Kombination mit einer zunehmenden sozialen Isolation besonders belastend aus:

> „Also (…) ja, man hat halt keinen Bezug mehr zu den Kollegen gehabt, weil die hat man halt nur bei der Übergabe gesehen und (…) ähm (2s) ja auch äh Bewohner hast du nur schlafend gesehen und ja. (…) Und halt dieses ständige allein sein. Das war halt dann so, wo man dann auch schier einen Vogel gekriegt hat irgendwann."[91]

Der Beitrag von DN_005 macht in besonderem Ausmaß deutlich, dass die ausschließliche Arbeit im Nachtdienst eine Integration in ein Team erschwert:

> „Oder an das/ da hat es schon so Weihnachtsfeier oder. Man ist schon hingegangen, aber (3s) ja man ist sich vorgekommen wie Fremde eigentlich. (…) Gar nicht dazugehörig. (3s) Und das war natürlich nachher schon anders. Klar. (…) Das war, ja, wie Fremde."[92]

Der Unterkategorie und Empfindung Angst lassen sich acht Teilnehmerinnen[93] zuordnen. Dabei wird das Gefühl Angst auch als unheimlich beschrieben. Die Teilnehmerinnen gaben an, bei Dunkelheit besonders hellhörig gewesen zu sein und zeigten sich darüber hinaus besorgt Opfer eines potentiellen Angriffs zu werden. Bei DN_008 führte diese Angst sogar dazu nachts ein Pfefferspray mit sich zu tragen.[94] Der dritten, identifizierten Empfindung und Unterkategorie Freude lassen sich sieben Teilnehmer/-innen zuordnen. Diese haben Spaß an der

---

[90] DN_005: Abschn. 122, Zeile 823-831

[91] DN_001: Abschn. 24, Zeile 106-110

[92] DN_005: Abschn. 54, Zeile 413-416

[93] Diese Empfindung fand sich lediglich bei weiblichen Teilnehmerinnen.

[94] vgl. DN_008: Abschn. 56, Zeile 276

nächtlichen Arbeit oder umschreiben diese mit Adjektiven wie fantastisch, sinn-stiftend oder angenehm. Hierzu ein Beitrag von DN_012, der seine Arbeit im Nachtdienst als äußerst positiv empfunden hat:

> „War damals auch die einzige männliche Nachtschwester hier im Haus. Also es/ ich bin immer durch die Zimmer gegangen und habe mich vorgestellt: ‚Mein Name ist [Name] ich bin die Nachtschwester!' Und dann war direkt die Stimmung etwas besser und wie gesagt das war angenehm und hat mir Spaß gemacht die Arbeit [...]."[95]

Zur Kategorie der erlebten Vorteile zählen die besondere Beziehung zu den Pfle-geempfängern/-innen, Zeit für Pflegeempfänger/-innen zu haben und die ent-schleunigte Arbeitsform. Sechs Teilnehmer/-innen heben in besonderem Ausmaß ihre als positiv empfundene Beziehung zu den Pflegeempfängern/-innen hervor. Dies wirkt sich wiederum auf die persönliche Stimmung aus. So berichtet z.B. DN_005 davon, nachts bei ihren Pflegeempfängern/-innen nicht allzu streng ge-wesen zu sein, was ihrer Meinung nach im Tagdienst so nie möglich gewesen wäre:

> „Wir sind locker flockig mit denen umgegangen, haben denen zugehört. Am Tag haben sie zum Teil auch nicht die Zeit gehabt vielleicht. [...] Und nachts hat man einfach die Zeit gehabt. (...) Dann halt der halt mal eine Stunde erzählt und ihm ging es gut dabei. Und ich finde das war für uns [...] das gute. Ja. Wir haben uns auch gut gefühlt dabei, wenn wir einfach denen haben helfen können. [...] Und ja wir haben teilweise nachher noch, ja, Jahre danach noch Post gekriegt, wo sie sich bedankt haben und (...) ich denke, ja, eigentlich haben wir es doch richtig gemacht."[96]

---

[95] DN_012: Abschn. 78, Zeile 408-412
[96] DN_005: Abschn. 18, Zeile 194-203

Zehn Teilnehmer/-innen empfinden es gegenüber einer Arbeit am Tag als vorteilhaft nachts Zeit für die Pflegeempfänger/-innen zu haben, da sie dadurch ihre Vorstellungen von Pflege bzw. ihr individuelles Professionsverständnis zum Aus-
druck bringen können. Hierzu ein Beitrag von DN_012:

> „Weil äh es eben eine Patientenabfertigung war und das war so Mitte der achtziger Jahre
> Patientenabfertigung. Und äh keine wirkliche Pflege mehr. Und nachts konnte man sich
> auch mal die Zeit nehmen, zumindest damals, um mit Patienten um die wirklich zu pflegen,
> zu versorgen."[97]

Neun Teilnehmer/-innen empfinden die Arbeit im Dauernachtdienst sowohl bezüglich des Faktors Zeit, als auch der durchzuführenden Summe der Tätigkeiten
(Überschaubarkeit der Tätigkeiten) im Gegensatz zum Tagdienst als vorteilhaft.
Hinzu kommt bei einigen Teilnehmern/-innen der subjektiv empfundene Vorteil
eine Aufgabe nach der anderen erledigen zu können und sich nicht wie DN_007
am Tag „reizüberflutet"[98] zu fühlen. Diese entschleunigten Bedingungen eröffnen
dabei die Möglichkeit eigene Vorstellungen umsetzen zu können. Für DN_006
erscheint die Nacht sogar in solchem Maß als vorteilhaft, dass sie trotz Schwangerschaft weiter in den Nachtdienst geht, da die Arbeit am Tag als stressiger beschrieben wird.[99] Hieran wird exemplarisch deutlich, dass die subjektiv empfundenen Vorteile die Gefahr negativer, gesundheitlicher Auswirkungen überwiegen
können. Bezüglich der Kategorie Verantwortung und Entscheidung lassen sich die
Teilnehmer/-innen dahingehend unterscheiden, ob sie entweder Verantwortung
und den Zustand, sein eigener Chef zu sein, prinzipiell als positiv erleben oder ob

---

[97] DN_012: Abschn. 28, Zeile 95-99

[98] DN_007: Abschn. 24, Zeile 128

[99] DN_006: Abschn. 76, Zeile 436-442

sie Entscheidungen, die nachts alleine getroffen werden müssen, als Belastung erleben. Diejenigen, die ihre ihnen zugetragene Verantwortung als positiv erleben, bewerten es zustimmend einer eigenen Struktur folgen zu können und ihr eigener Herr zu sein. Dazu der Beitrag von DN_005:

> „Ja das war viel ruhiger.] Ich habe mir das einteilen können (…), was ich mache, wann ich es mache. Die Arbeit hat halt morgens um sieben, wenn der Tagdienst gekommen ist, erledigt sein müssen. Aber WIE ich das mache, das (…) ist jedem selber überlassen gewesen."[100]

Auch DN_006 hebt das positive Empfinden, nachts eigenverantwortlich und selbstbestimmt handeln zu können, hervor:

> „Aber es war irgendwie, man war sein eigener Herr. Dieser ganze Telefon-Tages-Stress, Ärzte, Visite, was da so dazugehört. Äh. Das war dann weg. Ja? Und man war eigentlich dann konzentriert auf das was die Nacht bringt."[101]

Diejenigen, die es als belastend empfinden nachts eigenverantwortlich Entscheidungen zu treffen, heben auch die Sorge vor Notfällen hervor. Zur belastenden Situation eine eigenständige Entscheidung treffen zu müssen ein Beitrag von DN_004:

> „Also ich bin da immer mit (2s) also scho/ also Angst ist jetzt zu viel gesagt, aber das war schon immer ein besonders Gefühl (…) ((einatmen)), weil (3s) man muss da ja einfach (…) manchmal kurzfristig entscheiden (2s), was mach ich jetzt? Es ist niemand da, denn wo du erst mal noch fragen kannst und der sagt: ‚Ne, mach es doch so.' Sondern du musst für dich

---

[100] DN_005: Abschn. 14, Zeile 153-156
[101] DN_006: Abschn. 34, Zeile 188-191

entscheiden, dann (…) äh hole ich jetzt einen Doktor, ist das eigentlich nur (…) Pillepalle oder ist das jetzt wirklich ernst."[102]

Teilnehmer/-innen, die Entscheidungen als Belastung empfinden, verfügen in den vorliegenden Fällen über ein reduziertes Maß an Praxiserfahrung d.h. sie sind nach längerer Abwesenheit wieder in den Beruf eingestiegen oder haben als Berufsanfänger ihre Tätigkeit im Dauernachtdienst ergriffen.

Die Unterkategorie Entwicklung beinhaltet die beiden Dimensionen Verlust der Employability und persönlicher Wachstum bzw. positive Entwicklung. So kann die Arbeit im Dauernachtdienst eine Annäherung an einen der beiden extremen Pole begünstigen. Ein Verlust der Employability wird, z.B. anhand fehlender Kenntnisse bezüglich des Tagesablaufs und der damit verbundenen Sorge einer Tätigkeit am Tag nicht mehr gewachsen zu sein, deutlich. Dieser Verlust der Employability begünstigt den Verbleib im Dauernachtdienst trotz offensichtlicher, gesundheitlicher Belastungen wie bei DN_005.

DN_013 beschreibt, dass sie im Tagdienst nun wenig Verständnis von ihrem Team erfährt, da sie aufgrund einer hauptsächlichen Tätigkeit im Nachtdienst mit nur wenigen Tagdiensten bei einem geringfügigen Beschäftigungsumfang von 30%, schwer in die Abläufe hineinfindet und sich daher selbst als keine große Hilfe empfindet. So wird ein Teufelskreislauf in Gang gestoßen, der sie immer weiter an die Arbeit im Nachtdienst bindet, wodurch wiederum ihre persönliche Employability verloren geht. Zum besseren Verständnis hierzu ein Beitrag von DN_013:

„Ja, weil es anstrengend ist. […] Und da kommst du auch nicht rein. Wenn du jetzt da äh dreißig Prozent arbeitest und dann arbeitest du mal wieder drei Tage und dann arbeitest du vier Monate nicht mehr im Tag. Dann fängst du nach/ im fünften Monat wieder von vorne

---

[102] DN_004: Abschn. 12, Zeile 60-66

an. Und da ist ziemlich wenig Verständnis da bei den anderen Leuten. [...] Aber es ist halt das was mich dann stresst und drum finde ich das auch gar nicht so geschickt, dass man da sagt: „Ja. Einarbeiten, einarbeiten!' [...]."[103]

Bei drei Teilnehmer/-innen begünstigt die Arbeit im Dauernachtdienst aus ihrer Sicht eine positive Entwicklung bzw. einen persönlichen Wachstumsprozess. Hierzu ein Beitrag von DN_003:

> „Ich bin (2s) an meiner Aufgabe gewachsen. (2s) [...] also so viel wie ich in dem Nacht-dienst gelernt habe, für mich selber auch, [...]so vom zwischenmenschlichen her, habe ich in den ganzen Jahren (...) in der Altenpflege vorher (...) äh nie gelernt. Also es hat mir sehr geholfen (...) selbstbewusster zu werden (...), Verantwortung zu tragen (2s), äh selbst zu entscheiden (2s), ähm nicht für jede Kleinigkeit einen Arzt zu holen (...), sondern ich habe es selbst entschieden, da können wir das und das machen [...]."[104]

So geht diese Zeit mit einem Lernzuwachs und einem Kompetenzausbau einher. Auch DN_009 beschreibt eine positive Entwicklung:

> „Also ich bin gewachsen an dieser Arbeit auf jeden Fall. Ich habe äh mehr Selbstbewusst-sein gekriegt. [...] Manchmal ist es auch ganz gut, wenn/ dass man alleine arbeitet. Da kann man so seinen Weg finden, wie man jetzt das Problem angeht."[105]

Die Unterkategorie lässt sich nur bei Teilnehmer/-innen finden, die lediglich einen kurzen Zeitraum im Dauernachtdienst tätig waren (vgl. Abbildung 4.5). Diejeni-gen, bei denen ein Verlust der Employability zu beobachten ist, waren im Ver-gleich hingegen länger im Dauernachtdienst tätig. Allerdings lässt sich dieses

---

[103] DN_013: Abschn. 140, Zeile 613-623

[104] DN_003: Abschn. 84, Zeile 498-506

[105] DN_009: Abschn. 84, Zeile 409-413

Phänomen auch nicht bei allen langjährigen Teilnehmern/-innen im Dauernachtdienst beobachten. Die Bandbreite an identifizierten Empfindungen bezüglich des
Erlebens im Dauernachtdienst ist gemäß Kenntnisstand des Verfassers bislang
nicht ausführlich Gegenstand wissenschaftlicher Untersuchungen gewesen. Während die Emotion Angst zwar häufig präsent ist, scheint sie keinen Einfluss auf
den Verbleib im Dauernachtdienst zu haben. Hingegen kann zum einen die Empfindung Einsamkeit Austrittsüberlegungen anstoßen oder begleiten und zum anderen die Empfindung Freude solche hinauszögern und weiter an die Tätigkeit im
ausschließlichen Nachtdienst binden. Die identifizierten, von den Teilnehmern/-
innen wahrgenommenen Vorteile der Nachtarbeit gegenüber einer Anstellung im
Tag, decken sich weitestgehend mit den theoretischen Vorkenntnissen. Dass die
übertragene Verantwortung und die damit einhergehende Notwendigkeit zeitweise
alleine Entscheidungen treffen zu müssen, besonders bei Berufsanfängern[106] als
Belastung wahrgenommen werden kann, deckt sich mit den Überlegungen, die
SCZESNY anstellt (2003: 71). Daneben kann dieses Belastungserleben auch auf
Wiedereinsteiger/-innen[107] oder geringfügig Beschäftigte[108] zutreffen. Die vorliegenden Ergebnisse stützen die These, dass eine Reduktion der Employability mit
einer (ungewollt festen) Bindung an die Tätigkeit im Dauernachtdienst einhergeht,
wodurch eine scheinbar resignative Zufriedenheit entstehen kann (KORFF &
DRERUP 1993: 118). Neu ist hingegen in welchem Ausmaß sich Pflegende ausgegrenzt fühlen bzw. mittels Mobbing ausgegrenzt werden und welche Ängste sie
bezüglich eines Wechsels in den Tagdienst erleben. Dass die Tätigkeit im Dauernachtdienst auch mit einem persönlich positiv konnotierten Entwicklungs- und
Wachstumsprozess einhergehen kann, deckt sich mit den theoretischen

---

[106] vgl. DN_001

[107] vgl. DN_009

[108] vgl. DN_004

Vorannahmen (VITALE et al. 2015: 76, DIECKHOFF 1993: 112). Allerdings muss dieser nicht zwingend einen bindenden Einfluss aufweisen (NASRABADI et al. 2009: 500-501). Nachfolgend findet sich mit Tabelle 4.5 die Fallübersicht zum Themenkomplex Erleben der Arbeit.

Tabelle 4.5: Fallübersicht Themenkomplex Erleben der Arbeit

	Empfindung: Einsamkeit	Empfindung: Angst	Empfindung: Freude	Besondere Beziehung Pflegeempfänger/-in	Zeit für Pflegeempfänger/-innen	Entschleunigte Arbeitsform	Verantwortung positiv / eigener Chef sein	Entscheidungen als Belastung	Entwicklung: Verlust der Employability	Entwicklung: positive Entwicklung	Σ
DN_001	X					X		X			3
DN_002	X	X	X		X	X	X				6
DN_003		X	X	X	X	X	X			X	7
DN_004	X			X	X				X		4
DN_005	X	X		X	X	X	X	X			7
DN_006			X			X	X				3
DN_007_1		X	X	X	X	X	X			X	7
DN_007_2	*	*	*	*	*	*	*	*	*	*	0
DN_008		X					X				2
DN_009	X	X		X	X	X		X			6
DN_010		X	X		X						3
DN_011	X	X		X	X						4
DN_012			X		X	X	X			X	5
DN_013			X		X	X	X		X		5
Σ	6	8	7	6	10	9	8	3	2	3	62
%	46,2%	61,5%	53,8%	46,2%	76,9%	69,2%	61,5%	23,1%	15,4%	23,1%	

Bezüglich des Themenkomplexes **Team** lassen sich die Kategorien Zusammenarbeit mit dem Tagdienst und strukturelle Gesichtspunkte bezüglich der personellen Zusammensetzung beschreiben und voneinander differenziert darstellen. So erleben fünf Teilnehmer/-innen die Zusammenarbeit mit dem Tagdienst überwiegend negativ, während acht ihn als überwiegend positiv erleben. Eine negative Zusammenarbeit ist u.a. durch ein reduziertes Verständnis vom Tagdienst oder einen geringen Grad an Unterstützung z.b. in Form qualitativ als unzureichend eingestufter Übergaben gekennzeichnet. Zum Gefühl kein Verständnis vom Tagdienst zu erfahren ein Beitrag von DN_004:

> „Ich (…) hatte schon manchmal den Eindruck, dass die meinen, dass der Nachtdienst der kommt und der sitzt halt da, wie so eine Wache (…), aber sonst haben die ja nicht groß was zu tun. (…) aber dass (…) die Nächte auch manchmal halt total verrückt waren, Glocke, Glocke, Glocke (…), Zugang (2s), jemand ging es schlecht (…), du hast einen Arzt holen müssen. (4s) Also das glaube ich, das haben die manchmal nicht erkannt."[109]

Daneben werden Aufgaben von anderen Schichten in den Nachtdienst hineingetragen, da scheinbar die Position im Tagdienst besteht, dass im Nachtdienst ohnehin Zeit zur Verfügung stehen würde. Die Teilnehmer/-innen beschreiben auch vereinzelt, dass sie bei einer Nichterfüllung der ihnen zusätzlich zugetragenen Aufgaben aus den anderen Diensten, bei gleichzeitiger Verständnislosigkeit dafür im Team, Schuldgefühle und eine schlechtes Gewissen entwickeln:

> „Ja da hieß es halt: ‚Ja ihr Nachtwachen habt ja sowieso nicht so viel zu tun. Ja ihr habt ja Zeit.' (…) Oder äh: ‚Du gehst jetzt heim und schläfst und wir haben jetzt hier zu zweit

---

[109] DN_004: Abschn. 50, Zeile 218-224

dreißig Leute zu versorgen.' So. Also (…) man ist es nicht zusammengeschissen worden, aber man hat einem so ein schlechtes Gewissen eingeredet."[110]

Einige Teilnehmer/-innen haben allerdings kaum negative Erfahrungen in der Zusammenarbeit mit dem Tagdienst gesammelt. Hier werden z.B. die Übergaben und die Vorbereitung einer Nacht durch den Spätdienst als überwiegend positiv beschrieben. Tabelle 4.6 zeigt im Rahmen der Fallübersicht für den Themenkomplex Team die entsprechende Verteilung.

Tabelle 4.6: Fallübersicht Themenkomplex Team

	Zusammenarbeit Tagdienst positiv	Zusammenarbeit Tagdienst negativ	Struktur Team: Unterstützung	Struktur Team: Alleine	Struktur Team: Team	Σ
DN_001		X[111]		X		2
DN_002		X	X			2
DN_003		X[112]	X			2
DN_004		X	X			2
DN_005	X		X			2
DN_006	X		X			2
DN_007_1		X	X			2
DN_007_2	*	*	*	*	*	*
DN_008	X		X			2
DN_009	X			X		2
DN_010	X		X			2
DN_011	X		X			2
DN_012	X				X	2
DN_013	X		X			2
Σ	8	5	10	2	1	26
%	61,5%	38,5%	76,9%	15,4%	7,7%	

---

[110] DN_001: Abschn. 60, Zeile 259-263

[111] Bei DN_001 gab es eine positive Äußerung bezüglich des Teams. Hingegen wurden drei negative Aspekte genannt, weshalb hier eine Zuordnung zu überwiegend negativ erfolgte.

[112] Bei DN_003 gab es eine positive Äußerung bezüglich des Teams. Hingegen wurden drei negative Aspekte genannt, weshalb hier eine Zuordnung zu überwiegend negativ erfolgte.

Die personelle Zusammensetzung im Nachtdienst variiert bei den Teilnehmern/-innen. Während zwei alleine arbeiteten, konnten zehn z.B. bei körperlich belastenden Tätigkeiten oder beim Treffen von Entscheidungen auf Unterstützung zurückgreifen. Unterstützung wurde in diesem Fall als potentiell verfügbare Hilfestellung durch eine weitere (wechselnde) Person auf der gleichen oder einer anderen aber angegliederten und erreichbaren Station definiert. Nur DN_013 arbeitete in einem wirklichen Team, welches durch Beständigkeit und eine entsprechende Größe gekennzeichnet war.

Die dargestellten Teamstrukturen lassen sich nur bedingt mit den von BIENSTEIN & MAYER (2014: 430) erhobenen, personellen Zusammensetzungen vergleichen. Dies lässt sich u.a. auf die Erhebung in teilweise unterschiedlichen Settings und auf Definitionssetzungen zurückführen. Dass die Zusammenarbeit mit dem Tagdienst zumindest von einem Teil der Pflegenden, die im Dauernachtdienst tätig sind, negativ bewertet werden kann, findet sich auch in der Literatur (NILSSON et al. 2008: 4). Allerdings wird anhand der Ergebnisse der unsichtbare Druck, der vom Tag- auf den Nachtdienst ausgeübt werden kann und welcher mitunter in einem Belastungserleben resultiert, sichtbar. Eine Schnittstelle zwischen Tag- und Nachtdienst, welche auch Auswirkungen auf das Erleben der Zusammenarbeit haben kann, stellt die Übergabe dar.

Im Themenkomplex **soziales Leben** lassen sich die Kategorien Auswirkungen und soziale Unterstützung differenzierter betrachten. Die Auswirkungen auf das soziale Leben durch die Arbeit im Dauernachtdienst können dabei positiv und / oder negativ sein. Während das Arbeitszeitmodell bei einigen nur positive Auswirkungen hat, erleben andere lediglich negative. Wiederum ist ersichtlich, dass es bei einigen Teilnehmern/-innen sowohl zu negativen, als auch zu positiven Auswirkungen kommt. Positive Auswirkungen durch die Arbeit im Dauernachtdienst sind u.a. das Empfinden mehr Zeit mit seiner Familie verbringen zu können oder bei der Freizeitplanung flexibel agieren zu können. Dabei zeigt sich, dass besonders lange Freizeitblöcke eine positive Auswirkung auf das soziale Leben haben. Das Empfinden mit der Dauernachtarbeit ein Arbeitszeitmodell gefunden zu haben, welches sowohl Familie als auch Beruf vereinbaren lässt, wird zudem bei einigen der mit diesem Motiv in die Tätigkeit hineingetreten Teilnehmer/-innen als positive Auswirkung auf das soziale Leben gedeutet. So wird es als positiv empfunden nicht auf fremde Hilfe angewiesen zu sein und diese nicht, mit Umständen verbunden, organisieren zu müssen. Ein interessanter Aspekt wird bei DN_007 deutlich, welche in jüngeren Jahren in einer Großstadt im Dauernachtdienst gearbeitet hat:

> „Ich habe ja in einer Großstadt gelebt. [Großstadt]. […] Und äh (…) es hat vom Rhythmus her gepasst, weil (…) als junger Mensch in diesen sehr belebten und verrückten achtziger Jahren in [Großstadt] […]. Da war sehr viel los und […] logistisch war es überhaupt kein Problem nachts auf zu sein, nachts zu arbeiten, sich nachts zu bewegen. Es war eine Art Stadt, die immer wach ist praktisch. Ne? Insofern […] aus heutiger Sicht war mein Leben damals eigentlich völlig normal integriert. Ich habe es nicht so empfunden: ‚Oh ja ich Armer muss jetzt nachts arbeiten!' Das war also überhaupt nicht der Fall."

Demnach kommt der Umgebung eine bedeutende Rolle zu, inwiefern man sich durch den Dauernachtdienst in einen Gegenrhythmus zur Umwelt befindet. So ist es denkbar, dass in einer urbanen Umgebung im Gegensatz zum ländlichen Raum das Risiko der sozialen Isolation infolge einer Dauernachtdiensttätigkeit reduziert sein kann. Während im ländlichen Raum der Rhythmus der Umgebung einen Zyklus aufweist, der sich tendenziell einem physiologischen Tag-Nacht-Rhythmus annähert, kann dieser klar konturierte Wechsel zwischen Tag und Nacht im großstädtischen Leben zunehmend aufgelöst werden. Die soziale Isolation stellt eine negative Auswirkung durch die Arbeit im Dauernachtdienst dar. Dazu ein Beitrag von DN_001:

> „[…]Freunde haben sich abgelöst, weil man halt nie Zeit gehabt hat. Ja, also entweder wenn ich frei gehabt habe, haben die arbeiten müssen. Und ähm wenn die sich gemeldet haben, hat es geheißen: ‚Nö ich habe Nachtdienst die nächste Woche. Also dann (…) die ganze Woche brauchst nicht ((lachen)) mit mir ins Kino wollen […]' […] Dann gab es halt auch den falschen Freundeskreis. Es waren halt dann die Leute, die arbeitslos waren und dann halt in den Spilos rumgehängt sind […]. […] Also man war halt dann (…), wenn man keine gescheiten Freunde mehr gehabt hat, man war nachts allein und man war dann auch praktisch in seiner Freizeit allein."[113]

Somit kann eine Tätigkeit im Dauernachtdienst sowohl mit einer als negativ empfundenen Veränderung des sozialen Umfelds, als auch einer reduzierten Lebensqualität im Allgemeinen und einer unbefriedigenden Freizeitgestaltung im Speziellen einhergehen. Eine Veränderung des sozialen Umfelds findet auch bei DN_005 statt, deren Freundeskreis sich letztendlich nur noch auf eine weitere Pflegende im Dauernachtdienst beschränkt. Weitere negative Auswirkungen auf das soziale Leben basieren auf der Doppelbelastung von Familie und Beruf. Dies erscheint zunächst paradox, da der Dauernachtdienst als vermeintlich optimale Lösung zur Vereinbarkeit von Beruf und Familie gewählt wurde, um negative soziale Auswirkungen zu vermeiden. So wird durch den Dauernachtdienst nicht nur eine Teilnahme an Festivitäten oder die Fortführung von Hobbies erschwert, sondern wird aufgrund eines reduzierten Antriebs infolge zunehmender Müdigkeit auch das familiäre Leben im Gegensatz zur Zeit vor dem Ergreifen der Dauernachtarbeit nicht mehr vollumfänglich gelebt. Hierzu ein Beitrag von DN_008:

---

[113] DN_001: Abschn. 34, Zeile 156-166

„Und wenn ich jetzt/ wenn meine Kinder nichts von mir wollen, dann würde ich jetzt nie
auf die Idee kommen zu sagen: ‚Komm wir machen jetzt was!' Sondern dann denke ich:
‚Ah ist gut. Ihr seid versorgt! Dann mache ich jetzt mal einen Gang zurück!'"[114]

Somit wird nicht nur die eigene Lebensqualität negativ beeinflusst, sondern bei
einigen Teilnehmern/-innen auch die Familie durch die Arbeit im Dauernachtdienst in Mitleidenschaft gezogen. So berichtet DN_009 davon inwiefern die Tätigkeit negativ auf ihre Familie einwirkt:

„Das hat dann die ganze Familie so ein bisschen (…) aufgerüttelt. Aber die haben dann
schon sich ähm einfach schon auch äh auf mich eingelassen. Haben dann gesagt: ‚Ha ja, du
hast ja da Nachtdienst gehabt. Gell Mama, jetzt, wir regen dich heute nicht auf! […]' Und
so. Also die haben das schon verstanden, aber für mich selber war es dann oft so, wo ich
mir dachte: ‚So ein Scheiß! Der ganze Tag ist kaputt!'"[115]

Einige Teilnehmer/-innen haben soziale Unterstützung erfahren. Darunter fällt sowohl die emotionale als auch die instrumentelle soziale Unterstützung[116]. Emotionale soziale Unterstützung umschließt z.B. Liebe, Zuneigung oder Zuspruch sowie als auch Wertschätzung und Anerkennung. Instrumentelle soziale Unterstützung beinhaltet konkrete Hilfen wie z.B. eine Unterstützung im Haushalt oder

---

[114] DN_008: Abschn. 60, Zeile 299-303

[115] DN_009: Abschn. 54, Zeile 295-301

[116] „Es gibt eine Vielzahl von Vorschlägen, wie man die hilfreichen Austauschprozesse differenzieren
und klassifizieren könnte […]" (SCHWARZER 2004: 178). Neben der emotionalen und instrumentel-
len sozialen Unterstützung existiert mit der informationellen sozialen Unterstützung eine dritte Dimen-
sion. Da es sich in dieser Ergebnisdarstellung um einen mittels Induktion gebildeten, natürlichen Merkmalsraum handelt, ist es nicht zwingend notwendig, dass alle Dimensionen vertreten sind. Gegebenenfalls kann das Fehlen informationeller sozialer Unterstützung bei allen Teilnehmer/-innen auf einen
generellen Missstand ausreichender Informationsübermittlung, z.B. rechtliche Rahmenbedingungen
zur Ausgestaltung der Nachtdiensttätigkeit, deuten.

Kinderbetreuung. Hier haben zwei Teilnehmer/-innen ein eigenes Netzwerk in Kooperation mit anderen Pflegenden im Dauernachtdienst aufgebaut, wodurch eine gegenseitige Kinderbetreuung stattfinden konnte. In der nachfolgenden Tabelle 4.7 ist die Fallübersicht zum Themenkomplex soziales Leben einzusehen. Markante Eckdaten sind bereits oben im Fließtext eingeflossen.

Tabelle 4.7: Fallübersicht Themenkomplex Soziales Leben

	Negative soziale Auswirkungen	Positive soziale Auswirkungen	Emotionale soziale Unterstützung	Instrumentelle soziale Unterstützung	Σ
DN_001	X				1
DN_002		X		X	2
DN_003		X	X	X	3
DN_004	X	X		X	3
DN_005	X		X		2
DN_006		X	X	X	3
DN_007_1		X			1
DN_007_2	X		*	*	1
DN_008	X	X		X	3
DN_009	X		X		2
DN_010	X	X		X	3
DN_011	X	X		X	3
DN_012		X	X	X	3
DN_013	X	X	X	X	4
Σ	9	10	6	9	34
%	64,3%	71,4%	46,2%	69,2%	

Die negativen sozialen Auswirkungen, die durch den Dauernachtdienst entstehen, sind bereits Gegenstand wissenschaftlicher Untersuchungen gewesen (VITALE et al. 2015: 75). Dabei unterstreichen die vorliegenden Ergebnisse die negativen sozialen und gesundheitlichen Auswirkungen bei erwerbstätigen Frauen, die sowohl einer Tätigkeit im Dauernachtdienst nachgehen, als auch die Verantwortung für

Haushalt und Familie tragen. Besonders hervorzuheben ist die wahrgenommene Divergenz zwischen den theoretischen Vorannahmen zur optimalen Vereinbarkeit von Beruf und Familie und der in der Realität wahrgenommenen Reduktion der Lebensqualität, welche auch bei KIM et al. (2016) identifiziert wurde. DN_001 durchläuft einen Prozess der sozialen Isolation, welcher mit seinem Familienstand in Verbindung stehen kann. Demnach kann es angezeigt sein bei alleinstehenden Personen das Risiko für das Inkrafttreten und das Fortschreiten eines solchen Prozesses zunächst zu registrieren.

Der Themenkomplex **körperliche und psychische Gesundheit** umfasst die Kategorien Beschwerden und gesundheitsförderliches Verhalten. Die Kategorie **Beschwerden** beinhaltet die dichotomisierte Dimensionalisierung der Unterkategorien körperliche Beschwerden, negative psychische Auswirkungen, Müdigkeit im Alltag, belastende Müdigkeit während dem Nachtdienst, reduzierte Schlafqualität/ Schlafstörungen und teilweise bis häufige Probleme mit der Umstellung von Nachtarbeit auf ein Leben am Tag.

Sechs Teilnehmer/-innen gaben an, keine körperlichen Beschwerden durch die Arbeit im Dauernachtdienst erfahren zu haben. Acht Pflegende haben hingegen unter körperlichen Beschwerden gelitten. Zu den identifizierten körperlichen Beschwerden zählen Belastungen des Bewegungsapparates, Belastungen des Herz-Kreislaufsystems, Belastungen des Magen-Darm-Trakts und Migräne bzw. Kopfschmerzen. Acht Teilnehmer/-innen gaben an, negative psychische Auswirkungen durch die Arbeit im Dauernachtdienst erlebt zu haben. Zu den identifizierten negativen psychischen Auswirkungen zählen Gereiztheit, reduzierte Frustrationstoleranz, Unkonzentriertheit, depressive Symptomatik und das Gefühl ausgebrannt zu sein. Neun Teilnehmer/-innen klagten über Müdigkeit im Alltag. So berichtet DN_002 davon, beinahe auf dem Heimweg vom Nachtdienst beim Fahren ihres

Autos eingeschlafen zu sein.[117] DN_001 gibt an, sich wie in einem permanenten Jetlag[118] gefühlt zu haben und DN_005 berichtet wie sie beim Sitzen auf dem Sofa einfach ohne dies zu merken eingeschlafen sei.[119] Acht Teilnehmer/-innen gaben an, keine übermäßige Müdigkeit während dem Nachtdienst gespürt zu haben, während fünf unter einer belastenden Müdigkeit litten. Keine übermäßige Müdigkeit während dem Nachtdienst wurde hierbei als solche von kurzer Dauer und ohne jeglichen belastenden Charakter definiert. Eine belastende Müdigkeit hingegen wurde als ein über eine kurzzeitige Müdigkeitserscheinung hinausgehendes Phänomen mit einem Belastungsmoment definiert. Dabei wird das Wachbleiben müssen im Nachtdienst von DN_004 als Kampf[120] bezeichnet. Die belastende Müdigkeit geht häufig mit der Tatsache einer vor oder nach dem Nachtdienst nur ein reduziertes Kontingent an Erholung für sich beanspruchen zu können:

> „Also die Nächte waren hart, also das war ja auch nicht so, dass ich am Tag vor dem Nachtdienst irgendwie noch (…) groß geschlafen hätte, weil ich habe die zwei Kleinen gehabt (3s) und dann war praktisch der ganze Tag sag ich jetzt mal Action (…) und dann bloß warten bis der [Mann] heim kommt. Ein bisschen Zeit noch und dann halt abfahren. […] Waren auch manchmal also einfach müde Nächte (2s) so gegen Morgen."[121]

Zehn Teilnehmer/-innen gaben an, infolge der Arbeit im Dauernachtdienst unter einer reduzierten Schlafqualität bis hin zu Schlafstörungen gelitten zu haben. Dazu zählen z.B. eine als unzulänglich empfundene Verkürzung der Schlafdauer oder Einschlaf- und Durchschlafprobleme. So berichten einige Teilnehmer/-innen

---

[117] DN_002: Abschn. 116, Zeile 890-891

[118] DN_001: Abschn. 74, Zeile 335-336

[119] DN_005: Abschn. 118, Zeile 786-787

[120] DN_004: Abschn. 32, Zeile 134

[121] DN_004: Abschn. 30, Zeile 126-132

davon, zumindest nach den ersten Nächten, tagsüber weniger gut geschlafen zu haben. Von denjenigen Teilnehmern/-innen, die unter einer reduzierten Schlafqualität oder Schlafstörungen litten, nahmen 40% zum Teil für einen längeren Zeitraum nach dem Nachtdienst (pflanzliche) Schlafmittel ein. Hierzu ein Beitrag von DN_005:

> „Also ich muss dazusagen Dauernachtwache (…)/ ich habe nachher Schlafmittel eingeworfen, Valium. (…) Das ging so ein halbes Jahr, Jahr und dann ging es vom Schlafen her nicht mehr. Und ich bin heim habe Valium eingeschmissen, damit ich habe schlafen können. Und das (…) war nicht so toll. […] Es war zwar bloß eine Zweier, aber (…)/ und dann habe ich zwei, drei Stunden geschlafen und dann war ich wach. Trotz Valium."[122]

Auch DN_006 berichtet davon ein rezeptpflichtiges Schlafmittel aus der Gruppe der Benzodiazepine[123] genommen zu haben. Dabei hat es den Anschein sie relativiere und banalisiere den Konsum:

> „Ich habe, also (…) äh (2s) ich habe dann schon mal eine Tablette geschluckt. Also (…), aber harmlos. Also eine halbe, was habe ich da genommen, eine halbe äh Mogadan oder wie das Zeug hieß oder/ aber nur halb. Also ich habe einfach versucht, weil ich/ in den Schlaf kam ich schlecht. […] Und dann habe ich, wenn ich gemerkt habe, heute kommst du überhaupt nicht zur Ruhe. Ja? Und das hat dann auch dann gewirkt und war ok. Aber das habe ich dann sofort wieder sein lassen und auch nicht regelmäßig."[124]

Sieben der Teilnehmer/-innen berichten davon, teilweise bis häufig Probleme mit der Umstellung vom Nachtdienst auf das Leben am Tag gehabt zu haben. So kann

---

[122] DN_005: Abschn. 4, Zeile 55-61

[123] Mit dem erwähnten „Mogadon" ist vermutlich das Präparat „Mogadan" gemeint.

[124] DN_006: Abschn. 94, Zeile 545-554

der Nachtrhythmus nicht sofort in einen Tagrhythmus umgewandelt werden. Dazu ein Beitrag von DN_003:

> „Beim Rausgehen aus dem Nachtdienst da hat es ja ungefähr zwei Tage gedauert. […] Also die ersten zwei Nächte bin ich nachts aufgestanden und habe angefangen zu kochen, weil ich Hunger hatte. […] Ja aber also (…) das war halt das Problem."[125]

Dabei scheint die Umstellung mit fortschreitendem Alter zunehmend Probleme zu bereiten.[126] Dies deckt sich mit den theoretischen Vorannahmen (COSTA 2005: 68). Infolge einer verlängerten Zeitspanne, welche für eine Umstellung benötigt wird, reduziert sich die Lebensqualität z.b. in Bezug auf die Freizeitgestaltung. Dazu ein Beitrag von DN_001, der berichtet, dass er seine Freizeit infolge der Dauernachtarbeit zunehmend schlechter nutzen konnte:

> „Aber ja so viel konntest du damit auch nicht anfangen, weil du erstmal zwei, drei Tage wieder gebraucht hast, um in den Tagmodus zu kommen. Und (…) ja, dann hast du noch zwei Tage gehabt und dann ging es ja wieder in den Nachtdienst."[127]

Die Kategorie gesundheitsförderliches Verhalten beinhaltet die Unterkategorien gesunder Lebensstil und Bewältigungsstrategien. Ein gesunder Lebensstil wurde, in Bezug auf die Interviews bzw. Transkripte, als ein der Gesundheit zuträgliches Verhalten definiert. Darunter zählen Sport, eine gesunde Ernährungsweise oder ein gesundheitsförderliches Bewusstsein z.B. kenntlich anhand der Distanzierung zu Konsummitteln. Die Entscheidung, ob ein Teilnehmer oder eine Teilnehmerin letztendlich ein tendenziell gesundheitsförderliches Verhalten attestiert bekam,

---

[125] DN_003: Abschn. 8, Zeile 47-51

[126] vgl. DN_008: Abschn. 58, Zeile 285-291

[127] DN_001: Abschn. 76, Zeile 351-354

wurde infolge der Dichotomisierung durch die Anzahl der Codings bestimmt. So zeigten sieben Teilnehmer/-innen eine Tendenz zu einem gesundheitsförderlichen Verhalten.[128] Weiter wurden diverse Copingstrategien der Teilnehmer/-innen identifiziert. Diese wurden nach LAZARUS (vgl. SCHWARZER 2004: 153-176) in problem- und emotionsorientierte Strategien unterschieden. Zu den problemorientierten Strategien zählte z.B. das Aufsuchen ärztlicher Hilfe oder von Physiotherapie. Einige Teilnehmer/-innen gönnten sich Auszeiten oder waren bemüht einen physiologischen Rhythmus schnellstmöglich wieder herbeizuführen. DN_006 berichtete so davon sich während der Dauernachtdienstphasen zur Belastungsreduktion im Haushalt zurückgenommen zu haben:

> „Es war einfach normal. (…) Die eine Woche im Monat die war normal. Da war im Kalender auch eine große Klammer (…) NB. Und äh da drauf habe ich mich eingestellt."[129]

DN_013 berichtete davon über die Jahre im Dauernachtdienst ein Profil etabliert zu haben. Dies umschließt bei ihr sowohl eine ritualisierte Vorbereitung auf den Nachtdienst als auch bestimmte Verhaltensweisen nach der Beendigung des Nachtdienstes.[130] Zu den emotionsorientieren Copingstrategien zählt die Aussicht auf Belohnung für die erbrachte Leistung im Dauernachtdienst in Form einer monetären Vergütung oder eines sich nähernden, längeren Freizeitblocks. Hierzu ein Beitrag von DN_008:

---

[128] Es gilt zu beachten, dass der Forschungsschwerpunkt an einer anderen Stelle lag und dass durch den knappen Blick auf den Aspekt Gesundheit die Ergebnisse nur bedingt interpretationswürdig sind.

[129] DN_006: Abschn. 90, Zeile 502-504

[130] vgl. DN_013: Abschn. 50, Zeile 171-187, DN_013: Abschn. 90, Zeile 392-402, DN_013: Abschn. 100, Zeile 460-473

> „Also dann schon zu sagen: ‚Ok, da dafür, dass das jetzt so bitter ist, können wir aber einmal mehr in den Urlaub fahren oder so!' Also so. Oder sich einfach die und die Sachen dann auch leisten. Genau. Von dem her hat es schon auch geholfen. Ja."[131]

Dies wird auch bei DN_009 deutlich, die ihre gesundheitlich belastende Situation anhand der dafür erhaltenen Aufwendungen relativiert und sich so scheinbar weiter für die Arbeit im Dauernachtdienst motiviert:

> „Also, wir konnten dann schon unseren Lebensstandard ein bisschen, also (…) erhöhen. Vorher mussten wir ziemlich sparen einfach, aber (…) wenn man dann einfach tausend Euro mehr hat im Monat. Da kann man sich auch einen Urlaub leisten, kann man ein bisschen was von sparen. Weil die Belastungen einfach hoch sind vom Haus. Also das war dann einfach schon auch, wo ich mir gedacht habe, siehst du, es ist schon gut. Du musst jetzt einfach durchhalten."[132]

Eine inadäquate emotionsorientierte Copingstrategie ist die Verdrängung gesundheitlicher Belastungen. DN_005 ist so der Ansicht aufgrund der insgesamt positiven Veränderung gesundheitliche Belastungen durch die Arbeit im Dauernachtdienst ausgeblendet zu haben.[133]

Es gilt hervorzuheben, dass einige Teilnehmer/-innen unter gesundheitlichen Belastungen leiden während andere keine Beeinträchtigung beschreiben. Dabei stützen die Ergebnisse die Sinnhaftigkeit der Benennung und Umschreibung von Faktoren, welche die Toleranz bezüglich der Schichtdienstarbeit konturieren. So trifft dieses Konstrukt aber nicht auf alle Teilnehmer/-innen zu. DN_012 zeigt so bei

---

[131] DN_008: Abschn. 78, Zeile 390-393

[132] DN_009: Abschn. 78, Zeile 392-398

[133] vgl. DN_005: Abschn. 36, Zeile 289-291

hoher Schichtdiensttoleranz[134] keinerlei gesundheitliche Einbußen. Hingegen zeigt DN_001 bei gleichzeitig scheinbar hoher Schichtdiensttoleranz[135] gesundheitliche Belastungen, welche die Vermutung nahe liegen lassen, er leide unter einem Schichtarbeitersyndrom. Somit scheinen die Faktoren, welche letztendlich eine hohe Schichtdiensttoleranz attestieren sollen, lückenhaft oder nur bedingt auf Menschen im Dauernachtdienst anwendbar zu sein. So scheint es, dass die Lebensbedingungen einen Einfluss darauf haben, inwiefern die Tätigkeit im Dauernachtdienst toleriert wird oder nicht. Erlauben die Lebensbedingungen, z.B. bei Pflegenden mit Kindern, aufgrund eines ausgedehnten Verantwortungsbereichs weniger Erholung am Tag als bei solchen ohne Kinder, erscheint es logisch, dass diese ein Schlafdefizit anhäufen, welches weitere gesundheitliche Belastungen nach sich ziehen kann. Daneben erscheint es sinnvoll die von Pflegenden genutzten Copingstrategien zum einen deskriptiv näher zu beschreiben und zum anderen auf ihre Adäquanz hin zu untersuchen. Gegebenenfalls lassen sich hieraus verhaltenspräventive und gesundheitsförderliche Empfehlungen ableiten. Der mittels der Modelvorstellungen beschriebene Prozess, dass aus Schlafstörungen und den gestörten biologischen Rhythmen eine akute Wirkung auf Stimmung und Leistungsvermögen erfolgt, wird bei einigen Teilnehmern und Teilnehmerinnen ersichtlich.[136]

---

[134] DN_012 (männlich) ist zum Zeitpunkt des Ergreifens der Dauernachtdiensttätigkeit jung. Er zeigt eine Tendenz zum Chronotyp Eule. Die Persönlichkeitsmerkmale deuten ebenfalls auf eine hohe Toleranz hin.

[135] DN_001 (männlich) ist zum Zeitpunkt des Ergreifens der Dauernachtdiensttätigkeit jung. Er zeigt eine Tendenz zum Chronotyp Eule. Lediglich die Persönlichkeitsmerkmale lassen im Gegensatz zu DN_012 einen subjektiv, durch den Verfasser wahrgenommenen, größeren Interpretationsspielraum.

[136] So z.B. die Kaskade von Schlafstörung über Müdigkeit bis hin zur Gereiztheit bei DN_008 und DN_009.

Nachfolgend findet sich die Fallübersicht zum Themenkomplex körperliche und psychische Gesundheit. Die Ergebnisse wurden bereits im vorhergehenden Fließtext eingebettet.

Zusammenfassung

Pflegende beschreiben über die Jahre im Dauernachtdienst größtenteils negative Veränderungen der Arbeitsbedingungen. Die nächtliche Unterstützung und Übernahme der Körperpflege ist zum Teil noch immer Bestandteil des nächtlichen Handlungskatalogs. Pflegende berichten bei der Durchführung dieser Tätigkeit innere Widerstände und emotionale Belastungen. Sie beschreiben insgesamt die Empfindungen Angst, Freude und Einsamkeit. Die besondere Beziehung zu den Pflegeempfänger/-innen und das Gefühl Zeit für sie zu haben wird genauso wie die entschleunigte Arbeitsweise häufig als vorteilhaft gegenüber einer Tätigkeit in Wechselschicht oder im Tagdienst benannt. Während Berufsanfänger oder Wiedereinsteiger die Verantwortung als belastend empfinden können, erfährt das Gefühl sein eigener Chef zu sein, bei anderen eine positive Konnotation. Die Arbeit im Dauernachtdienst kann mit dem Verlust der Employability einhergehen, aber bei einigen auch positiv auf die persönliche Entwicklung einwirken. Der größte Teil der Pflegenden kann zumindest im indirekten Umfeld auf Unterstützung zurückgreifen. Besonders erwerbstätige Frauen leiden unter der Mehrfachbeanspruchung durch Familie, Haushalt und Beruf. Dennoch können die parallel subjektiv als positiv empfundenen, sozialen Auswirkungen bindend wirken. Die Lebensbedingungen scheinen einen großen Einfluss auf die Entstehung gesundheitlicher Belastungen zu haben. Somit kann die Dauernachtarbeit in unterschiedlichen Lebensphasen anders erlebt werden.

Tabelle 4.8: Fallübersicht Themenkomplex Körperliche und psychische Gesundheit

	Körperliche Beschwerden	Keine körperlichen Beschwerden	Negative psychische Auswirkungen	Müdigkeit im Alltag	Red. Müdigkeit im Nachtdienst	Belastende Müdigkeit im Nacht-dienst	Keine reduzierte Schlafqualität	Reduzierte Schlafqualität	Probleme Umstellung Nacht/Tag	Tendenz gesunder Lebensstil	Keine Tendenz gesunder Lebensstil	problemorientiertes Coping	emotionsorientiertes Coping	Σ
DN_001	X		X	X	X			X	X		X		X	8
DN_002	X		X	X	X		*	*		X		X	X	7
DN_003		X			X		X		X	X			X	6
DN_004		X		X		X		X	X	X		X		7
DN_005	X		X	X		X		X	X		X	X	X	9
DN_006		X		X	X			X		X		X		6
DN_007_1		X			X		X			X				4
DN_007_2	X				*	*				*	*			5
DN_008	X		X	X		X		X	X		X	X	X	9
DN_009	X		X	X		X		X	X		X			7
DN_010		X	X	X	X			X		X		X		7
DN_011		X	X			X		X	X		X		X	6
DN_012		X			X		X			X				4
DN_013		X	X	X	X			X			X	X	X	8
Σ	6	8	8	9	8	5	3	10	7	7	6	7	9	92
%	42,9%	57,1%	57,1%	64,3%	61,5%	38,5%	23,1%	76,9%	50%	53,8%	46,2%	50%	64,3%	

4.4 Gründe für den Austritt aus dem Dauernachtdienst

Nachfolgend werden die Gründe für den Austritt aus dem Dauernachtdienst präsentiert und diskutiert.[137] Zunächst werden die Ergebnisse im Querschnitt dargestellt. Dabei werden die einzelnen aus den Interviews abgeleiteten Gründe für den Austritt näher beschrieben. Im Anschluss an die differenzierte Beschreibung der einzelnen Motive werden anhand von Fallübersichten die einzelnen Teilnehmer/-innen kontrastierend gegenübergestellt. Abbildung 4.9 führt die identifizierten Motive auf, die zum Austritt aus der Tätigkeit im Dauernachtdienst geführt haben. Diese werden unten näher beschrieben.

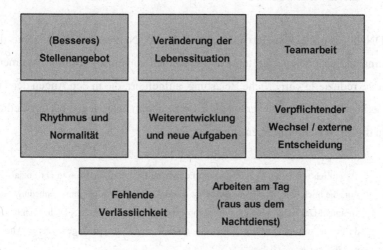

Bild 4.9: Gründe für den Austritt aus dem Dauernachtdienst (eigene Darstellung)

---

[137] Es gilt zu beachten, dass die Motive für den Austritt aus dem Nachtdienst in besonderem Maße mit dem Erleben der Tätigkeit im Dauernachtdienst zusammenhängen. Daher erfolgt eine fallspezifische Betrachtung in Kapitel 4.5 Fallbeschreibungen.

Das erste identifizierte Motiv[138], welches zum Austritt aus einer Tätigkeit im Dauernachtdienst führt, ist ein **(besseres) Stellenangebot**. Das Ergreifen einer neuen Stelle geht dabei in keinem der vorliegenden Fälle mit einer aktiven Form der Stellensuche einher. Vielmehr eröffnet sich den Teilnehmer/-innen erst durch das Arbeitsumfeld oder das private soziale Netzwerk die Möglichkeit einer verfügbaren Stelle. So auch bei DN_004:

> „Eben ähm (…) weil mir irgendjemand von den Kollegen erzählt hat, dass sie auf einer anderen Station eben äh Tagdienstler suchen. Eben auch so, also Mütter, die wo halt da und da einfach ihre Dienste machen (4s) und eben dann habe ich mich erkundigt (…) und habe da eben wechseln können."[139]

Bei DN_002 eröffnet sich durch das private soziale Netzwerk die Option aus dem Dauernachtdienst herauszutreten. Hierbei werden von einer Freundin Argumente, z.B. eine reduzierte körperliche Belastung, aufgeführt, die in den Augen der Teilnehmerin als positiv angesehen werden. Letztendlich überwiegen bei der Teilnehmerin die Argumente für einen Wechsel:

> „Ja gut ich meine ein Grund war natürlich meine Freundin, die noch in der Sozialstation war, die mich halt ständig geworben hat dahin. Und sagt: ‚Ah, du musst unbedingt zu uns kommen! Das ist es so cool.' Und: ‚Probiere das doch mal aus!' […] Da hab ich dann gedacht: ‚Ja, warum nicht?' […] Es war einfach ja vom (…) vom Angebot her wirklich gut was die da gemacht haben."[140]

---

[138] Der nachfolgenden Aufzählung liegt keine Priorisierung zu Grunde. Diese dient lediglich der Übersichtlichkeit.

[139] DN_004: Abschn. 120, Zeile 445-448

[140] DN_002: Abschn. 104, Zeile 742-749

Ein (besseres) Stellenangebot ist in den vorliegenden Fällen u.a. durch die Merkmale Aufstiegschancen, reizvolles Tätigkeitsfeld und / oder bessere Arbeitsbedingungen gekennzeichnet. So bewegen z.B. bei DN_003 die Aufstiegsmöglichkeiten in der neuen Tätigkeit mitunter zu einem Wechsel:

> „Ja und da hatte ich halt auch die Möglichkeit in dem anderen Haus mich weiterzuentwickeln. (...) Ja? Eben Wohnbereichsleitung und eben äh Pflegedienstleitung und so weiter. Also (...) was ich halt sonst (...) nicht gehabt hätte."[141]

Bei DN_008 führt u.a. das reizvolle Tätigkeitsfeld der neuen Stelle zu einem Wechsel. Die Teilnehmerin wechselte aus dem intensivpflegerischen Bereich für die Tätigkeit im Dauernachtdienst in die Behindertenhilfe. Ihr Drang sich wieder vermehrt in einem medizinischen Arbeitsumfeld zu bewegen, geht daher mit dem Austritt und dem damit verbundenen Stellenwechsel einher:

> „Und schon auch diese/ klar von Intensiv jetzt auf gar nix medizinisch-pflegerisches mehr/ also das wie ich es jetzt habe, finde ich schon auch wieder ganz nett. Mit ein bisschen (...) dieses medizinische wieder ein bisschen dabeihaben. Ist (...) ja. Ist schon auch schön. Ja."[142]

Während einige Teilnehmer/-innen durch ein besseres Stellenangebot aus der Anziehungskraft des Dauernachtdienstes herausgelockt werden, gehen andere trotz steigender Unzufriedenheit nicht auf die aktive Stellensuche. Es ist denkbar, dass der Leidensdruck noch nicht groß genug ist oder sich aber mit zunehmender Nachtdiensttätigkeit die Perspektive bezüglich attraktiver Arbeitszeitalternativen reduziert (SCZESNY 2003: 205).

---

[141] DN_003: Abschn. 98, Zeile 581-584
[142] DN_008: Abschn. 108, Zeile 535-539

Ein (besseres) Stellenangebot kann somit als ursprüngliches Motiv entscheidend bezüglich des Austritts sein oder als Ventil bei langandauernder Unzufriedenheit dienen.

Das zweite identifizierte Motiv, welches zum Austritt aus einer Tätigkeit im Dauernachtdienst führt, ist eine **Veränderung der Lebenssituation**. Hierbei geht die Aufgabe der Dauernachtdiensttätigkeit mit einer dem Zeitpunkt vorausgehenden Veränderung der Lebenssituation einher. Eine solche Veränderung kann z.B. eine Schwangerschaft und die Geburt eines Kindes, die zunehmende Selbstständigkeit des Kindes oder das Ende einer Weiterqualifikation sein. So endet mit der Weiterqualifizierungsmaßnahme von DN_002 auch die Arbeit im Dauernachtdienst:

> „Ich habe einfach gewusst das mit dem Nachtdienst das ist keine Sache auf Dauer. Das war wirklich nur für diese Überbrückung zur Schulzeit."[143]

Bei einigen Teilnehmer/-innen erlaubt erst eine Veränderung der Lebenssituation den lange gehegten Wunsch aus dem Dauernachtdienst auszutreten. So auch bei DN_007:

> „Also ich habe es schon/ ich bin schon in den Tagdienst gewechselt ab da, wo es (…) möglich war. Also sprich, dass die Kinder in einem Alter waren, auch die jüngsten, dass sie äh auch im Großstadtverkehr eben selbstständig nach der Schule nach Hause können. Solche Dinge sind ja nicht selbstverständlich. […] Aber sobald es möglich war und es ging, ja dann, habe ich dann tagsüber gearbeitet."[144]

---

[143] DN_002: Abschn. 98, Zeile 692-694
[144] DN_007: Abschn. 126, Zeile 682-689

Auch bei DN_010 erlaubt die zunehmende Selbstständigkeit des Sohnes und die damit verbundene Veränderung der Lebenssituation eine Aufgabe der Tätigkeit im Dauernachtdienst:

> „Und dann wo mein Sohn dann im Kindergarten war, äh (…) dann ging das dann wieder leichter mit dem Tagdienst. […] Und das war eigentlich wieder das äh, dass ich gesagt habe jetzt kann/ muss ich nicht mehr nur Nachtdienst machen. Weil es ist nicht mein Lieblingsjob gewesen. Es war praktisch und man hat das Beste draus gemacht. (…) Aber nachher war es mir auch so wieder recht."[145]

Eine Veränderung der Lebenssituation bietet damit entweder den Anstoß zur Reflexion der derzeitigen Arbeits- und Lebenssituation oder ermöglicht den ohnehin bereits länger bestehenden Wunsch aus dem Dauernachtdienst auszutreten.

Das dritte identifizierte Motiv, welches zum Austritt aus einer Tätigkeit im Dauernachtdienst führt, ist das Bedürfnis nach **Teamarbeit**. Dieser Wunsch, in einem Team zu arbeiten, geht auch mit dem Bedürfnis einher Verantwortung zu teilen bzw. abzugeben oder sich bei Entscheidungen mit anderen Personen absprechen zu können. Dies wird am Beitrag von DN_009 deutlich:

> „Und toll war dann einfach auch, dass/ also ich wollte unbedingt in einem richtigen Team arbeiten. Ich wollte da nicht mehr alleine sein. Obwohl ich gewusst habe, ich kriege das hin. Aber irgendwie so diese Rücksprache mit anderen so. Das hat mir immer gefehlt."[146]

Dabei wächst in den meisten Fällen das Bedürfnis mit anderen Kollegen und Kolleginnen zusammenzuarbeiten während der Zeit im Dauernachtdienst stetig an. Bei DN_004 geht bei diesem Motiv auch die während dem Nachtdienst erlebte,

---

[145] DN_010: Abschn. 90, Zeile 519-529
[146] DN_009: Abschn. 104, Zeile 480-483

belastende Situation nachts alleine Entscheidungen treffen zu müssen, mit dem
Ausstieg einher:

> „Ich (…) ah ja habe es mir toll vorgestellt wieder mit Kollegen zu arbeiten. (9s) Ja, dass
> sich die Verantwortung eben ein bisschen verteilt, weil halt einfach (…) mehr Kollegen da
> sind. (…) Weil am Tag immer irgendein Dienstarzt unterwegs ist."[147]

Das vierte identifizierte Motiv, welches zum Austritt aus einer Tätigkeit im Dauernachtdienst führt, lässt sich mittels der Schlagwörter **Rhythmus und Normalität** konturieren. Zunächst ein Beitrag von DN_011, aus welchem hervorgeht, dass
das Arbeiten in der Nacht im Gegensatz zu einer Tätigkeit am Tag als persönlich
anormal empfunden wird:

> „Also normale Menschen schlafen ja in der Nacht und am Tage arbeiten. Und natürlich
> jeder Postbote kommt ja und klingelt und die Kinder. Also ich war schon froh, wenn die
> ähm also, wenn die Nächte rum waren. Also schlimm war es nicht, aber ähm ist halt anders
> als bei normalen Menschen. Ich meine, wenn du Früh oder Spät hast du kommst nach Hause
> und gehst ganz normal in das Bett und schläfst halt nachts wie normale Menschen und nicht
> dann am Tage."[148]

Dieser Ausstiegsgrund geht mit dem Verlangen nach einem als subjektiv normal
empfundenen Alltag einher. Darunter fällt auch das Bedürfnis außerhalb des Ar-
beitsumfelds am sozialen Leben teilnehmen zu wollen. Dies wird besonders bei
DN_001 deutlich, welcher durch den Dauernachtdienst in eine zunehmende soziale Isolation geraten ist und den Wert seines Lebens hinterfragt.[149]

---

[147] DN_004: Abschn. 118, Zeile 438-441

[148] DN_011: Abschn. 10, Zeile 47-53

[149] DN_001: Abschn. 90, Zeile 411-412

Der Wunsch nach Normalität und einem geregelten Rhythmus bewegt den Teilnehmer letztendlich die Tätigkeit im Dauernachtdienst aufzugeben:

> „Und ((einatmen)) ja (…) einfach wieder bisschen was Geregelteres haben. Dass man weiß ja (…): ‚Bin zwar heute spät, aber komme um neun raus und habe noch was von meinem Abend.' […] Das alles war beim Nachtdienst nicht so. Das war halt entweder hast du gearbeitet oder hast frei gehabt. Aber (ähm), wenn du gearbeitet hast, dann (2s) hast du dein Frei gebraucht zum Schlafen, ja? Also das war praktisch dann eine Schicht war dann praktisch vierundzwanzig Stunden kann man sagen, ja? Und ähm (…) einfach wieder was Geregeltes zu haben und auch wieder mit Leuten zusammenarbeiten."[150]

Mitunter kann diese Rückkehr zu einer Arbeit im Tagdienst auch als Rückkehr zu einer familienfreundlichen Arbeitszeit gedeutet werden, da Tagarbeitszeiten mehr dem Rhythmus der Familie entsprechen, als ein Leben im so titulierten Gegenrhythmus, welcher durch eine Tätigkeit im Dauernachtdienst begünstigt wird. Dazu ein Beitrag von der Teilnehmerin DN_008, die u.a. auch auf den Wunsch ihrer Kinder zurück in den Tagdienst wechselte:

> „Und schon auch das, dass die Kinder wirklich auch gesagt haben (…): ‚Also da ist es uns lieber du schichtest wieder normal, wie das du so viele Nächte weg bist und tagsüber irgendwie kaum ansprechbar.' Das fanden die/ haben die dann schon irgendwann auch gemerkt, dass das auch nicht (…) so familienfreundlich dann ist."[151]

Ferner wird hervorgehoben, dass man im Tagdienst die Gelegenheit hat sich besonderen Familienaufgaben wie z.B. Elternabenden an der Schule besser zuwenden zu können.

---

[150] DN_001: Abschn. 90, Zeile 415-424
[151] DN_008: Abschn. 102, Zeile 505-509

Das fünfte identifizierte Motiv, welches zum Austritt aus einer Tätigkeit im Dauernachtdienst führt, geht mit dem Bedürfnis nach **Weiterentwicklung** und dem Verlangen nach **neuen Aufgaben** einher. So können z.b. neue als herausfordernd empfundene Aufgaben gesucht werden, wenn das Tätigkeitsfeld während des Dauernachtdienstes als subjektiv geringfügig stimulierend empfunden wird. Dies ist so z.B. bei DN_008 der Fall:

> „Und diese Tätigkeiten, die ich dann so gemacht habe, das war alles nett, aber da hätte man keine Krankenschwester gebraucht. Also so (…) das hat mir jetzt nicht unbedingt gefehlt, aber es ist jetzt eigentlich nicht das, was ich gelernt habe und (…) auch gerne mache."[152]

Der Wunsch nach Weiterentwicklung schließt auch das Bedürfnis, dem eigenen Professionsverständnis gerecht werden zu wollen bzw. die in der Ausbildung gelernten Inhalte auch in der Praxis anwenden zu können, mit ein. Hierzu ein Beitrag von DN_001:

> „Also in der Nacht sind es nur rein pflegerische Tätigkeiten. Also da ist sozial wenig ähm geboten. Und man hat ja trotz der Ausbildung viel Sozialkontakt gelernt und (…) äh äh Gerontopsychiatrie und so was und äh Aktivierung und das hat ja im Nachtdienst gar nicht stattgefunden. Also da hat man ja wirklich rein (…) so nur Windeln gewechselt, ja? Und äh da habe ich gedacht dazu brauche ich keine dreijährige Ausbildung, ja? Um nur (…) in ein Zimmer reinzukucken, schnell Windeln zu wechseln, dann wieder rauszugehen, ja?"[153]

Mitunter kann sich der Wunsch nach Weiterentwicklung auch in der Sorge vor der eigenen Zukunft im Dauernachtdienst begründen. Dies wird zum Teil anhand der

---

[152] DN_008: Abschn. 102, Zeile 501-504
[153] DN_001: Abschn. 92, Zeile 430-437

Beschreibung von Kolleginnen und Kollegen deutlich, die seit längerer Zeit ausschließlich nachts arbeiten. Hierzu ein Beitrag von DN_009:

> „[...] ich kenne Kollegen, die machen das seit zwanzig Jahren. Das könnte ich niemals machen. Weil man wird, also ich habe an den Kollegen gemerkt, man wird ein bisschen eigen. Also ((lachen)) und ein wenig schräg. Und (...) ein wenig seltsam. ((lachen)) Das kann ich jetzt nicht näher beschreiben, aber ich habe das so erlebt. Also es gibt zwei Kollegen, die machen das (...) glaube ich seit zwanzig Jahren und das (2s), die haben auch gar kein Verständnis für den Tagdienst mehr. (2s) Also die sehen dann nur noch ihre Arbeit und ihres und so weiter. Und das finde ich geht da ein bisschen verloren. Und (...) das hätte ich nicht machen wollen."[154]

Bei anderen spiegelt sich das Motiv der Weiterentwicklung, im Sinne einer neuen Herausforderung oder auf der Suche nach einem neuen Reiz bzw. dem Bedürfnis in gewissen Zyklen eine Veränderungen der Arbeits- und / oder Lebenssituation[155] zu erfahren, wider. Damit ist es möglich, dass dieses Motiv auch persönlichkeitsabhängig ist. Während einige Teilnehmer/-innen mit der Tätigkeit im Dauernachtdienst zufrieden sind, möchten andere entweder weitere Facetten ihrer Profession im pflegerischen Handeln anwenden können oder sich vollständig neuen Herausforderungen widmen. Die Teilnehmerinnen DN_003 und DN_009 haben während ihrer Zeit im Dauernachtdienst eine positive Entwicklung erfahren, welche aber mit Fortschreiten der Tätigkeit zunehmend an ihre Grenzen stößt. Es hat den Anschein, dass sie diesem Wunsch nach Weiterentwicklung nun an einer anderen Stelle nachgehen. DN_002, DN_008 und DN_010 konnten mit dem Eintritt in den Dauernachtdienst bereits auf einen reichen, beruflichen Erfahrungsschatz

---

[154] DN_009: Abschn. 122, Zeile 590-599
[155] DN_002: Abschn. 102, Zeile 734-739

zurückblicken. Dies begünstigte vermutlich wiederum den Austritt, da die Nachtarbeit für die drei Teilnehmerinnen mit einer zu geringen Stimulation aufwartete.

Der sechste identifizierte Grund, der zu einem Austritt aus einer Tätigkeit im Dauernachtdienst führt, ist ein von außen herbeigeführter **verpflichtender Wechsel**
und somit eine **externe Entscheidung.** Der Ausstieg ist somit keine persönliche
Entscheidung, sondern geht auf eine Dienstanweisung des Arbeitgebers zurück,
welche den Arbeitnehmer bzw. die Arbeitnehmerin zum Wechsel in den Tagdienst
verpflichtet. Dieser verpflichtende Wechsel stellt sich bei den Teilnehmern/-innen
unterschiedlich dar. So wird bei einigen ein Verbot einer Dauernachtdiensttätigkeit zwar ausgesprochen, doch werden weiter nach individueller Absprache ausschließlich Nachtdienste geplant. Bei anderen wiederum wird ein konsequenter
Wechsel in ein Dreischichtsystem vollzogen. Während bei einigen der verpflichtende Wechsel weder eine bemerkenswerte positive noch negative Reaktion
hervorruft, stößt der verpflichtende Wechsel bei zwei Teilnehmerinnen auf (zunächst) vehemente Abwehr. Hierzu ein Beitrag von DN_005:

> „Und dann (...) ist die Chefin gekommen, die Pflegedienstleitung, und hat gesagt: ‚DAS
> geht nicht mehr!' Wir waren stinkesauer, weil wir haben uns auch einfach super gut ver-
> standen da. Ohne Worte. (...) ‚Wir müssen in den Tagdienst wechseln!' (...) Es war für uns
> Horror pur. Muss ich zugeben."[156]

Das Unverständnis über diesen Wechsel wird bei DN_013 sichtbar, die für sich in
der Dauernachtarbeit das optimale Arbeitsmodell sieht. Anhand des Beitrags wird
auch die reduzierte Employability, durch die langjährige ausschließliche Nachtdiensttätigkeit, deutlich[157]:

---

[156] DN_005: Abschn. 4, Zeile 24-28

[157] Diese und weiter Aspekte werden in der entsprechenden Fallbeschreibung näher dargestellt.

> „Weil es mir der Arbeitgeber nicht frei lässt. (...) Weil du musst heutzutage flexibel sein. Dies erwarten die von dir. Du musst jede Schicht zu jeder Zeit und mit allem schaffen können. Ob das du irgendwann mal gelernt hast oder ob das jetzt für dich gut ist, da wird nicht gefragt. Das ist halt in der heutigen Zeit so.[158]

DN_013 scheint die Tatsache per Dienstanweisung nicht mehr im Dauernachtdienst tätig zu sein, scheinbar nicht vollständig zu realisieren. So bezeichnet sie sich noch immer als Dauernachtdienstarbeitnehmerin. Auf die Frage, ob sie die Arbeit im Dauernachtdienst beendet habe, antwortet sie:

> „Nö. Ich habe es nicht beendet. Ich mache so weiter."[159]

Daneben erläutert sie, dass sie bei personellen Engpässen beinahe ausschließlich nachts arbeite. Nicht zuletzt angesichts der Konfusion über ihre Situation wäre es sinnvoll die externe Entscheidung, die Tätigkeit im Dauernachtdienst zu beenden, klar durchzusetzen. So könnte eine gezielte Wiedereingliederung in die Arbeit am Tag erfolgen.

Das siebte identifizierte Motiv, welches zum Austritt aus einer Tätigkeit im Dauernachtdienst führt ist eine **fehlende Verlässlichkeit** bezüglich der Arbeitsbedingungen. Dieser Grund trifft so lediglich auf DN_008 zu und geht über das erste Motiv eines besseren Stellenangebots hinaus. So geht der Ausstieg mit einer reduzierten bzw. fehlenden Verlässlichkeit bezüglich der Dienstplangestaltung einher. Dies wird durch häufiges Einspringen und eine fehlende Dienst- oder Urlaubsplanbesprechung deutlich. Dieses Motiv wird hier als separates aufgeführt, da es ohne diese fehlende Verlässlichkeit vermutlich nicht (so schnell) zu einem

---

[158] DN_013: Abschn. 124, Zeile 574-578
[159] DN_013: Abschn. 118, Zeile 562

Ausstieg aus dem Dauernachtdienst gekommen wäre. Wäre der Dienstplan laut den vorab getroffenen Vereinbarungen erstellt worden und hätte die Teilnehmerin nicht so oft einspringen müssen, wären Probleme mit der Umstellung vom Arbeiten in der Nacht auf das Leben am Tag, laut eigenen Angaben, nicht so gravierend aufgetreten.

Das achte identifizierte Motiv, welches zum Austritt aus einer Tätigkeit im Dauernachtdienst führt, ist das **Bedürfnis am Tag zu arbeiten** und **raus aus der Nachtschicht** zu gehen. Hierbei geht die Aufgabe der Tätigkeit mit dem (dringenden) Bedürfnis einher die Arbeit im (Dauer-) Nachtdienst zu verlassen. Dies kann, wie im Fall von DN_002, mit der Tatsache zusammenhängen durch die alleinige Arbeit vermehrt Rückenschmerzen erleiden zu müssen. Eine Tätigkeit am Tag birgt für sie den Vorteil diese körperlich schwere Arbeit zu umgehen und Unterstützung bei Tätigkeiten wie Positionierungen zu erhalten:

> „Das war wirklich nur der Rücken, wo ich gesagt habe: ,Ich kann das nicht alleine machen!'
> Man weiß ja dass man im Nachtdienst immer alleine ist, eigentlich, gell? (…) Das war schon
> der Hauptgrund einfach."[160]

Auch bei DN_007 führen gesundheitliche Auswirkungen dazu keine Nachtdienste mehr arbeiten zu wollen:

> „Indem ich mich einfach ähm zunehmend (…) müder und energieloser gefühlt habe. Und
> sich mit den Jahren äh ein Gefühl eingeschlichen hat, äh eines Schlafdefizits, dass ich damals gar nicht so wahrgenommen habe in den Jahren wo es funktioniert hat. Und jetzt fühlt
> es sich an wie (2s) früher mhh über meine Kräfte gelebt zu haben. […] Das fühlt sich jetzt

---

[160] DN_002: Abschn. 102, Zeile 730-733

an als wenn da ein Schlafdefizit in mir drin ist, dass äh, dass aus dieser Zeit stammt. Also praktisch wie eine Art äh ähm Schleppe. Ja?"[161]

Der Wunsch aus dem Dauernachtdienst herauszutreten lässt sich auch auf den inneren Antrieb, einer chronotypengerechten Arbeitsform nachzugehen, zurückführen. Dies wird anhand der knappen Aussage von DN_004 deutlich, die aufgrund ihres persönlichen Chronotyps keine Nachtdienste mehr ergreifen möchte:

„((einatmen)) ((ausatmen)) Eben, weil ich gerne am Abend daheim bin, um zehn ins Bett gehe. (3s) Ja, nicht am nächsten Tag hundemüde bin."[162]

Nachfolgende Tabelle gibt eine Übersicht über die unterschiedlichen Motive bei den einzelnen Teilnehmern/-innen.

Anhand dieser Fallübersicht lässt sich zum einen die prozentuale Gesamtverteilung der Motive ermitteln und zum anderen die Motive auf der Fallebene zuordnen. Daneben wird deutlich, welche Motive häufig zum Ergreifen einer Tätigkeit im Dauernachtdienst führen und welche eher selten aufgeführt werden. Insgesamt wurden aus den acht Gründen für den Ausstieg aus dem Dauernachtdienst über die Fälle hinweg 37 Angaben identifiziert. Dabei wird bei drei der Teilnehmer/-innen nur ein Grund aufgeführt. Maximal werden vier Motive genannt. Im Schnitt wurden 2,64 Gründe, die zum Ausstieg aus dem Dauernachtdienst geführt haben, genannt.

---

[161] DN_007: Abschn. 122, Zeile 666-674
[162] DN_004: Abschn. 110, Zeile 411-413

Tabelle 4.9: Fallübersicht Gründe für den Ausstieg aus dem Dauernachtdienst

	(Besseres) Stellenangebot	Veränderung der Lebenssituation	Teamarbeit	Rhythmus & Normalität	Weiterentwicklung & neue Aufgaben	Verpflichtender Wechsel / externe Entscheidung	Fehlende Verlässlichkeit	Arbeiten am Tag (raus aus der Nachtschicht)	Σ
DN_001			X	X	X				3
DN_002	X	X			X			X	4
DN_003	X				X				2
DN_004	X	X	X					X	4
DN_005						X			1
DN_006		X				X			2
DN_007_1		X							1
DN_007_2	X	X		X				X	4
DN_008			X	X	X		X		4
DN_009	X	X		X	X				4
DN_010		X			X	X			3
DN_011	X			X	X				3
DN_012	X								1
DN_013						X			1
Σ	7	7	3	5	7	4	1	3	37
%	50%	50%	21,4%	35,7%	50%	28,6%	7,1%	21,4%	

Abbildung 4.10 visualisiert anhand der in Tabelle 4.9 aufgeführten Daten die Häufigkeitsverteilung der identifizierten Motive.

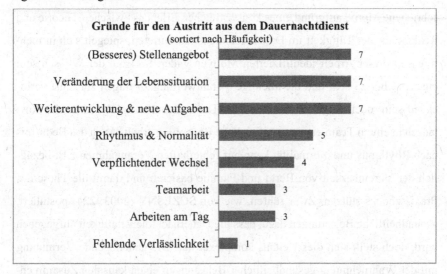

Bild 4.10: Gründe für den Austritt aus dem Dauernachtdienst (sortiert nach absoluter Häufigkeit) (eigene Darstellung)

Von den dreizehn Teilnehmer/-innen, wobei DN_007 zweifach separat codiert wurde, haben jeweils sieben als Motiv zur Aufgabe der Tätigkeit im Dauernachtdienst ein (besseres) Stellenangebot, eine Veränderung der Lebenssituation und / oder das Bedürfnis nach Weiterentwicklung bzw. nach neuen Aufgaben genannt. Bei fünf war das Bedürfnis nach Rhythmus und Normalität mitunter ausschlaggebend. Bei vier Teilnehmer/-innen wurde ein verpflichtender Wechsel in den Tagdienst vollzogen. Drei der Teilnehmer/-innen gaben an, aufgrund des Bedürfnisses nach Teamarbeit oder nach einer Arbeit am Tag (raus aus dem Nachtdienst) gewechselt zu haben. Bei einer Teilnehmerin war die fehlende Verlässlichkeit bezüglich der Dienst- und Urlaubsplangestaltung für die Aufgabe der Tätigkeit im Dauernachtdienst mitentscheidend.

Die vorliegenden Ergebnisse spezifizieren zunächst die rudimentär aus der Literatur identifizierten Gründe. Das von KORFF & DRERUP (1993: 118-119) beschriebene Motiv, aufgrund eines kontrastreichen Erlebens zwischen Theorie und Realität aus der Tätigkeit im Dauernachtdienst auszutreten, spiegelt sich in mehreren, in dieser Arbeit identifizierten Motiven wider. So kann der Wunsch sein eigener Chef zu sein und die alleinige Verantwortung zu tragen zunächst verlockend sein, doch zeigt sich während der Dauernachtdienstphase, dass der Austausch in einem Team eine persönlich hohe Bedeutung erhält. Auch das Bedürfnis nach Rhythmus und Normalität kann auf fehlerhaften Vorannahmen z.b. bezüglich der Vereinbarkeit von Beruf und Familie basieren und damit die These des Praxisschocks stützen. Zwar führen, wie von SCZESNY (2003: 224) postuliert, gesundheitliche Belastungen dazu, dass die Dauernachtdiensttätigkeit aufgegeben wird, doch stellt sich dies weitaus komplexer dar. Die naheliegende Vermutung mit der Wahrnehmung gesundheitlicher Belastungen einen kausalen Zusammenhang auf den tatsächlichen Austritt beschreiben zu können, muss kritisch betrachtet werden. So kann es sein, dass existente, gesundheitliche Belastungen keinen Einfluss auf die Austrittsüberlegungen haben. Haben gesundheitliche Belastungen einen Einfluss, stellen sie sich hier in unterschiedlicher Form da. So kann die soziale gesundheitliche Belastung, im Rahmen einer sozialen Isolation, sich im Bedürfnis nach Teamarbeit zeigen. Das Bedürfnis, nachts keiner körperlich belastenden Tätigkeit, welche mit Rückenschmerzen einhergeht, nachzugehen, kann sich im Austrittswunsch nach einer Arbeit am Tag andeuten.

Laut SCZESNY (2003: 206) wünschen sich vor allem Teilzeitkräfte und Pflegende, die erst seit kurzem im Dauernachtdienst tätig sind, das Modell des Dauernachtdienstes zu verlassen. Die vorliegenden Ergebnisse stützen diese Annahme allerdings nur bedingt, da sich bei den Probanden ein heterogenes Bild abzeichnet. So trifft dies auf einige Teilnehmer/-innen, z.B. bei DN_001, DN_008 und

DN_009, durchaus zu. Bei anderen wiederum, z.B. DN_006 oder DN_013, welche auch Teilzeitkräfte sind, zeigt sich eine enge Verbundenheit mit der Tätigkeit im Dauernachtdienst. Außerdem muss bei der Betrachtung der zeitlichen Perspektive bedacht werden, dass jeder der Probanden, unabhängig von der tatsächlichen Dauernachtdienstzugehörigkeit, zu Beginn lediglich für einen kurzen Zeitraum im Nachtdienst tätig war. Mit steigender Dauer der Zugehörigkeit im Dauernachtdienst wird der Wunsch aus diesem auszutreten oder in diesem zu verweilen, durch Faktoren wie dem Verlust der Employability, anwachsende Gewohnheit oder die individuellen Lebensbedingungen beeinflusst. Daher scheint der Blick auf die bindenden und abstoßenden Faktoren lohnenswert, um daraus Rückschlüsse auf die Entstehung der Motive für den Austritt schließen zu können. Neben der Spezifikation, der aus der Literatur identifizierten Austrittsgründe, ergänzt die vorliegende Arbeit diese. Wie bei den Gründen für den Eintritt lassen sich bei den Gründen für den Austritt auf fallspezifischer Ebene primäre von sekundären Motiven unterscheiden. Daneben gilt es, bei den Gründen für den Austritt stets das individuelle Erleben während der Zeit im Dauernachtdienst zu berücksichtigen. Das subjektive Empfinden und die vorliegenden Bedingungen können so entweder einen Austritt begünstigen oder selbst entgegen hoher gesundheitlicher Belastungen diesen hinauszögern. Die nachfolgenden Fallbeschreibungen liefern daher eine Annäherung an die Komplexität der wechselseitigen Wirkung von Lebensbedingungen, Motiven für den Eintritt, das persönliche Erleben der Arbeit, die Motive für den Austritt, die darauf folgenden Veränderungen und die retrospektive Einschätzung der Tätigkeit im Dauernachtdienst.

Zusammenfassung

Ein (besseres) Stellenangebot, eine Veränderung der Lebenssituation sowie das Bedürfnis nach Weiterentwicklung als auch nach neuen Aufgaben stellen prominente Gründe dar, die zu einem Ausstieg aus einer Tätigkeit im Dauernachtdienst führen. Insgesamt wurden acht Motive identifiziert. Die dargestellten Gründe können in primäre und sekundäre unterschieden werden. Im Schnitt werden 2,64 Gründe bezüglich der Austrittsüberlegungen aufgeführt. Im Gegensatz zu den Gründen für den Eintritt sind diese nicht mulitkausal, sodass der Austritt auch nur auf einen Grund zurückzuführen sein kann.

4.5 Fallbeschreibungen

Nachfolgend finden sich Fallbeschreibungen zu den einzelnen Teilnehmern/-in-
nen. Sowohl aufgrund der Überschneidungen der Themen Eintritt, Erleben und
Austritt, als auch der vielfältigen, komplexen Zusammenhänge bieten diese im
Gegensatz zur Ergebnisdarstellung im Querschnitt den größten Interpretationsspielraum nahe am Feld. Dass es nahe liegt der Komplexität der Fälle im Rahmen
von Fallbeschreibungen gerecht zu werden, wird auch anhand der Dokumenten-
Porträts, die mittels MAXQDA erstellt wurden, deutlich. Anhand der Dokumen-
ten-Porträts[163] wird ersichtlich, dass die einzelnen Themenbereiche ineinander
übergreifen, wodurch eine isolierte Betrachtung der einzelnen Themen mit einem
Verlust an Differenzierung einhergeht. So mag eine isolierte Beschreibung der
Gründe für den Eintritt in eine Tätigkeit im Dauernachtdienst noch plausibel erscheinen, da diese Motive stärker getrennt von übrigen Faktoren auftreten. Doch
scheint es, dass das Thema Erleben des Dauernachtdienstes in starker Form mit
dem Ausstieg zusammenhängt. Im Rahmen der Fallbeschreibungen werden die in
Abbildung 4.11 dargestellten Schwerpunkte behandelt. Daneben wird zur Veranschaulichung auf das Symbol der Waage zurückgegriffen. Mithilfe der Waagen
werden aus Sicht der Teilnehmer/-innen bindende und abstoßende Faktoren aus
dem Erleben der Tätigkeit im Dauernachtdienst, mit dem Ziel sich den Gründen

---

[163] Den Dokumentenporträts liegen die einzelnen Transkripte zugrunde. Die Dokumentenporträts las-
sen sich auf die finale Codierung mittels des Codierleitfadens (s. Anhang 35-40) zurückführen. Dabei
gelten folgende Farbattribuierungen:
- Blau: Bedingungen (s. Tabelle 4.2; Kapitel 4.1)
- Grün: Gründe für den Eintritt in den Dauernachtdienst (s. Tabelle 4.3; Kapitel 4.2)
- Gelb: Erleben der Arbeit im Dauernachtdienst (s. Tabelle 4.4-4.8; Kapitel 4.3)
- Rot: Gründe für den Austritt aus dem Dauernachtdienst (s. Tabelle 4.9; Kapitel 4.4)
- Lila: Veränderungen nach der Zeit im Dauernachtdienst (s. Anhang 41)
- Orange: Rückblickende Einstellung zum Dauernachtdienst (s. Anhang 42)

für den Verbleib anzunähern, dargestellt. Dabei kann die Waage zugunsten der bindenden Faktoren ausschlagen, was auf eine hohe Identifikation mit der Tätigkeit und einer etwaigen, extern gefällten Austrittsentscheidung in Verbindung steht. Die Waage kann auch zugunsten der abstoßenden Faktoren ausschlagen, was wiederum mit den individuellen Entscheidungen und Motiven zur Aufgabe der Tätigkeit zusammenhängt. Außerdem kann die Waage weder zugunsten der bindenden noch der abstoßenden Faktoren ausschlagen. Dies ist dann der Fall, wenn die Sachlage unklar ist wie z.B. bei DN_011, die zu einer Tätigkeit im ausschließlichen Nachtdienst noch eine Stelle im Tagdienst ergreift. Das Gewicht der Waage bemisst sich dabei nicht an quantitativen Gesichtspunkten, sondern an qualitativen d.h. einzelne, subjektiv als besonders bindende Faktoren können schwerer wiegen als vergleichsweise mehrere, potentiell als abstoßend wahrgenommene Faktoren.

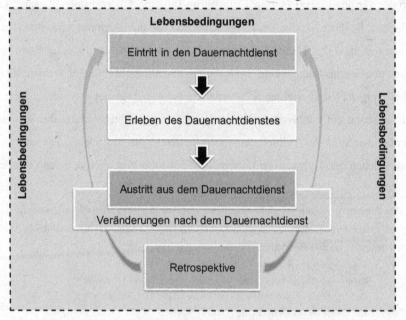

Bild 4.11: Übersicht über die Schwerpunkte der Fallbeschreibungen (eigene Darstellung)

Zusammenfassung

Anhand der Fallbeschreibungen lassen sich primäre und sekundäre Gründe, die zum Eintritt in eine Tätigkeit im Dauernachtdienst führen, differenzierter beschreiben und interpretieren. Daneben können bindende und abstoßende Faktoren auf Fallebene aus dem subjektiven Erleben extrahiert werden, um diese in Verbindung mit den Austrittsüberlegungen zu setzen. Das Symbol der Waage scheint als geeignet, um auf Fallebene bindende und abstoßende Faktoren gegenüberzustellen. Dabei ist das Gewicht in der Waagschale nicht von der Anzahl der enthaltenen Faktoren abhängig, sondern vielmehr von der subjektiven Wahrnehmung dieser bezüglich ihrer Qualität.

4.5.1   Fallbeschreibung DN_001

DN_001 (männlich, 30J, alleinstehend, keine Kinder) ist examinierter Altenpfleger. Vor Ergreifen der Tätigkeit im Dauernachtdienst war er ein Jahr in der ambulanten Pflege tätig. Er hat bis zum heutigen Zeitpunkt keine Weiterbildung absolviert. Er wechselte für den Dauernachtdienst in ein Alten/-Pflegeheim (ØBU 92%), unter gleicher Trägerschaft. Er zeigt eine tendenziell primär positive Einstellung gegenüber einer Tätigkeit im Nachtdienst und zählt sich tendenziell zum Chronotyp Eule. Der primäre Grund, der zum Ergreifen der Tätigkeit im Dauernachtdienst geführt hat, ist der finanzielle Aspekt Abhängigkeit vom Verdienst. Auf die Frage, weshalb er in den Dauernachtdienst gegangen sei, äußert er:

> „Das war das Geld. (...) Also in erster Linie. (...) Wenn man sieht, wenn man frisch ausgelernt ist, haben die anderen vierzehnhundert Euro gehabt und ich hatte halt mit meinen Nächten siebzehnhundert und (...) für frisch ist das halt nicht schlecht, ja? Und wenn man

sich halt dann/ das war dann gerade wo ich die erste eigene Wohnung gehabt habe und dann
Auto und das ganze Drumherum. Da hat man das Geld halt auch gebraucht."[164]

Daneben reizt ihn die Unabhängigkeit im Nachtdienst. Er möchte dem Tagdienst
entgehen, um in der Nacht sein eigener Chef zu sein. Hierbei ist nicht ersichtlich,
ob er seine eigenen speziellen Vorstellungen von Pflege umsetzen möchte. Vielmehr scheint es, er wolle einem stressreichen Arbeitsumfeld am Tag entfliehen:

> „Und ähm (…) ja, halt auch dieses (…) in der Pflege weiß man morgens ist ein totaler
> Stress, ja? Da hat man halt seine (…) Aufgaben zu erfüllen. Jetzt nachts da (2s), ja. (…) Da
> kann man es selber machen wie man möchte, praktisch ja."[165]

Ein weiterer Grund ist die Vorliebe für die Arbeitszeit, was sich mit der tendenziell
primär positiven Einstellung gegenüber einer Tätigkeit im Dauernachtdienst und
der Tendenz zum Chronotyp Eule ergänzt. Daneben wirken auch pragmatische
Gründe, da er äußert die Stelle sei verfügbar gewesen, sodass es scheint die Suche
nach einer alternativen Arbeitsstelle sei mit einem für ihn subjektiv zu großem
Aufwand verbunden gewesen. Im Nachtdienst ist er alleine für die Pflegeempfän-
ger/-innen zuständig. Nachfolgend werden in Abbildung 4.12 die bindenden und
abstoßenden Faktoren bezüglich des Erlebens und des Verbleibs im Dauernachtdienst dargestellt. Es ist ersichtlich, dass die Waage zugunsten der abstoßenden
Faktoren ausschlägt.

---

[164] DN_001: Abschn. 18, Zeile 79-84

[165] DN_001: Abschn. 30, Zeile 133-136

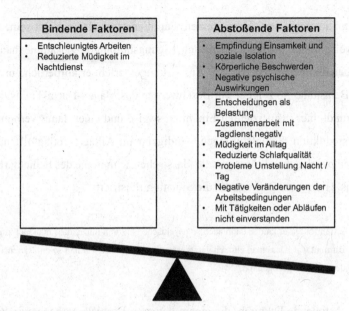

Bild 4.12: DN_001 Bindende und abstoßende Faktoren bezüglich des Erlebens und des Verbleibs im Dauernachtdienst (eigene Darstellung)

Die zahlreichen negativen und damit abstoßenden Aspekte überwiegen dabei die positiven und damit bindenden. Der Teilnehmer erfährt in besonderem Maße negative soziale Auswirkungen durch die Arbeit im Dauernachtdienst. Er fühlt sich bei der Arbeit einsam und driftet im privaten Leben zunehmend in die soziale Isolation ab:

> „Und (…) ja (…) also im Großen und Ganzen hat einem halt der soziale Kontakt zu allem gefehlt. Zu Kollegen, zu Bewohnern, (…) zu Freunden dann ja letztendlich ja dann auch.“[166]

---

[166] DN_001: Abschn. 92, Zeile 438-440

Seine Situation kann sowohl mit seinem Familienstand, als auch mit seinem vergleichsweise hohen prozentualen Beschäftigungsumfang in Zusammenhang stehen. Neben den negativen sozialen Auswirkungen erlebt er körperliche und psychische Belastung. So zeigt er mit Beschwerden des Magen-Darm-Trakts, mitunter aufgrund einer insuffizienten Ernährungsweise und einer damit verbundenen Gewichtsreduktion, Schlafstörungen, Müdigkeit im Alltag („Jetlag")[167] und begleitenden psychischen Störungen die klassischen Symptome des Schichtarbeitersyndroms. Hierzu ein Beitrag, der die Situation illustriert:

> „Ähm (6s) ja es kamen dann auch so psychische Faktoren hinzu, dass man halt kurz vorm
> Burnout war. Dass man einfach gemerkt hat ja ähm (…) es war halt so ein Rattenschwanz,
> der sich halt gezogen hat."[168]

Weitere abstoßende Faktoren, die einem längeren Verbleib entgegenwirken sind z.B. die als negativ erlebte Zusammenarbeit mit dem Tagdienst. So fühlt er sich zum einen, im Gegensatz zu seinen Mitarbeitern/-innen im Tagdienst, durch seine Vorgesetzten benachteiligt. Zum anderen erfährt er nur ein reduziertes Verständnis für den Umfang der nächtlichen Tätigkeiten. Dies führt so weit, dass er ein ihn belastendes, schlechtes Gewissen entwickelt, wenn er ihm zugetragene Aufgaben nicht absolviert. Obwohl er es „cool"[169] findet nachts sein eigener Chef zu sein, belastet es ihn Entscheidungen alleine treffen zu müssen. Als Berufsanfänger vermisst er an dieser Stelle noch einen Mentor. Der Teilnehmer zeigt keine Tendenz zu einem gesunden Lebensstil, was sich zum einen auf seine schlechten

---

[167] DN_001: Abschn. 74, Zeile 336

[168] DN_001: Abschn. 74, Zeile 337-340

[169] DN_001: Abschn. 12, Zeile 50

Ernährungsgewohnheiten und zum anderen auf seine reduzierte Motivation sich sportlich zu betätigen, zurückführen lässt.

Er greift laut seiner Beschreibung lediglich auf emotionsorientierte Copingstrategien zurück. Konkret besteht diese darin, der Freizeit im Anschluss an den Nachtdienstblock entgegenzublicken und sich dadurch zu motivieren. Dem Austritt aus dem Dauernachtdienst geht eine Reflexion der derzeitigen Situation voraus, wobei er das Resümee zieht kein „richtiges Leben"[170] mehr zu führen:

> „Also man hat also gar keine richtigen (…), äh äh kein soziales richtiges Umfeld mehr gehabt. Und ja das war dann, das war eigentlich dann der Hauptschlagpunkt, da wo ich dann gesagt habe so jetzt (…) jetzt reicht es, ja."[171]

Somit bewegt primär das Bedürfnis nach Rhythmus und Normalität zum Austritt aus dem Nachtdienst. Da er sich auch bei der Arbeit einsam fühlt, sehnt er zugleich der Zusammenarbeit in einem Team entgegen. Ein weiterer Grund, der mit der Entscheidung aus dem Dauernachtdienst herauszutreten einhergeht, ist der Wunsch nach Weiterentwicklung, welcher sich anhand der Sorge zeigt, wie langjährige Dauernachtdienstmitarbeiter/-innen zu werden. Nach der Aufgabe der Tätigkeit empfindet er positive Veränderungen bezüglich seiner Arbeit. Auch seine gesundheitliche Situation verbessert sich. Er hat sich einen neuen Freundeskreis aufgebaut und befindet sich in einer festen Partnerschaft. Daher hat auch sein soziales Leben an Qualität gewonnen. Er würde, wenn er die Zeit zurückdrehen könnte, die Arbeit im Dauernachtdienst nicht wiederergreifen:

---

[170] DN_001: Abschn. 90, Zeile 412
[171] DN_001: Abschn. 34, Zeile 166-169

„Also ähm (…) das was praktisch ein Nachtdienst angerichtet hat, hat jetzt zwei Jahre ge-
braucht bis es wieder irgendwie ausgebügelt war. Und ähm (3s) ja das ist es nicht wert. […]
Ja man zahlt halt einen Preis, dass man (ähm) (…) nicht mehr in einem Team arbeitet. […]
Dass du ähm (2s) sozial irgendwie nie was Geregeltes hast. (2s) Dass du immer so in diesem
Nachtmodus bist und mit Tags großartig gar nichts anfangen kannst."[172]

4.5.2   Fallbeschreibung DN_002

DN_002 (weiblich, 32J, alleinstehend) ist examinierte Gesundheits- und Krankenpflegerin. Vor Ergreifen des Dauernachtdienstes war sie sowohl im Krankenhaus,
als auch im Alten/-Pflegeheim tätig. Sie hat während der Zeit im Dauernachtdienst
mit dem Erwerb der Fachhochschulreife eine Weiterqualifizierungsmaßnahme ergriffen und nach der Tätigkeit im Dauernachtdienst mit Pflegepädagogik B.A. und
Gesundheitsförderung M.A zwei Studiengänge absolviert. Sie hat den Dauernachtdienst in dem Alten/-Pflegeheim (ØBU 13% bzw. Aufwandsentschädigung),
in dem sie auch ihr bisheriges Beschäftigungsverhältnis im Tagdienst hatte, ergriffen. Sie zeigt eine tendenziell primär positive Einstellung gegenüber einer Tätigkeit im Nachtdienst und zählt sich tendenziell zum Chronotyp Eule.

Der primäre Grund, der zum Ergreifen der Tätigkeit im Dauernachtdienst geführt
hat, ist die Vereinbarkeit zwischen Weiterqualifizierung und Beruf. Dabei bietet
die Arbeit im Nachtdienst die Vorteile bei einem ausgewogenen Verhältnis von
Freizeit und Arbeit parallel ein „bisschen Geld"[173] zu verdienen. Daneben empfindet sie es aufgrund ihrer Tendenz zum Chronotyp Eule als „Luxus"[174] in der Nacht
arbeiten zu können. Diese Motive können im Fall von DN_002 auch als sekundäre
Gründe angesehen werden. In ihren Augen wird die Tätigkeit im Dauernachtdienst
im Vorhinein als befristet zur Überbrückung angesehen. Daneben spielen

---

[172] DN_001: Abschn. 110-114, Zeile 495-509

[173] DN_002: Abschn. 24, Zeile 120

[174] DN_002: Abschn. 32, Zeile 174

pragmatische Gründe auch eine Rolle, da die Arbeitsstelle im Nachtdienst im Gegensatz zu einer potentiellen Alternative räumlich näher gelegen ist. Im Nachtdienst hat sie Unterstützung durch einen Pflegehelfer oder eine Pflegehelferin. Nachfolgend werden in Abbildung 4.13 die bindenden und abstoßenden Faktoren bezüglich des Erlebens und des Verbleibs im Dauernachtdienst dargestellt.

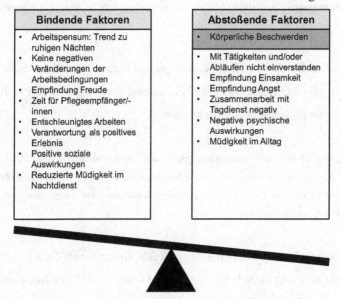

Bindende Faktoren	Abstoßende Faktoren
• Arbeitspensum: Trend zu ruhigen Nächten • Keine negativen Veränderungen der Arbeitsbedingungen • Empfindung Freude • Zeit für Pflegeempfänger/-innen • Entschleunigtes Arbeiten • Verantwortung als positives Erlebnis • Positive soziale Auswirkungen • Reduzierte Müdigkeit im Nachtdienst	• Körperliche Beschwerden • Mit Tätigkeiten und/oder Abläufen nicht einverstanden • Empfindung Einsamkeit • Empfindung Angst • Zusammenarbeit mit Tagdienst negativ • Negative psychische Auswirkungen • Müdigkeit im Alltag

Bild 4.13: DN_002 Bindende und abstoßende Faktoren bezüglich des Erlebens und des Verbleibs im Dauernachtdienst (eigene Darstellung)

Es ist ersichtlich, dass die Waage zugunsten der abstoßenden Faktoren ausschlägt. So erlebt sie mit Rückenschmerzen, die vermehrt durch die Arbeit im Nachtdienst auftreten, körperliche Beschwerden und darüber hinaus bei langanhaltender Dunkelheit mit einer getrübten Stimmung auch negative psychische Auswirkungen. Zudem zeigt sich eine belastende Müdigkeit im Alltag. Sie fühlt sich im Nachtdienst vom Team abgegrenzt und stellenweise einsam. Die Zusammenarbeit mit dem Tagdienst empfindet sie als tendenziell negativ. Dies hängt mitunter aber auch mit ihrem reduzierten Beschäftigungsumfang zusammen:

> „Aber das sind andere Beziehungen. Vor allem (…), wenn man so wie ich nur auf Auf-
> wandsentschädigung arbeitet, gehört man eigentlich nicht wirklich zum Team. [...] Man ist
> nicht ausgeschlossen oder so. Aber man ist trotzdem nicht da. Also es ist was ganz anderes
> wie wenn man in einem Team mitarbeitet."[175]

Bei ihr sind nachts die Empfindungen Angst und Freude zumindest zeitweise präsent. Sie empfindet Freude, da ihr der Nachtdienst die Gelegenheit bietet ihre Vorstellungen von Pflege umsetzen zu können.

> „Also ich habe halt immer schon gesagt: ‚Ich will den Menschen helfen. Und nicht nur
> körperlich sondern auch seelisch.' So. Und das habe ich da immer vereinbaren können. Das
> war (…) für mich echt schön. (…) Und im Nachtdienst wie gesagt, kann man das noch
> besonders gut ausleben."[176]

Die Freude geht auch mit dem positiven Gefühl einher nachts die Verantwortung zu besitzen und sein eigener Chef zu sein. Dieses Gefühl der Autonomie wird durch an sie delegierte Tätigkeiten, wie der nächtlichen Ganzkörperpflege von Pflegeempfänger/-innen, aber beschnitten, was sich, aufgrund der eigentlichen Ablehnung dieser Tätigkeit, belastend auf sie auswirkt. Das Gefühl der Angst basiert bei ihr auf der Vorstellung vor einem möglichen Angriff und wirkt sich auch strapaziös aus:

---

[175] DN_002: Abschn. 126, Zeile 958-962
[176] DN_002: Abschn. 44, Zeile 325-329

> „Aber nicht vor der Dunkelheit sondern einfach nur dieses Bewusstsein das ist ein riesen Haus und du bist da alleine. Wenn da einer reinkommt dann (…) das ist nicht/ also man hat einfach Angst als Frau alleine. [...] Dieses Bewusstsein zu haben. (…) Ich kann mich körperlich nicht wehren."[177]

Sie erlebt keine negativen sozialen Auswirkungen und kann auf instrumentelle soziale Unterstützung zurückgreifen. Da sie im Elternhaus wohnt, werden Haushaltsaufgaben und das Zubereiten von Mahlzeiten für sie übernommen. Sie pflegt einen tendenziell gesunden Lebensstil, da sie regelmäßig Sport treibt und greift sowohl auf emotions- als auch problemorientierte Copingstrategien zurück.

Der Austritt aus dem Dauernachtdienst geht in erster Linie mit einer Veränderung der Lebenssituation, dem Erwerb der Fachhochschulreife, und dem damit verbundenen Wunsch aus der körperlich belastenden Tätigkeit, die eine Beschäftigung in der Nacht mit sich bringt, hinauszugehen, einher. Dazu ergreift sie ein Stellenangebot, welches aus dem privaten sozialen Netz an sie herangetragen wurde. Kurz darauf beginnt sie ein Studium. Ein sekundärer Grund ist dabei der Wunsch etwas Neues auszuprobieren und sich weiterzuentwickeln. Sie erlebt mit der Aufgabe der Tätigkeit im Dauernachtdienst zwar eine Verbesserung der gesundheitlichen Situation, da die Rückenschmerzen nachlassen aber weder besonders positive noch besonders negative Veränderungen bezüglich ihrer Arbeit. Für sie stellen die Zeit im Dauernachtdienst und der Zeitraum danach zwei verschiedene Lebensphasen dar:

> „Das war eine komplett neue Lebensphase. Einmal Nachtschicht und Fachhochschulreife machen [...]. Und dann halt ähm ab August ambulanter Pflegedienst und im Oktober dann

---

[177] DN_002: Abschn. 92, Zeile 654-663

das Studium angefangen. So. Das [...] kann man überhaupt nicht vergleichen. War was
ganz neues schon wieder."[178]

Sie steht der Überlegung, zum damaligen Zeitpunkt erneut den Dauernachtdienst
zu ergreifen, ambivalent gegenüber. So gibt sie an, sie würde es nur im Notfall
machen oder unter anderen Bedingungen wie z.b. in der intensiv-medizinisch-
ambulanten Pflege beatmeter Pflegeempfänger/-innen.

4.5.3   Fallbeschreibung DN_003

DN_003 (weiblich, 60J, verheiratet, Kinder) ist examinierte Altenpflegerin. Vor
Ergreifen des Dauernachtdienstes war sie im Alten/-Pflegeheim tätig. Sie hat während der Zeit im Dauernachtdienst eine Weiterqualifizierungsmaßnahme zur
Wohnbereichsleitung begonnen und im Anschluss an die Nachtarbeit eine Weiter-
bildung zur Pflegedienstleitung absolviert. Sie hat den Dauernachtdienst in einem
Alten/-Pflegeheim (Ø BU 75%) ergriffen. Sie zeigt weder eine tendenziell primär
positive noch negative Einstellung gegenüber einer Tätigkeit im Nachtdienst und
zeigt keine ausgeprägte Tendenz zum Chronotyp Eule oder Lerche. Der primäre
Grund, der zum Ergreifen der Tätigkeit im Dauernachtdienst geführt hat, ist die
Vereinbarkeit von Familie und Beruf:

> „[...] ich hatte mehr Möglichkeit ähm mich um mein Kind zu kümmern. Das war mir sehr
> wichtig. (...) Dass ich ihn dann morgens für die Schule fertig gemacht habe und [...] dann
> habe ich mich hingelegt. (...) Und wenn er aus der Schule gekommen ist [...] dann bin ich
> aufgestanden. (...) Dann haben wir miteinander gegessen und so weiter. Also das war für
> mich eigentlich der Hauptgrund."[179]

---

[178] DN_002: Abschn. 106, Zeile 787-794
[179] DN_003: Abschn. 18, Zeile 119-126

Sekundäre Gründe sind bei ihr eine finanzielle Abhängigkeit durch die Bezahlung einer Eigentumswohnung und die, subjektiv bezüglich des persönlichen Rhythmus als vorteilhaft empfundene, permanente Arbeitszeit in Verbindung mit einem ausgewogenen Verhältnis zwischen Arbeit und Freizeit.

Hier hat sie das Gefühl sich seltener umstellen zu müssen. Als weiteren Grund führt sie Neugierde auf:

> „Ich wollte es eigentlich nur mal ausprobieren (2s) wie das ist. (...) Ja? Wie Nachtwachen arbeiten müssen, wie die sich fühlen. Also ich wollte da eigentlich selber erleben und selber fühlen äh wie es ist."[180]

Im Nachtdienst hat sie Unterstützung durch einen Pflegehelfer oder eine Pflegehelferin. Nachfolgend werden in Abbildung 4.14 die bindenden und abstoßenden Faktoren bezüglich des Erlebens und des Verbleibs im Dauernachtdienst dargestellt.

Es ist ersichtlich, dass die Waage weder zugunsten der überaus zahlreichen bindenden Faktoren noch der abstoßenden Faktoren ausschlägt. Es scheint sie entscheide sich nicht *gegen* den Nachtdienst, sondern *für* eine andere Tätigkeit. Weiter wird deutlich, dass sie die Arbeit im Dauernachtdienst als überwiegend positiv erlebt. So hebt sie die besondere Beziehung zu ihren Pflegeempfängern/-innen hervor. Auf die Frage, wie dies für sie gewesen sei, antwortet sie:

> „Oh ein sehr gutes Gefühl. Doch das macht schon, macht schon viel aus. [...] Doch das war also für mich ist es eine sehr gute Sache gewesen."[181]

---

[180] DN_003: Abschn. 16, Zeile 113-116

[181] DN_003: Abschn. 28, Zeile 167-172

Auch das subjektive Empfinden mehr Zeit für die Pflegeempfänger/-innen zu haben, entschleunigt arbeiten zu können und sein eigener Chef zu sein, werden als
vorteilhaft und gewinnbringend angesehen.

Bindende Faktoren	Abstoßende Faktoren
• Arbeitspensum: Trend zu ruhigen Nächten • Empfindung Freude • Besondere Beziehung zu Pflegeempfänger/-innen • Zeit für Pflegeempfänger/-innen • Entschleunigtes Arbeiten • Verantwortung als positives Erlebnis • Positive soziale Auswirkungen • Keine körperlichen Beschwerden • Reduzierte Müdigkeit im Nachtdienst	• Negative Veränderungen der Arbeitsbedingungen • Mit Tätigkeiten und/oder Abläufen nicht einverstanden • Zusammenarbeit mit Tagdienst negativ • Probleme Umstellung Nacht auf Tag

Bild 4.14: DN_003 Bindende und abstoßende Faktoren bezüglich des Erlebens und des
Verbleibs im Dauernachtdienst (eigene Darstellung)

Bei ihr ist die Empfindung Freude im Nachtdienst präsent. Sie beschreibt die
nächtliche Tätigkeit als „fantastisch"[182]. Dennoch erlebt sie die Nächte gelegent-
lich als unheimlich, wenn z.B. ein Verstorbener im „Sterbekammerl"[183] liegt. Sie
zeigt einen tendenziell gesunden Lebensstil, ergreift emotionsorientierte Copingstrategien und kann sowohl auf emotionale, als auch instrumentelle soziale Unterstützung zurückgreifen. Die Gründe, die zum Austritt führen sind ein reizvolles

---

[182] DN_003: Abschn. 70, Zeile 422

[183] DN_003: Abschn. 68, Zeile 414. Dies wird hier nicht als abstoßender Faktor gewertet.

Stellenangebot, welches sie infolge ihrer absolvierten Weiterqualifizierung zur Wohnbereichsleitung während der Zeit im Dauernachtdienst ergreifen kann. Damit geht der Wunsch nach Weiterentwicklung und der Bewältigung neuer Aufgaben einher. Sie gibt an ohne das Angebot ihre Tätigkeit fortgesetzt zu haben.[184] Durch die Stellenannahme erlebt sie, im Rahmen zunehmenden Stresses, negative Veränderungen bezüglich der Arbeit. Auch ihre gesundheitliche Situation verschlechtert sich allmählich. Darüber hinaus macht sie den Wechsel für negative Veränderungen in ihrem Privatleben verantwortlich:

> „Also wenn ich jetzt heute darüber nachdenke. (…) Ähm. (…) DAS würde ich (…) nicht nochmal machen. (…) Weil der Dauernachtdienst der war sehr gut (2s), ich meine gut, es hat mich ähm weitergebracht. Das auf al/ das schon. […] Ja aber meine Familie hat es halt kaputt gemacht."[185]

Sie würde, wenn sie die Zeit zurückdrehen könnte, die Arbeit im Dauernachtdienst erneut ergreifen. Dies steht ggf. mit den nach der Beendigung der Tätigkeit als negativ erlebten Veränderungen im Zusammenhang. So verbindet sie mit der Zeit im Dauernachtdienst eine harmonische Lebensphase sowohl in Bezug auf das Privatleben als auch auf den Beruf:

> „Es war gut für mich, es war gut für meine Familie. […] Das Familienleben war harmonischer. (3s) Dadurch, dass ich nicht so gestresst war. (3s) Ja. Weil man hat dann schon gemerkt also der Stress der hat in der Familie dann doch ((einatmen)) einiges (…) verändert. Also ich würde es auf alle Fälle (…) sofort wieder machen."[186]

---

[184] vgl. DN_003: Abschn. 94, Zeile 561-563

[185] DDN_003: Abschn. 100, Zeile 566-577

[186] DN_003: Abschn. 106-108, Zeile 615-622

4.5.4   Fallbeschreibung DN_004

DN_004 (weiblich, 53J, verheiratet, Kinder) ist examinierte Krankenpflegerin. Sie hat vor dem Ergreifen des Dauernachtdienstes in einem Krankenhaus (ØBU 10% bzw. 450€-Basis) eine OP-Weiterbildung absolviert. Zuvor war sie ebenfalls in einem Krankenhaus tätig. Sie zeigt eine tendenziell primär negative Einstellung gegenüber der Arbeit im Nachtdienst und zählt sich tendenziell zum Chronotyp Lerche. Bei den primären Eintrittsgründen zeigt sich eine Trias aus Vereinbarkeit von Beruf und Familie, dem Wunsch im Beruf zu bleiben und dem finanziellen Aspekt Geld zu verdienen.

Sie empfindet es, bezüglich des Verhältnisses zwischen Arbeit und Freizeit, sinnvoll nachts beruflich tätig zu sein, da sie hierdurch weniger arbeiten muss, wodurch die Kinderbetreuung mit einem geringeren Organisationsgrad verbunden ist. Im Nachtdienst konnte sie eingeschränkt auf Unterstützung durch Mitarbeiter/-innen von anderen Stationen zurückgreifen. Nachfolgend werden in Abbildung 4.15 die bindenden und abstoßenden Faktoren bezüglich des Erlebens und des Verbleibs im Dauernachtdienst dargestellt.

Es ist ersichtlich, dass die Waage zugunsten der abstoßenden Faktoren ausschlägt. DN_004 kann der Arbeit im Dauernachtdienst nur begrenzt positive Aspekte abgewinnen. Die positive soziale Auswirkung, zur als unkompliziert deklarierten Vereinbarkeit von Beruf und Familie, stellt sich hierbei als der stärkste, bindende Faktor dar. Daneben überwiegen die abstoßenden Faktoren bei weitem die bindenden, doch geht der Austritt aus dem Dauernachtdienst erst mit der Veränderung der Lebenssituation, dem zunehmenden Alter der Kinder einher. Parallel erfährt sie von einem Stellenangebot durch ihren Mann. Es scheint sie habe so lange die Funktion als unkomplizierte Verantwortungsträgerin übernommen, um mit der Veränderung der Lebenssituation, die Stelle aufgeben zu können.

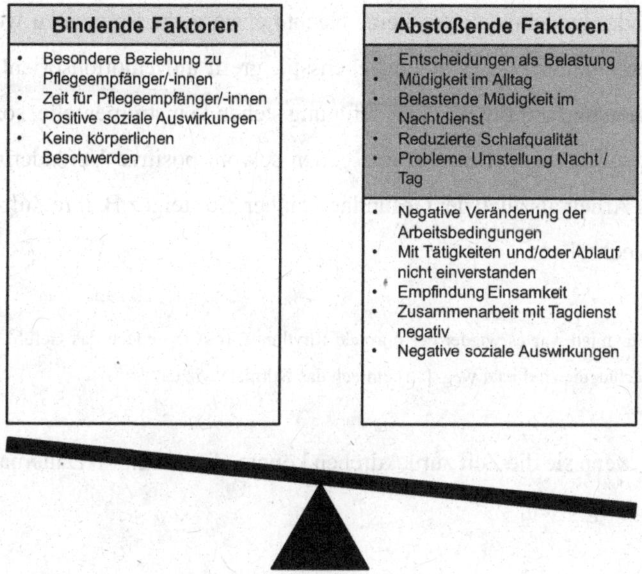

Bindende Faktoren	Abstoßende Faktoren
• Besondere Beziehung zu Pflegeempfänger/-innen • Zeit für Pflegeempfänger/-innen • Positive soziale Auswirkungen • Keine körperlichen Beschwerden	• Entscheidungen als Belastung • Müdigkeit im Alltag • Belastende Müdigkeit im Nachtdienst • Reduzierte Schlafqualität • Probleme Umstellung Nacht / Tag • Negative Veränderung der Arbeitsbedingungen • Mit Tätigkeiten und/oder Ablauf nicht einverstanden • Empfindung Einsamkeit • Zusammenarbeit mit Tagdienst negativ • Negative soziale Auswirkungen

Bild 4.15: DN_004 Bindende und abstoßende Faktoren bezüglich des Erlebens und des Verbleibs im Dauernachtdienst (eigene Darstellung)

Während der Zeit im Dauernachtdienst ist bei ihr der Wunsch nach Zugehörigkeit zu einem Team gewachsen, da sie es als belastend empfindet eigenständig Entscheidungen zu treffen und daher gerne Verantwortung teilen möchte:

> „Ich […] habe es mir toll vorgestellt wieder mit Kollegen zu arbeiten. (9s) Ja, dass sich die Verantwortung eben ein bisschen verteilt, weil halt einfach (…) mehr Kollegen da sind. (…) Weil am Tag immer irgendein Dienstarzt unterwegs ist."[187]

Prinzipiell entspricht das Arbeiten im Nachtdienst weder ihren Vorstellungen noch steht es im Einklang mit ihrem Biorhythmus. Daher geht mit dem Austritt auch

---

[187] DN_004: Abschn. 118, Zeile 438-441

das dringende Bedürfnis einher, keine Nachtdienste mehr arbeiten zu wollen. Sie pflegt einen tendenziell gesunden Lebensstil, greift auf emotionsorientierte Copingstrategien und auf die ihr zur Verfügung stehende instrumentelle, soziale Unterstützung zurück. Mit dem Austritt gehen sowohl positive Veränderungen bezüglich der Arbeit als auch der Gesundheit einher. So steigt z.b. ihre Zufriedenheit mit dem Wechsel an:

> „Für mich war es wieder der normale Rhythmus. (6s) Ja einfach das Gefühl (…) ah die Nächte, die sind jetzt weg. […] einfach das Normale wieder."[188]

Sie würde, wenn sie die Zeit zurückdrehen könnte, die Arbeit im Dauernachtdienst nicht erneut ergreifen.

4.5.5   Fallbeschreibung DN_005

DN_005 (weiblich, 62J, verheiratet, Kinder) ist examinierte Krankenpflegerin. Vor Ergreifen des Dauernachtdienstes war sie im Krankenhaus tätig. Sie hat bis zum heutigen Zeitpunkt keine Weiterbildung absolviert. Sie hat die Tätigkeit in einem Krankenhaus (ØBU 75%) ergriffen. Sie zeigt eine tendenziell primär positive Einstellung gegenüber der Arbeit Nachtdienst, zeigt aber keine Tendenz zu einem Chronotyp. Der primäre Grund, der zum Ergreifen der Tätigkeit geführt hat, ist das dringende Bedürfnis nach Veränderung / Verbesserung der Arbeitssituation. Die Teilnehmerin hat zuvor über einen langen Zeitraum auf einer Station mit einem hohen körperlichen und psychischen Belastungscharakter gearbeitet. Sie merkt an, dass sie auf der Station „wirklich buckeln"[189] musste. Sie beschreibt ihre Sehnsucht nach Veränderung wie folgt:

---

[188] DN_004: Abschn. 128, Zeile 461-464

[189] DN_005: Abschn. 102, Zeile 684

„Nicht jeden Morgen kommen und (…) wie am Fließband waschen auf Deutsch gesagt oder duschen. Und (…) ja das war einfach Stress pur auch. (2s) Einfach mal raus aus dem Trott [...] Das war (…) einfach mal hinhocken oder ein Spiel machen oder einfach bloß ein Gespräch. Das hat es einfach nicht mehr gegeben. Und ich finde das gehört irgendwo einfach zur Pflege dazu."[190]

Es hat den Anschein die Teilnehmerin flüchtet aus ihrem bisherigen Arbeitsumfeld, welches sie zunehmend zermürbt, in den Dauernachtdienst. Dabei räumt sie ein, nur durch Zufall, aufgrund des zur Zeit des Wunsches nach Veränderung parallel veröffentlichten Stellenangebots, den Dauernachtdienst ergriffen zu haben. Die finanzielle Abhängigkeit infolge eines Hausbaus tritt hier als sekundärer Grund in Erscheinung, verstärkt aber gleichwohl die Entscheidung. Nach einer Hospitation zieht sie ihre persönliche Bilanz für die Arbeit im Dauernachtdienst, da die Arbeit hier als „locker" und „easy"[191] bezeichnet wird. Im Nachtdienst konnte sie auf Unterstützung durch einen Mitarbeiter oder eine Mitarbeiterin auf ihrer Station zurückgreifen. Sie arbeitete häufig mit ihrer Freundin zusammen. Theoretisch hätte nur eine von beiden Nachtdienst gehabt, während die andere zum Bereitschaftsdienst anwesend gewesen wäre und damit theoretisch auch hätte schlafen können. Jedoch blieben beide in der Regel wach. Nachfolgend werden in Abbildung 4.16 die bindenden und abstoßenden Faktoren bezüglich des Erlebens und des Verbleibs im Dauernachtdienst dargestellt. Es ist ersichtlich, dass die Waage zugunsten der bindenden Faktoren ausschlägt. Die Teilnehmerin erlebt die Arbeit im Dauernachtdienst im Kontrast zu ihrer vorherigen Arbeitsstelle als positiv. So ist das Arbeitspensum bei gleichzeitigem Anstieg der Autonomie

---

[190] DN_005: Abschn. 12, Zeile 135-142

[191] DN_005: Abschn. 6, Zeile 98

reduziert. Sie genießt es, Zeit für ihre Pflegeempfänger/-innen zu haben. Es scheint

sie verdränge, angesichts der positiven Aspekte, die abstoßenden Faktoren.

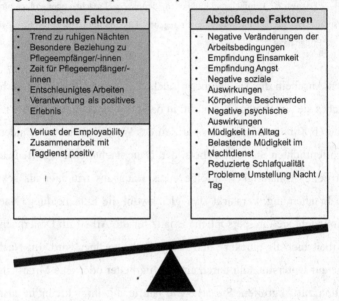

Bild 4.16: DN_005 Bindende und abstoßende Faktoren bezüglich des Erlebens und des Verbleibs im Dauernachtdienst (eigene Darstellung)

Hier ein Beitrag, der die Situation bezüglich der vorhandenen Schlafstörungen unterstreicht:

> „Und dann liegst du im Bett und nach einer Stunde wachst du schon wieder auf und denkst: ‚((einatmen)) Ich MUSS schlafen, ich muss heute Abend ja wieder zum Nachtdienst. Ich habe zehn Stunden Nachtdienst!' […] Und das machst du eine Weile und dann denkst du: ‚So, was werfe ich ein?' (3s) Und dann habe ich mit zweier Valium angefangen. (2s) Und dann ging es so ja, bin ich um acht, halb neun ins Bett (…), habe nachher so bis halb zwei

geschlafen und das war es. Trotz Valium. (…) […] Und ich finde das auf Dauer, Monate, Jahre (…), ich finde das macht den Körper kaputt."[192]

Zu den gesundheitlichen Belastungen zählen daneben Herz-Kreislauf-Beschwerden, psychische Anspannung und übermäßige Müdigkeit im Alltag. Darüber hinaus erleidet sie vermutlich einen Verlust der Employability, was sie wiederum enger an die Arbeit in der Nacht bindet. Sie zeigt tendenziell keinen gesunden Lebensstil und greift sowohl auf emotions-, als auch problemorientierte Copingstrategien zurück. Daneben erfährt sie emotionale, soziale Unterstützung. Sie wechselt aufgrund einer Dienstanweisung ihres Arbeitgebers aus dem Nacht- in den Tagdienst. Dieser Entscheidung wird zunächst mit Widerwille begegnet, doch kann sie später dem Entschluss auch positives abgewinnen:

„Und dann (…) ist die Chefin gekommen, die Pflegedienstleitung, und hat gesagt: ‚DAS geht nicht mehr!' Wir waren stinkesauer […] ‚Wir müssen in den Tagdienst wechseln!' (…) Es war für uns Horror pur. Muss ich zugeben. (…) Im Nachhinein Gott sei Dank."[193]

Sie ist froh damals unter Zwang gewechselt zu haben, denn sie befürchtet sonst „vielleicht heute nicht mehr da"[194] zu sein.

Mit dem Austritt aus dem Dauernachtdienst nimmt sie sowohl bezüglich ihrer Arbeit, als auch ihrer gesundheitlichen Situation positive Veränderungen wahr:

---

[192] DN_005: Abschn. 116, Zeile 768-779
[193] DN_005: Abschn. 4, Zeile 24-28
[194] DN_005: Abschn. 98, Zeile 654

„Und wo ich nachher in den Tagdienst gewechselt habe, dann wurde es besser. Da habe ich nicht mehr gezittert. [...] Die körperlichen Beschwerden sind zurückgegangen. (2s) Ich habe ohne Schlafmittel schlafen können."[195]

Daneben hat der Austritt auch eine positive Auswirkung auf ihr soziales Leben. So berichtet sie z.B. davon wieder „mehr Luft"[196] für private Unternehmungen zu haben. Daher ist es umso erstaunlicher, dass sie trotz der negativen Auswirkungen durch den Dauernachtdienst und die mit der Aufgabe wahrgenommenen positiven Veränderungen dennoch die Tätigkeit wiederergreifen würde, wenn sie die Zeit zurückdrehen könnte. So scheint es sie glorifiziert im Nachhinein die Zeit im Dauernachtdienst und fügt hinzu es sei ein „Abenteuer"[197] gewesen. Vor allem sieht sie die von der Arbeitsbelastung als entspannt empfundene Tätigkeit im Dauernachtdienst stets im Kontrast zu ihrem zuvor als negativ empfundenem langjährig zugehörigem Arbeitsumfeld. Dies sei „knallharte Arbeit"[198] gewesen. Weiter fügt sie an ohne ihre Freundin, mit der sie gemeinsam den Wechsel vollzogen hat, wäre sie vielleicht gar nicht in den Dauernachtdienst ein- oder gegebenenfalls früher ausgestiegen. Somit können bei der Teilnehmerin auch negative gesundheitliche Auswirkungen durch das soziale Netz beobachtet werden. Durch den im Laufe der Jahre verdichteten und reduzierten Kontakt zu dieser Freundin, die ebenfalls ausschließlich im Dauernachtdienst tätig war, reduzierte sich gleichwohl die Vielfalt an Perspektiven und das Portfolio an sozialen Vergleichsoptionen, sodass gesundheitliche Belastungen als normal oder fester Bestandteil der Arbeit im Nachtdienst deklariert werden konnten.

---

[195] DN_005: Abschn.40-44, Zeile 300-333

[196] DN_005: Abschn. 104, Zeile 699

[197] DN_005: Abschn. 110, Zeile 729

[198] DN_005: Abschn. 102, Zeile 663

4.5.6   Fallbeschreibung DN_006

DN_006 (weiblich, 70J, verheiratet, Kinder) ist examinierte Krankenpflegerin. Vor Ergreifen des Dauernachtdienstes war sie im Krankenhaus tätig. Sie hat bis heute keine Weiterbildung absolviert. Sie hat die Tätigkeit in einem Krankenhaus (ØBU 50%) ergriffen und zeigt eine tendenziell primär negative Einstellung gegenüber der Nachtarbeit, aber keine Tendenz zu einem Chronotyp. Bei den primären Eintrittsgründen zeigt sich eine Trias aus Vereinbarkeit von Beruf und Familie, dem Wunsch im Beruf zu bleiben und dem finanziellen Aspekt Geld zu verdienen. Hier spielt auch das Verhältnis von Arbeit und Freizeit hinein, da bei Absolvierung der Nächte am Stück ausreichend zusammenhängende Freizeit zur Verfügung steht. Dabei hebt sie hervor, nicht auf das Geld angewiesen zu sein, aber in einem gewissen Umfang ihre Unabhängigkeit bewahren zu wollen. Daneben spielt ein pragmatischer Grund noch in die Überlegung hinein, da sie und ihr Mann sich kein zweites Auto zulegen wollen, bietet der Nachtdienst, mangels passender Anbindung an den öffentlichen Nahverkehr, in ihren Augen die optimale Lösung. Im Nachtdienst konnte sie auf Unterstützung durch Mitarbeiter/-innen einer angegliederten Station zurückgreifen. Nachfolgend werden in Abbildung 4.17 die bindenden und abstoßenden Faktoren zum Erleben und Verbleib im Dauernachtdienst dargestellt. Es zeigt sich, dass die Waage zugunsten der bindenden Faktoren ausschlägt. Dabei hat es den Anschein, dass vor allem der Trend zu überwiegend ruhigen Nächten, das entschleunigte Arbeiten bei gleichzeitigem Empfinden sein eigener Chef zu sein neben den positiven sozialen Auswirkungen dabei am stärksten bindend wirken. Den Nachtdienst empfindet sie als derart vorteilhaft gegenüber einer Arbeit am Tag, dass sie sogar mit weit fortgeschrittener

Schwangerschaft nachts weiterarbeitet und ihren Arbeitgeber aus Befürchtung am Tag arbeiten zu müssen, nicht darüber informiert.[199]

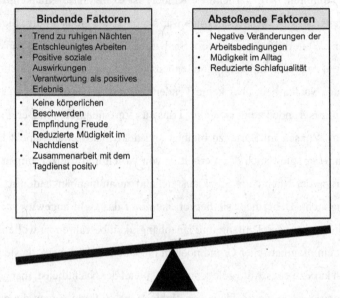

Bindende Faktoren	Abstoßende Faktoren
• Trend zu ruhigen Nächten • Entschleunigtes Arbeiten • Positive soziale Auswirkungen • Verantwortung als positives Erlebnis • Keine körperlichen Beschwerden • Empfindung Freude • Reduzierte Müdigkeit im Nachtdienst • Zusammenarbeit mit dem Tagdienst positiv	• Negative Veränderungen der Arbeitsbedingungen • Müdigkeit im Alltag • Reduzierte Schlafqualität

Bild 4.17: DN_006 Bindende und abstoßende Faktoren bezüglich des Erlebens und des Verbleibs im Dauernachtdienst (eigene Darstellung)

Daneben zeigt sie kaum gesundheitliche Belastungen. Einzig ihre reduzierte Schlafqualität belastet sie zeitweise. Hier greift sie, wenn auch nicht regelmäßig, auf verschreibungspflichtige Schlafmittel zurück. Diese nimmt sie, da sie sonst Sorge hat im darauffolgenden Nachtdienst nicht ausreichend fit zu sein.[200] Es scheint der Konsum von Schlafmitteln habe eine beiläufige Selbstverständlichkeit, die mit der Arbeit im Dauernachtdienst verknüpft sei. Mit der Zeit nimmt sie zunehmend negative Veränderungen der Arbeitsbedingungen wahr. So verändert.

---

[199] DN_006: Abschn. 76, Zeile 436-442
[200] DN_006: Abschn. 98, Zeile 561-570

sich das Klientel der Pflegeempfänger/-innen, die durchzuführenden Tätigkeiten und das Arbeitspensum:

> „Und auch, ich sage ja diese (…) Dokumentiererei und (3s) die Nächte wurden hektischer. […] es wurde noch mehr reingedrückt in die Nächte an Arbeit, Aufgaben, äh (…) und eben auch das Patientengut. (…) Äh es war dann wirklich äh manchmal ein Marathon (…) bis man alles Morgens hinter sich hatte. Und oft auch nicht mehr fertig wurde. (…) Da kam der Tagdienst, da war man immer noch am Hetzen. Ja?"[201]

Diese Veränderungen fallen sowohl mit dem verpflichtenden Wechsel aus dem Dauernachtdienst durch den Arbeitgeber als auch einer Veränderung der Lebenssituation zusammen, sodass diese ihr abstoßendes Potential entweder nicht vollumfänglich entfalten können oder aber die bindenden Faktoren deutlich stärker wirken. Parallel zur externen Entscheidung den ausschließlichen Nachtdienst aufgeben zu müssen, konnte sie aufgrund der eingetretenen Rente des Mannes auch das Auto nutzen. Zudem waren ihre Kinder „ja mehr oder weniger schon aus dem Haus"[202]. Die Teilnehmerin zeigt einen tendenziell gesundheitsförderlichen Lebensstil und greift sowohl auf emotions-, als auch problemorientierte Copingstrategien zurück. Sie erhält emotionale und instrumentelle, soziale Unterstützung. Nach dem Austritt nimmt sie weder bezüglich ihrer Arbeit noch ihrer Gesundheit positive oder negative Veränderungen wahr. Sie würde, wenn sie die Zeit zurückdrehen könnte, die Arbeit im Dauernachtdienst erneut ergreifen:

> „Auf jeden Fall. Für mich war das die Lösung. (2s) Zum Arbeiten können (…), Kinder versorgt (3s) kein Auto, also wenn es so wäre, könnte ich mir gut vorstellen. Ich habe mich jetzt ja nicht so wesentlich verändert. Meine ich. ((lachen)) (3s) Arbeiten möchte man, also

---

[201] DN_006: Abschn. 112, Zeile 653-659
[202] DN_006: Abschn. 48, Zeile 27-278

(3s)/ und ich bin in dem Beruf und einen anderen habe ich und will ich auch nicht. Und ja
würde ich auch so wieder entscheiden."[203]

An dem Beitrag ist ersichtlich, dass sie die Arbeit im Dauernachtdienst auch mit
der prinzipiellen Arbeit in der Pflege in Verbindung bringt. Dies kann auf die langjährige, nächtliche Arbeit zurückzuführen sein.

4.5.7   Fallbeschreibung DN_007

DN_007 (weiblich, 57J, alleinstehend, Kinder) ist examinierte Krankenpflegerin.
Vor Ergreifen des Dauernachtdienstes war sie im Krankenhaus tätig. Sie hat ver-
sucht während der Zeit im Dauernachtdienst eine Weiterbildung zu absolvieren.
DN_007 hat den Dauernachtdienst in einem Krankenhaus (ØBU 50%) ergriffen.
Sie zeigt eine tendenziell primär positive Einstellung gegenüber einer Tätigkeit im
Nachtdienst, aber keine Tendenz zum Chronotyp Eule oder Lerche. Die Teilneh-
merin hat in zwei verschiedenen Lebensphasen mit unterschiedlichen Motiven die
Tätigkeit im Dauernachtdienst ergriffen. Diese werden nacheinander beschrieben
und abschließend kontrastierend gegenübergestellt. Der primäre Grund, der in der
ersten Phase zum Ergreifen der Tätigkeit im Dauernachtdienst geführt hat, ist die
Vereinbarkeit einer Weiterqualifizierungsmaßnahme und einem Beruf. Der
Nachtdienst bietet laut der Teilnehmerin unter ökonomischen Gesichtspunkten
hierbei die beste Wahl an, da bei einem subjektiv als attraktiv empfundenen Verhältnis zwischen Arbeit und Freizeit zugleich die monetäre Vergütung den eigenen
Erwartungen entspricht:

---

[203] DN_006: Abschn. 132, Zeile 777-782

„Einfach die Zeit (...), die Zeit intensiv wie möglich zu nutzen äh, um davon leben zu können. (2s) Das war eigentlich der Hauptaspekt."[204]

Während der Zeit im Dauernachtdienst konnte sie auf Unterstützung durch weitere
Mitarbeiter/-innen zurückgreifen. Nachfolgend werden in Abbildung 4.18 die bin-
denden und abstoßenden Faktoren bezüglich des Erlebens und des Verbleibs im
Dauernachtdienst dargestellt.

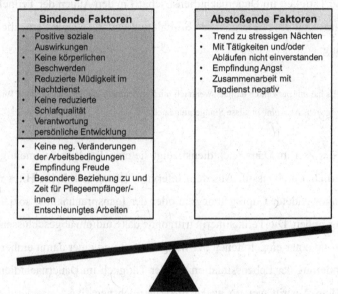

Bild 4.18: DN_007_Phase_1 Bindende und abstoßende Faktoren bezüglich des Erlebens
und des Verbleibs im Dauernachtdienst (eigene Darstellung)

Es ist ersichtlich, dass die Waage zugunsten der bindenden Faktoren ausschlägt.
So wird die Dauernachtarbeit besonders aufgrund des Fernbleibens gesundheitlich
negativer Auswirkungen und der subjektiv als positiv empfundenen

---

[204] DN_007: Abschn. 32, Zeile 178-180

Kompatibilität bezüglich des ergriffenen Studiums als optimale Lösung angesehen. Daneben fühlt sie sich aufgrund ihres großstädtischen Lebensumfelds nicht sozial benachteiligt, da sie hier den Eindruck hat ohnehin in einer Stadt, die niemals schläft, zu arbeiten.[205] Ein weiterer, bindender Aspekt ist das Gefühl durch die Arbeit im Dauernachtdienst eine positive Entwicklung zu erleben. Dabei umschließt diese Entwicklung nicht nur einen reinen Lerngewinn und Kompetenzzuwachs. Die Tätigkeit im Dauernachtdienst schafft in den Augen der Teilnehmerin einen Rahmen für eine tiefergehende Stimulation und die eigene Persönlichkeitsentwicklung:

> „Es hat mir persönlich damals, wenn ich mich so erinnere, ähm ja eine gewisse Wichtigkeit gegeben. Also eine gewisse Sinngebung auch."[206]

Während der Zeit im Dauernachtdienst zeigt sie eine Tendenz zu einem gesundheitsförderlichen Lebensstil. Aus dem Interview lassen sich keine Hinweise bezüglich angewendeter Copingstrategien oder der Inanspruchnahme sozialer Unterstützung finden. Die Teilnehmerin tritt, ohne das Studium abgeschlossen zu haben, aufgrund einer eingetretenen Schwangerschaft und einer damit einhergehenden Veränderung der Lebenssituation aus der Tätigkeit im Dauernachtdienst heraus. Mit dem Austritt werden weder positive noch negative Veränderungen sowohl bezüglich der Arbeit als auch der Gesundheit wahrgenommen.

Die Gründe, die in der zweiten Phase zum Ergreifen der Tätigkeit im Dauernachtdienst geführt haben, sind die Vereinbarkeit von Beruf und Familie bei gleichzeitig bestehender finanzieller Abhängigkeit. Dies wird als bedeutende Veränderung zur ersten Nachtdienstphase erlebt:

---

[205] Vgl. DN_007: Abschn. 24, Zeile 111-131

[206] DN_007: Abschn. 28, Zeile 153-155

„Also mhh solange ich alleine und Studentin war, war ja äh/ fühlte das sich ja anders an ähm da hätte ich mir ja auch sonst irgendwie überlegen können, sag ich mal, äh ich war nicht drauf angewiesen eine gewisse Geldmenge dann unbedingt äh verdienen zu müssen oder habe das sehr flexibel gehandhabt. [...] Aber (...) in der zweiten Hälfte, also als ich dann drei Kinder hatte, war es definitiv so, dass äh (...) das Familieneinkommen alleine, alleinig davon abhängig war."[207]

Dabei bindet die familiäre und wirtschaftliche Situation die Teilnehmerin über die folgenden Jahre bis hin zu einer, angesichts der gesundheitlichen Belastungen als befreiend wahrgenommenen, Veränderung der Lebenssituation, in Form zunehmender Selbstständigkeit der Kinder, an den Dauernachtdienst.[208] Die Teilnehmerin erfährt in der zweiten Phase zunehmend negative Auswirkungen auf das soziale Leben. So kann sie aufgrund der Arbeitszeiten, bei paralleler Verantwortung für die Kinder, nur in geringem Umfang ihre eigene Freizeit wahrnehmen. Inwiefern dies mit der Tatsache in Verbindung steht, dass die Tätigkeit im Dauernachtdienst im fremdsprachigen, europäischen Ausland getätigt wurde, lässt sich hierbei nicht eruieren.

Daneben erfährt sie gesundheitliche Beeinträchtigungen. So leidet sie u.a. unter einer Reduktion der Schlafqualität und greift hierbei auch auf den Konsum von Schlafmitteln zurück. Dies ist daher hervorzuheben, da sie sich selbst in ihrer ersten Nachtdienstphase wie folgt beschreibt:

„[...] und äh da hatte ich ein Bewusstsein ähm, ja ich würde mich, ich würde mir nie schaden. Ja? Mit Substanzen äh (...) ja die A abhängig machen und B wo ich überhaupt nicht äh überblicken kann oder gar nicht weiß was ich eigentlich zu mir nehme. Außerdem fand ich es sehr äh sehr abschreckend äh, dass ein sehr hoher äh Anteil (...) in der Patientenschaft

---

[207] DN_007: Abschn. 104, Zeile 587-595
[208] Auf eine Illustration mittels einer Waage wird an dieser Stelle verzichtet, da aus dem Interview bzw. Transkript hierzu nur vergleichsweise geringfügig Informationen vorliegen.

äh war eben ja süchtig. […] Und das ist/ war schon abschreckend genug für mich zu sehen
wie krank, wie krank die Menschen sind. Oder beziehungsweise wie viele Beruhigungsmit-
tel (…) damals schon eben auch gerade dreißig jährige Frauen oder vierzig jährige Frauen
bekamen."[209]

Somit verändert sie angesichts der veränderten Lebensbedingungen und der an-
dersartigen Motivlage zum Teil ihre Überzeugungen und ihren Habitus. Demnach
scheinen die Bedingungen unter denen der Dauernachtdienst ergriffen wird und
die zugrundeliegenden Motivlagen, die zur Aufnahme der Tätigkeit führen, einen
wesentlichen Einfluss auf das Erleben zu haben. Dem Austritt geht, mit der zunehmenden Selbstständigkeit der Kinder, eine Veränderung der Lebenssituation
voraus. Daneben treiben sie die gesundheitlichen Auswirkungen, mit der Legitimation durch die sich verändernden Lebensbedingungen, aus dem Nachtdienst,
sodass der Wunsch am Tag zu arbeiten und einen rhythmisierten und subjektiv
titulierten und herbeigesehnten normalen Alltag zu leben, in Erfüllung geht. Nach
dem Austritt aus dem Dauernachtdienst nimmt sie bezüglich der Arbeit keine besonders bemerkenswerten positiven oder negativen Veränderungen wahr. Einzig
erscheint ihr der Tagdienst „reizüberfluteter"[210]. Bezüglich ihrer Gesundheit
nimmt sie eine zunehmende Synchronisation äußerer und innerer Zeitgeber im
Sinne des Entrainments wahr. Bezüglich des sozialen Lebens hat sie den Eindruck
mit der Aufgabe der Nachtarbeit mehr am Leben teilhaben zu können. Könnte sie
die Zeit zurückdrehen, würde sie die Tätigkeit im Dauernachtdienst nicht erneut
ergreifen, da sie der Ansicht ist, dass eine den inneren Zeitgebern entgegengesetzte
Lebensführung „zwangsläufig krank machen muss"[211].

---

[209] DN_007: Abschn. 80, Zeile 472-482

[210] DN_007: Abschn. 136, Zeile 730

[211] DN_007: Abschn. 140, Zeile 754

Die Fallbeschreibung erscheint lückenhaft. Dies lässt sich zum Teil auf die Interviewsituation am Telefon bei zugleich reduziert zur Verfügung stehender Zeit zurückführen. Weiter hängt dies mit der Tatsache zusammen, dass die Teilnehmerin in unterschiedlichen Lebensphasen im Dauernachtdienst tätig war. Die Beschreibungen verschwammen während des Interviews zunehmend. Bestenfalls wäre der Interviewleitfaden, der ordinär für eine Zielgruppe konzipiert war, die lediglich auf eine singuläre Dauernachtdienstphase zurückblickt, konsequent zweimal angewendet worden. Nach der Durchführung des Interviews erschien es jedoch dem Forschungsgegenstand zuträglich den Fall von DN_007, obgleich er Lücken aufweist, in die Ergebnisauswertung und –darstellung mit aufzunehmen. Ein zweites Interview zu einem späteren Zeitpunkt wäre ggf. eine Option gewesen, um die Datenlage lückenlos darzustellen. Dies wurde allerdings aus zeitlichen Gründen nicht durchgeführt.

4.5.8 Fallbeschreibung DN_008

DN_008 (weiblich, 43J, verheiratet, Kinder) ist examinierte Krankenpflegerin. Vor Ergreifen des Dauernachtdienstes war sie im Krankenhaus tätig. Sie hat vor dem Ergreifen der Stelle in Dauernachtarbeit eine Weiterbildung zur Intensivfachpflegerin und eine zur Praxisanleiterin absolviert. Sie hat den Dauernachtdienst in einer Einrichtung der Behindertenhilfe (ØBU 50%) ergriffen. Sie zeigt eine tendenziell primär positive Einstellung gegenüber einer Tätigkeit im Nachtdienst, zählt sich aber weder tendenziell zum Chronotyp Eule oder Lerche. Die primären Gründe, die zum Ergreifen der Tätigkeit geführt haben, sind zum einen die Vereinbarkeit von Beruf und Familie und zum anderen die Perspektive diese Kompatibilität am besten mit einer permanenten Arbeitszeit im Dauernachtdienst realisieren zu können. Zur Illustration folgt ein Beitrag der Teilnehmerin:

„Also das ist halt im Dreischichtbetrieb bei jeder einzelnen Schicht, kriegen die halt mit,
ich bin beim Arbeiten. Die fanden immer, dass ich sehr viel arbeite [...] und diese Nacht-
schichten (...) am Wochenende gingen die erst um halb zehn los. Das heißt die waren da
echt schon im Bett. Und also, es war eigentlich rein familiär die Entscheidung. Du hattest
das Gefühl für die Familie ist es einfach besser zu planen."[212]

Sekundäre Gründe stellen Neugierde und der monetäre Anreiz dar. Diese sprechen
vor allem entgegen etwaiger alternativer Arbeitsverhältnisse. Im Nachtdienst
konnte sie eingeschränkt auf Unterstützung durch Mitarbeiter/-innen eines angren-
zenden Bereichs zurückgreifen. Nachfolgend werden in Abbildung 4.19 die bindenden und abstoßenden Faktoren bezüglich des Erlebens und des Verbleibs im
Dauernachtdienst dargestellt.

Es ist ersichtlich, dass die Waage zugunsten der abstoßenden Faktoren ausschlägt.
An erster Stelle stehen hier die negativen Veränderungen der Arbeitsbedingungen.

---

[212] DN_008: Abschn. 18, Zeile 75-81

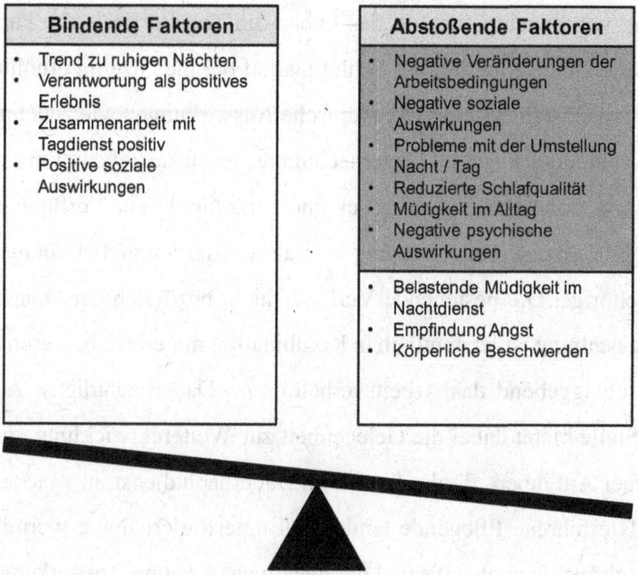

Bindende Faktoren	Abstoßende Faktoren
• Trend zu ruhigen Nächten • Verantwortung als positives Erlebnis • Zusammenarbeit mit Tagdienst positiv • Positive soziale Auswirkungen	• Negative Veränderungen der Arbeitsbedingungen • Negative soziale Auswirkungen • Probleme mit der Umstellung Nacht / Tag • Reduzierte Schlafqualität • Müdigkeit im Alltag • Negative psychische Auswirkungen
	• Belastende Müdigkeit im Nachtdienst • Empfindung Angst • Körperliche Beschwerden

Bild 4.19: DN_008 Bindende und abstoßende Faktoren bezüglich des Erlebens und des Verbleibs im Dauernachtdienst (eigene Darstellung)

Anders als zuvor vereinbart, muss die Teilnehmerin häufig einspringen und übersteigt dabei ihren anvisierten durchschnittlichen Beschäftigungsumfang von 50%:

> „Und dann hat man halt immer so dieses Umste/ ich habe das Gefühl gehabt ich stelle mich nur noch um vom Nachtdienst rein, in Nachtdienst raus. Und ja. Das war dann einfach anstrengend."[213]

Dadurch erfährt sie negative, soziale Auswirkungen, da ihre Freizeit nur noch eingeschränkt geplant werden kann, wodurch diese an Qualität einbüßt. Zudem erfährt sie durch die Diskontinuität der Nächte vermehrt Probleme mit der

---

[213] DN_008: Abschn. 114, Zeile 563-566

Umstellung vom Nachtdienst auf das Leben am Tag im Kreis der Familie. Aus einer begleitenden Reduktion der Schlafqualität bei gleichzeitig erhöhter Müdigkeit im Alltag entstehen negative psychische Auswirkungen wie zunehmende Gereiztheit. Während der Zeit im Dauernachtdienst greift sie auf emotions- und problemorientierte Copingstrategien zurück und nutzt die ihr zur Verfügung stehende instrumentelle, soziale Unterstützung im Rahmen der Kinderbetreuung durch Familienangehörige. Die bestehende Verlässlichkeit bezüglich der Dienst- und Urlaubsplangestaltung ist letztendlich in Kombination mit einem besseren Stellenangebot ausschlaggebend das Arbeitsverhältnis im Dauernachtdienst zu beenden. Die neue Stelle bietet dabei die Gelegenheit zur Weiterentwicklung und dem Ergreifen neuer Aufgaben. Beides hat sie im Dauernachtdienst, in welchem sie sich fachlich als erfahrene Pflegende tendenziell unterfordert fühlte, vermisst. Letztendlich wechselt sie auch aufgrund der negativen, sozialen Auswirkungen auf die Familie, die Teil der oben beschriebenen Kaskade sind, aus dem Dauernachtdienst, da dieses Arbeitszeitmodell in ihren Augen und in den Augen ihren Familie auch nicht das erhoffte Prädikat der Familienfreundlichkeit für sich verbuchen kann:

> „Und schon auch das, dass die Kinder wirklich auch gesagt haben (…): ‚Also da ist es uns lieber du schichtest wieder normal, wie das du so viele Nächte weg bist und tagsüber irgendwie kaum ansprechbar.‘ Das fanden die/ haben die dann schon irgendwann auch gemerkt, dass das auch nicht (…) so familienfreundlich dann ist. Also die haben dann wirklich von sich aus gesagt (…): ‚Dann lieber wieder die alten Arbeitszeiten!‘"[214]

Mit dem Austritt der Arbeit im Nachtdienst und der Aufnahme der neuen Stelle nimmt sie positive Veränderungen bezüglich der Arbeit und ihrer

---

[214] DN_008: Abschn. 102, Zeile 505-510

gesundheitlichen Situation wahr. Zudem verändert sich ihr soziales Leben zum Positiven. Allerdings bedingt die Arbeit zu wechselnden Zeiten einen höheren Grad an Organisation. Sie würde, wenn sie die Zeit zurückdrehen könnte, die Arbeit im Dauernachtdienst nicht erneut ergreifen.

4.5.9   Fallbeschreibung DN_009

DN_009 (weiblich, 47J, verheiratet, Kinder) ist examinierte Krankenpflegerin. Vor Ergreifen des Dauernachtdienstes war sie im Krankenhaus tätig. Sie hat bis zum heutigen Zeitpunkt weder vor, während oder nach der Tätigkeit im Dauernachtdienst eine Weiterbildung absolviert. Sie hat die Dauernachtarbeit in einer Einrichtung der Behindertenhilfe (ØBU 50%) ergriffen. Sie zeigt eine tendenziell primär negative Einstellung gegenüber einer Tätigkeit im Nachtdienst, zeigt aber keine Tendenz zum Chronotyp Eule oder Lerche. Die Teilnehmerin ergreift nach einer längeren Auszeit die Tätigkeit im Dauernachtdienst. Der primäre Grund für die Rückkehr in das Berufsleben stellt die finanzielle Abhängigkeit dar, da infolge des Kaufs einer Immobilie ein zweites Einkommen benötigt wird. Der Dauernachtdienst wird primär aus Gründen der Vereinbarkeit von Beruf und Familie, angesichts eines zunächst fehlenden sozialen Netzes zur Unterstützung bei der Kinderbetreuung und der Befürchtung nach einer langen Auszeit der Wechselschicht in einem Krankenhaus nicht gewachsen zu sein, ergriffen. Daneben spielt die Tatsache, den Arbeitsplatz im Dorf, nah an der erworbenen Immobilie vorzufinden, eine Rolle. Sekundärer Grund für das Eintreten in den Dauernachtdienst ist der Wunsch im Beruf zu bleiben, um nicht den Anschluss zu verlieren.[215] Nachfolgend werden in Abbildung 4.20 die bindenden und abstoßenden Faktoren

---

[215] DN_009: Abschn. 30, Zeile 146-147

bezüglich des Erlebens und des Verbleibs im Dauernachtdienst dargestellt. Es ist
ersichtlich, dass die Waage zugunsten der abstoßenden Faktoren ausschlägt.

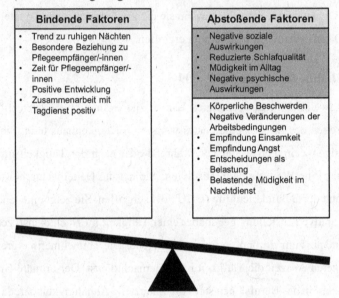

Bindende Faktoren	Abstoßende Faktoren
• Trend zu ruhigen Nächten • Besondere Beziehung zu Pflegeempfänger/-innen • Zeit für Pflegeempfänger/-innen • Positive Entwicklung • Zusammenarbeit mit Tagdienst positiv	• Negative soziale Auswirkungen • Reduzierte Schlafqualität • Müdigkeit im Alltag • Negative psychische Auswirkungen • Körperliche Beschwerden • Negative Veränderungen der Arbeitsbedingungen • Empfindung Einsamkeit • Empfindung Angst • Entscheidungen als Belastung • Belastende Müdigkeit im Nachtdienst

Bild 4.20: DN_009 Bindende und abstoßende Faktoren bezüglich des Erlebens und des
Verbleibs im Dauernachtdienst (eigene Darstellung)

Dennoch erlebt die Teilnehmerin eine positive Entwicklung und einen Wachstumsprozess in den Jahren im Dauernachtdienst:

> „Aber ich habe das besser in Angriff gekriegt oder in Angriff genommen mit der Zeit. Also
> dass ich einfach stark geworden bin und einfach auch eben selb/ mehr Selbstbewusstsein
> gekriegt habe und gesehen habe (…) das ist machbar. […] Also ich habe mich nach […]
> den drei Jahren eigentlich ziemlich sicher gefühlt. Und habe mir gedacht (…) das hat mir
> jetzt eigentlich auch was gebracht für mein weiteres berufliches Dasein."[216]

---

[216] DN_009: Abschn. 94, Zeile 428-439

Ihre anfängliche Sorge Entscheidungen alleine im Nachtdienst nicht gewachsen zu sein, wird durch ein sich zunehmend aufbauendes Selbstbewusstsein verdrängt. So profitiert sie dann auch aus den in ihrer Sicht bindenden Faktoren wie z.B. mehr Zeit für die Pflegeempfänger/-innen. Jedoch nimmt sie auf der anderen Seite zunehmend negative, soziale Auswirkungen durch den Dauernachtdienst wahr. Die familiär zur Verfügung stehende Freizeit verliert, infolge einer reduzierten Schlafqualität bei paralleler Müdigkeit im Alltag und sowohl zunehmender negativer psychischer Auswirkungen, als auch Migräne, an Qualität:

> „Also ich habe es halt ähm (…) nach den drei Jahren habe ich einfach gemerkt, ich kann nicht mehr schlafen und der Tag ist kaputt. Das ist nicht gut."[217]

Insgesamt fühlt sie sich stark durch ihre Doppelrolle als Mutter und Arbeitnehmerin belastet, da sie die Verantwortung für die familiäre Struktur bei gleichzeitiger Ausübung des Berufs trägt. Gleichwohl spielen weitere abstoßende Faktoren wie sich negativ verändernde Arbeitsbedingungen eine Rolle, doch wirken diese nicht vordergründig auf den Entschluss, die Arbeit im Dauernachtdienst zu beenden, ein. Während ihrer Zeit im Dauernachtdienst greift sie auf emotionsorientierte Copingstrategien zurück und erfährt emotionale, soziale Unterstützung.

Der primäre Austrittsgrund ist der Wunsch nach zunehmender Normalität in einem dem persönlichen Umfeld entsprechenden und der eigenen Gesundheit zuträglichen Rhythmus. Daher bewirbt sie sich auch auf eine Stelle mit reiner Tagesarbeitszeit ohne Wochenend- und Feiertagsarbeit. Diese Arbeitsstelle entspricht auch ihrem Bedürfnis nach Weiterentwicklung und neuen Aufgaben. So blickt sie mit Sorge in eine potentielle Zukunft in der sie noch immer im Dauernachtdienst beschäftigt sein könnte:

---

[217] DN_009: Abschn. 130, Zeile 615-616

„[…] ich kenne Kollegen, die machen das seit zwanzig Jahren. Das könnte ich niemals machen. Weil man wird, also ich habe an den Kollegen gemerkt, man wird ein bisschen eigen. Also ((lachen)) und ein wenig schräg. Und (…) ein wenig seltsam. ((lachen)) Das kann ich jetzt nicht näher beschreiben, aber ich habe das so erlebt. Also es gibt zwei Kollegen, die machen das (…) glaube ich seit zwanzig Jahren und das (2s), die haben auch gar kein Verständnis für den Tagdienst mehr. […] Und (…) das hätte ich nicht machen wollen."[218]

Sekundär spielt das Bedürfnis wieder Teil eines Teams zu sein in die Austrittsüberlegung mit hinein. Mit der Aufgabe der Nachtarbeit und der Annahme der neuen Stelle nimmt sie positive Veränderungen bezüglich der Arbeit und der gesundheitlichen Situation wahr. Auch ihr soziales Leben verbessert sich. Gleichwohl bedingt der Wechsel einen höheren Grad an Organisation bezüglich der Strukturierung des Alltags. Sie steht der Überlegung, wenn sie die Zeit zurückdrehen könnte den Dauernachtdienst erneut zu ergreifen, ambivalent gegenüber. So empfindet sie den persönlichen Wachstumsprozess als positiv:

„Und das war/ es war für mich persönlich war es eigentlich ein Gewinn. Ähm. Für das, dass ich an Selbstbewusstsein äh gewonnen habe, dass ich das erfahren habe wie das ist, wenn man alleine arbeitet, dass man das schaffen kann."[219]

Auf der anderen Seite betrachtet sie die negativen gesundheitlichen Auswirkungen und die Reduktion der Lebensqualität als kritisch.

---

[218] DN_009: Abschn. 122, Zeile 590-598
[219] DN_009: Abschn. 122, Zeile 680-583

4.5.10 Fallbeschreibung DN_010

DN_010 (weiblich, 68J, verheiratet, Kinder) ist examinierte Krankenpflegerin. Vor Ergreifen des Dauernachtdienstes war sie im Krankenhaus tätig. Sie hat zuvor eine Weiterbildung zur Intensivfachpflege absolviert. Den Dauernachtdienst hat sie in einem Krankenhaus (ØBU 50%) begonnen. Sie zeigt weder eine tendenziell primär positive noch negative Einstellung gegenüber der Nachtarbeit und zählt sich tendenziell zum Chronotyp Lerche.

Bei den primären Eintrittsgründen zeigt sich eine Trias aus Vereinbarkeit von Beruf und Familie, dem Wunsch im Beruf zu bleiben und dem Verhältnis von Arbeit und Freizeit. Dabei erscheint ihr der Dauernachtdienst als „praktisch"[220], stellt aber nicht das favorisierte Arbeitszeitmodell dar:

> „Das war also mehr der Not gehorchend. ((lachen)) Muss ich sagen. Aber es war dann auch ok."[221]

Während der Arbeit im Nachtdienst konnte sie auf Unterstützung durch Mitarbeiter/-innen anderer Stationen zurückgreifen. Nachfolgend werden in Abbildung 4.21 die bindenden und abstoßenden Faktoren bezüglich des Erlebens und des Verbleibs im Dauernachtdienst dargestellt.

Es ist ersichtlich, dass die Waage zugunsten der abstoßenden Faktoren ausschlägt. Trotz der zahlreichen bindenden Faktoren, empfindet sie das nächtliche Arbeiten nicht als gänzlich vorteilhaft, kann der Tätigkeit in ihrer damaligen Lebensphase aber Vorzüge abgewinnen. So binden vor allem die positiven sozialen Auswirkungen zunächst weiter an die Nachtarbeit. So gibt sie an sowohl ausreichend Zeit für

---

[220] DN_010: Abschn. 18, Zeile 7

[221] DN_010: Abschn. 2, Zeile 25-26

ihre Familie, als auch für private Unternehmungen gehabt zu haben. Es scheint sie arrangiert sich mit den, in Verbindung mit dem Dauernachtdienst in Erscheinung getretenen, negativen Auswirkungen, unter der Prämisse die Tätigkeit lediglich zur Überbrückung bis zu einer Veränderung der Lebenssituation zu ergreifen.

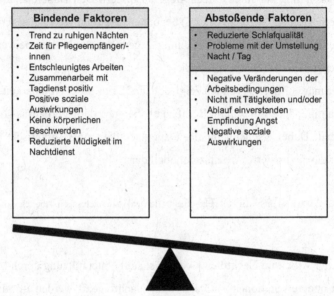

Bindende Faktoren	Abstoßende Faktoren
• Trend zu ruhigen Nächten • Zeit für Pflegeempfänger/-innen • Entschleunigtes Arbeiten • Zusammenarbeit mit Tagdienst positiv • Positive soziale Auswirkungen • Keine körperlichen Beschwerden • Reduzierte Müdigkeit im Nachtdienst	• Reduzierte Schlafqualität • Probleme mit der Umstellung Nacht / Tag • Negative Veränderungen der Arbeitsbedingungen • Nicht mit Tätigkeiten und/oder Ablauf einverstanden • Empfindung Angst • Negative soziale Auswirkungen

Bild 4.21: DN_010 Bindende und abstoßende Faktoren bezüglich des Erlebens und des Verbleibs im Dauernachtdienst (eigene Darstellung)

Die vordergründigen abstoßenden Faktoren sind die reduzierte Schlafqualität und die Probleme mit der Umstellung von der Arbeit in der Nacht auf das Leben am Tag. Die Teilnehmerin zeigt einen tendenziell gesundheitsförderlichen Lebensstil. Sie greift während der Zeit im Dauernachtdienst auf emotions- und problemorientierte Copingstrategien zurück und nutzt die ihr zur Verfügung stehende instrumentelle, soziale Unterstützung. Der Austritt aus dem Dauernachtdienst geht mit einem verpflichtenden Wechsel, aufgrund einer Anweisung des Arbeitgebers einher. Allerdings scheint es, dass dieser nicht konsequent Folge geleistet wird, da sie weiter in Absprache mit der Station ausschließlich im Dauernachtdienst arbeitet. Letztendlich eröffnet ihr eine Veränderung der Lebenssituation die zur Überbrückung ergriffene Tätigkeit zu beenden.

> „Und dann wo mein Sohn dann im Kindergarten war, äh (…) dann ging das dann wieder leichter mit dem Tagdienst. […] Und das war eigentlich wieder das äh, dass ich gesagt habe jetzt kann/ muss ich nicht mehr nur Nachtdienst machen. Weil es ist nicht mein Lieblingsjob gewesen. Es war praktisch und man hat das Beste draus gemacht. (…) Aber nachher war es mir auch so wieder recht."[222]

Mit zunehmender Selbstständigkeit ihres Kindes sieht sie die Gelegenheit in eine berufliche Tätigkeit am Tag zu wechseln. Dabei spielt auch der Wunsch nach Weiterentwicklung und dem Ergreifen neuer Aufgaben eine Rolle:

> „Also ich habe halt (…) äh das Entspannte genossen, aber auf Dauer wäre mir das zu viel entspannt gewesen. Also äh ab und zu/ man muss auch mal was Neues und äh dass was läuft und was tut. […] Und von daher fand ich dann den Tagdienst wieder interessanter."[223]

Mit dem Wechsel in den Tagdienst gehen weder positive noch negative Veränderungen bezüglich der Arbeit oder Gesundheit einher. Doch bedingt der Wechsel bezüglich der Freizeitgestaltung ein höheres Maß an Organisation. Könnte sie die Zeit zurückdrehen, würde sie den Dauernachtdienst erneut ergreifen.

---

[222] DN_010: Abschn. 90, Zeile 519-529
[223] DN_010: Abschn. 110, Zeile 579-589

4.5.11 Fallbeschreibung DN_011

DN_011 (weiblich, 42J, verheiratet, Kinder) ist examinierte Gesundheits- und Krankenpflegerin. Sie hat bis heute keine Weiterbildung absolviert. Den Dauernachtdienst hat sie in einem Alten/-Pflegeheim (ØBU 30%) ergriffen. Zuvor war sie nicht in der Pflege tätig. Sie zeigt weder eine tendenziell primär positive noch negative Einstellung gegenüber einer Tätigkeit im Nachtdienst und zeigt keine ausgeprägte Tendenz zu einem Chronotyp. Der primäre Grund, der zum Ergreifen der Tätigkeit geführt hat, ist die Vereinbarkeit von Beruf und Familie bei gleichzeitiger finanzieller Abhängigkeit von einem zweiten Einkommen. Dabei ist es ihr wichtig einem, für die Kinder scheinbar unsichtbaren, Beschäftigungsverhältnis nachzugehen:

> „Dass wenn die in der Nacht schlafen, ich bin nicht da und die brauchen mich nicht. Die merken nicht, dass ich da bin. Und äh wenn ich dann nach Hause gekommen bin, habe ich sie geweckt also war die Mama wieder da. […] Praktisch ich habe gekuckt, dass die nicht merken, dass ich bei der Arbeit bin."[224]

In ihren Augen bietet die Arbeit im Dauernachtdienst zum einen ein optimales Verhältnis zwischen Arbeit und Freizeit und geht zum anderen durch die permanente Arbeitszeit mit einem reduzierten Grad an Organisation einher. Ferner wird das Bedürfnis, im erlernten Beruf zu arbeiten, aufgeführt. Im Dienst kann sie auf Unterstützung zurückgreifen. Nachfolgend werden in Abbildung 4.22 die bindenden und abstoßenden Faktoren bezüglich des Erlebens und des Verbleibs im Dauernachtdienst dargestellt.

Es ist ersichtlich, dass die Waage weder zugunsten der bindenden noch der abstoßenden Faktoren ausschlägt. Dies hängt damit zusammen, dass die Tätigkeit im

---

[224] DN_011: Abschn. 20, Zeile 109-115

Dauernachtdienst nicht vollständig aufgegeben wurde, aber auch nicht ausschließlich weitergeführt wird. Die Teilnehmerin hat ihren prozentualen Beschäftigungsumfang im Alten/-Pflegeheim reduziert, aber arbeitet dort noch immer im Nachtdienst. Parallel dazu hat sie ein Arbeitsverhältnis in einem Krankenhaus im Tagdienst begonnen. Somit existieren sowohl Faktoren, die sie zu einem Austritt bewegen, als auch solche, die weiter an die Nachtarbeit binden.

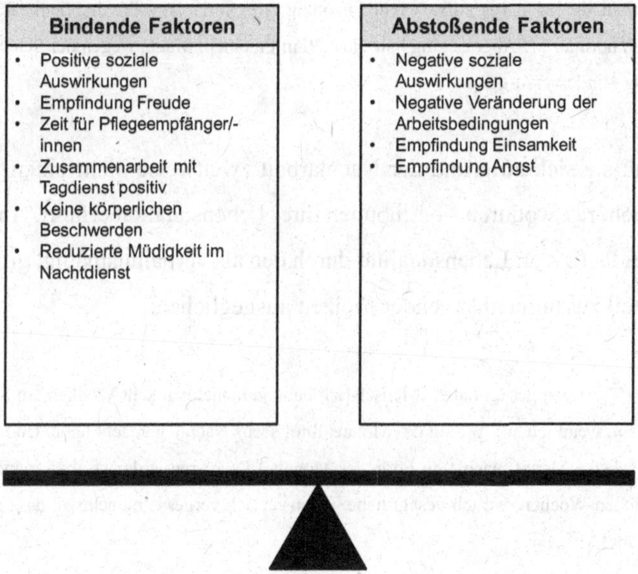

Bindende Faktoren	Abstoßende Faktoren
• Positive soziale Auswirkungen • Empfindung Freude • Zeit für Pflegeempfänger/-innen • Zusammenarbeit mit Tagdienst positiv • Keine körperlichen Beschwerden • Reduzierte Müdigkeit im Nachtdienst	• Negative soziale Auswirkungen • Negative Veränderung der Arbeitsbedingungen • Empfindung Einsamkeit • Empfindung Angst

Bild 4.22: DN_011 Bindende und abstoßende Faktoren bezüglich des Erlebens und des Verbleibs im Dauernachtdienst (eigene Darstellung)

Auf der einen Seite profitiert sie von den positiven Auswirkungen der Nachtarbeit auf das soziale Leben, indem sie ein subjektiv als optimal angesehenes Konzept zur Vereinbarkeit von Beruf und Familie gewählt hat. Auf der anderen Seite leidet sie unter der Doppelbelastung Arbeit und Familie. Diese Belastung tritt vor allem dann auf, wenn sie einen längeren Arbeitsblock zu bewältigen hat. Dabei überwiegen bis zu einem gewissen Maß die Vorteile, doch wird sie auch durch die Lebensbedingungen an die Arbeit im Nachtdienst gebunden, da Überlegungen frühzeitiger aus der Nachtarbeit heraus zu wechseln, aufgrund der damaligen Lebenssituation, verworfen werden:

> „Klar. Ich habe ja mit dem Gedanken gespielt, weil am Tage da gehörst du einfach zu Men-
> schen, die jeden Tag aufstehen und neunzig Prozent der Bevölkerung denke ich mal schaf-
> fen normal. Ja? Aber es ging halt nicht äh mit meinem Mann, wegen der Schichten, wegen
> der Kinderversorgung."[225]

Somit fühlt sie sich aufgrund der Nachtarbeit zweitweise nicht einem normalen Leben zugehörig, wodurch sie Einbußen ihrer Lebensqualität erfährt. Andererseits wird dieses Defizit an Lebensqualität durch den als verhältnismäßig, groß angesehenen Anteil zusammenhängender Freizeit ausgeglichen:

> „[…] wo ich gesagt habe: ‚Mensch, ich habe ja manchmal acht Wochen am Stück frei ge-
> habt, wenn ich am Anfang des Monats fünf, sechs Nächte gemacht habe. Und dann hieß es
> nächsten Monat machst du Ende des Monats.' Da waren ja dazwischen manchmal sechs,
> sieben Wochen, wo ich gesagt habe: ‚Mensch, ich vergesse manchmal, dass ich geschafft
> habe!'"[226]

Sie erlebt keine negativen, gesundheitlichen Auswirkungen durch die Arbeit im Dauernachtdienst. Die Teilnehmerin zeigt dabei keine Tendenz zu einem gesundheitsförderlichen Lebensstil. Sie greift während der Zeit im Dauernachtdienst auf emotionsorientierte Copingstrategien zurück und nutzt die ihr zur Verfügung stehende instrumentelle, soziale Unterstützung. Letztendlich erlaubt ihr eine

---

[225] DN_011: Abschn. 32, Zeile 191-194
[226] DN_011: Abschn. 26, Zeile 142-147

Veränderung der Lebenssituation, mit der zunehmenden Selbstständigkeit der Kinder, die ausschließliche Tätigkeit im Dauernachtdienst aufzugeben und schafft damit Raum sich ihrem Bedürfnis nach Weiterentwicklung und der Bewältigung neuer Aufgaben zu widmen:

> „Weil ich habe gedacht: ‚Komm, jetzt bist du schon zweiundvierzig. Jetzt musst du endlich mal deinen Arsch hochkriegen und was anderes!' Weil ich wollte das immer, aber das ging irgendwie nicht. Das eine und dann das andere gekommen."[227]

Sekundär, wenn auch untergeordnet, spielt das Bedürfnis nach Rhythmus und Normalität eine Rolle. Mit dem Wechsel in den Tagdienst werden weder positive noch negative Veränderungen sowohl bezüglich der Arbeit, als auch der Gesundheit wahrgenommen. Dies kann auch mit dem erst kürzlich erfolgten Wechsel zusammenhängen, sodass hierdurch noch keine abschließende Einschätzung erfolgen kann. Der Wechsel bedingt in den Augen der Teilnehmerin ein höheres Maß an Organisation bezüglich des familiären Lebens und der Freizeitgestaltung.

> „Früher habe ich gewusst ich kann Kleinen hinbringen und abholen. Und heutzutage muss ich immer kucken was ich für eine Schicht habe. Also ich muss mehr organisieren, mehr dran denken, wer holt den ab, wer den holt den ab. Also früher war das irgendwie ich, ich, ich. Und jetzt muss ich wirklich kucken, ob ich quasi Babysitter kriege oder halt jemanden kriege, der mein Kind abholt. So in der Hinsicht. Also das ist […] umständlicher für mich als früher im Dauernachtwachendienst."[228]

---

[227] DN_011: Abschn. 116, Zeile 608-611
[228] DN_011: Abschn. 146, Zeile 752-58

Könnte die Teilnehmerin die Zeit zurückdrehen, würde sie das Konzept des Dauernachtdienstes „auf jeden Fall"[229] wiederergreifen.

4.5.12 Fallbeschreibung DN_012

DN_012 (männlich, 58J, verheiratet, Kinder) ist examinierter Krankenpfleger. Vor Ergreifen des Dauernachtdienstes war er im Krankenhaus tätig. Er hat versucht während der Zeit im Dauernachtdienst eine Weiterbildung zu absolvieren. Er hat den Dauernachtdienst in einem Krankenhaus (Ø BU 75%) ergriffen. Er zeigt eine tendenziell primär positive Einstellung gegenüber einer Tätigkeit im Nachtdienst und zählt sich tendenziell zum Chronotyp Eule. Die primären Gründe, die zum Ergreifen der Tätigkeit im Dauernachtdienst geführt haben, sind das Bedürfnis nach Unabhängigkeit bzw. sein eigener Chef zu sein und die Vorliebe für die Nachtarbeit als solche. So hat er einige Jahre zuvor seine Beschäftigung als Krankenpfleger beendet, da die Arbeit in seinen Augen einer „Patientenabfertigung"[230] gleichkam:

> „Es ähm/ im Dauernachtdienst konnte ich mich in erster Linie um meine Patienten kümmern. Und musste nicht äh mich um viele andere Dinge kümmern, die man im Tagdienst hat. (…) Äh. (…) Die mit der Pflege selber nichts zu tun haben. Ja. Das ist einer der wesentlichen Punkte gewesen. Es war einer der wesentlichen Punkte warum ich aufgehört habe und dann eben nach auch in den Nachtdienst wieder gegangen bin."[231]

Dabei geht der Wunsch nach einer unabhängigen und verantwortungsvollen Arbeitsweise, mit dem Bedürfnis eine klientenzentrierte Pflege durchzuführen, welche dem eigenen Professionsverständnis gerecht wird, einher. Sekundär wird das

---

[229] DN_011: Abschn. 140, Zeile 731

[230] DN_012: Abschn. 28, Zeile 96

[231] DN_012: Abschn.10, Zeile 33-38

als positiv empfundene Verhältnis zwischen Arbeit und Freizeit aufgeführt. Daneben wird die Tätigkeit im Dauernachtdienst zur Vereinbarkeit einer Weiterqualifizierungsmaßnahme, welche allerdings keinen Abschluss findet, ergriffen.[232] Bemerkenswert ist es, dass sich trotz seines Familienstandes mit Kindern, nicht das Motiv Vereinbarkeit Beruf und Familie aus dem Interview ableiten lässt. Während der Zeit im Dauernachtdienst war er Mitglied eines Nachtdienstteams. Nachfolgend werden in Abbildung 4.23 die bindenden und abstoßenden Faktoren bezüglich des Erlebens und des Verbleibs im Dauernachtdienst dargestellt.

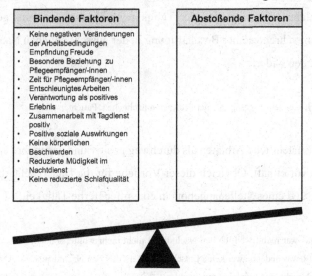

Bindende Faktoren	Abstoßende Faktoren
• Keine negativen Veränderungen der Arbeitsbedingungen • Empfindung Freude • Besondere Beziehung zu Pflegeempfänger/-innen • Zeit für Pflegeempfänger/-innen • Entschleunigtes Arbeiten • Verantwortung als positives Erlebnis • Zusammenarbeit mit Tagdienst positiv • Positive soziale Auswirkungen • Keine körperlichen Beschwerden • Reduzierte Müdigkeit im Nachtdienst • Keine reduzierte Schlafqualität	

Bild 4.23: DN_012 Bindende und abstoßende Faktoren bezüglich des Erlebens und des Verbleibs im Dauernachtdienst (eigene Darstellung)

---

[232] Der Abbruch der Weiterqualifizierungsmaßnahme steht laut dem Teilnehmer aber in keiner Verbindung mit der Nachtdiensttätigkeit, welche in seinen Augen äußerst günstige Bedingungen zur Durchführung und Beendigung des ergriffenen Fernstudiums bietet. Vielmehr wird der Wechsel in die Tätigkeit und die damit verbundene Unvereinbarkeit u.a. aus zeitlichen Gesichtspunkten dafür verantwortlich gemacht. (vgl. DN_012: Abschn. 68, Zeile 326-350, DN_012: Abschn. 72, Zeile 356-359)

Es ist ersichtlich, dass die Waage zugunsten der bindenden Faktoren ausschlägt. Dabei existieren aus Sicht des Teilnehmers keine abstoßenden Faktoren. Er erlebte weder negative Veränderungen der Arbeitsbedingungen noch gesundheitliche Einbußen. Dies führt er erstens auf seinen, zum damaligen Zeitpunkt, gesundheitsförderlichen Lebensstil zurück. Zweitens erlaubt seine Lebenssituation ihm während und nach den Nachtdienstphasen Erholung, da seine Frau in diesem Zeitraum die Kinderbetreuung übernimmt. Drittens ist er der Ansicht, dass das nächtliche Arbeiten in Einklang mit seinem Biorhythmus steht. Das primäre Motiv Unabhängigkeit, welches zum Ergreifen der Tätigkeit im Dauernachtdienst geführt hat, spiegelt sich während seiner Beschäftigung in der ausschließlichen Nachtarbeit in seinem Erleben wider:

> „Ich konnte wie gesagt meiner Profession nachgehen. Patienten pflegen."[233]

Er erlebt das nächtliche Arbeiten als durchweg positiv und gegenüber einer Arbeit am Tag als vorteilhaft. Obgleich dieser Vorliebe für die Dauernachtarbeit, wechselt er aufgrund eines Stellenangebots in eine pflegeferne Tätigkeit:

> „Das war nicht, weil ich den Nachtdienst nicht mehr wollte, sondern weil ich mich eben FÜR was anderes, war keine Entscheidung GEGEN den Nachtdienst. Ja. Aber es war einfach nicht ähm vereinbar miteinander."[234]

Mit dem Wechsel nimmt er sowohl negative Veränderungen bezüglich der Arbeit, als auch bezüglich seiner Gesundheit u.a. zunehmende Migräne und eine

---

[233] DN_012: Abschn. 58, Zeile 286-287
[234] DN_012: Abschn. 76, Zeile 398-401

Gewichtszunahme wahr. Bezüglich der Arbeit vermisst er in seiner derzeitigen Tätigkeit deutliche Erfolgserlebnisse:

> „Ich habe nichts mehr körperlich gearbeitet. Sondern und man hat es auch und wenn ich Patienten versorgt habe, dann habe ich nachher gesehen (…) Patient ist gelagert, liegt da, ist zufrieden. […] Hier sitze ich zwei Stunden in einer Besprechung drin. (2s) Die Besprechung ist zu Ende und man überlegt: ‚Was habe ich jetzt hier in den zwei Stunden erreicht? Für was habe ich mich verkopft?'"[235]

Könnte er die Zeit zurückdrehen, würde er das Konzept der Dauernachtarbeit erneut ergreifen. Der Gedanke seine derzeitige Tätigkeit aufzugeben und wieder in der Pflege, speziell im Dauernachtdienst zu arbeiten, stellt für ihn dabei einen „positiver Anker"[236] dar.

4.5.13 Fallbeschreibung DN_013

DN_013 (weiblich, 51J, verheiratet, Kinder) ist examinierte Kinderkrankenpflegerin. Vor Ergreifen des Dauernachtdienstes war sie im Krankenhaus tätig. Sie hat bis zum heutigen Zeitpunkt keine Weiterbildung absolviert. Den Dauernachtdienst hat sie in einem Krankenhaus (ØBU 34%) ergriffen. Sie zeigt weder eine tendenziell primär positive noch negative Einstellung gegenüber einer Tätigkeit im Nachtdienst und zeigt keine markante Tendenz zum Chronotyp Eule oder Lerche. Bei den primären Eintrittsgründen zeigt sich eine Trias aus Vereinbarkeit von Beruf und Familie, dem Wunsch im Beruf zu bleiben und dem finanziellen Aspekt Geld zu verdienen. Während der Zeit im Dauernachtdienst konnte sie bei der Arbeit auf die Unterstützung von Mitarbeiter/-innen angrenzender Stationen

---

[235] DN_012: Abschn. 82, Zeile 418-424
[236] DN_012: Abschn. 84, Zeile 467

zurückgreifen. Nachfolgend werden in Abbildung 4.24 die bindenden und abstoßenden Faktoren bezüglich des Erlebens und des Verbleibs im Dauernachtdienst
dargestellt. Es ist ersichtlich, dass die Waage zugunsten der bindenden Faktoren
ausschlägt. So erlebt sie während ihrer Zeit im Dauernachtdienst zwar negative
Veränderungen der Arbeitsbedingungen und persönliche negative Auswirkungen
wie eine reduzierte Schlafqualität oder negative Folgen auf das familiäre Zusam-
menleben, doch überwiegen in ihren Augen die bindenden Faktoren.

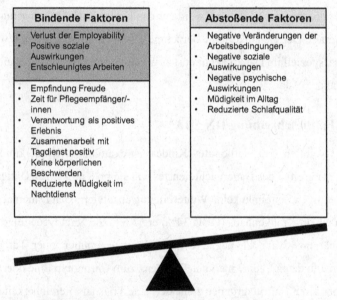

Bindende Faktoren	Abstoßende Faktoren
• Verlust der Employability • Positive soziale Auswirkungen • Entschleunigtes Arbeiten • Empfindung Freude • Zeit für Pflegeempfänger/-innen • Verantwortung als positives Erlebnis • Zusammenarbeit mit Tagdienst positiv • Keine körperlichen Beschwerden • Reduzierte Müdigkeit im Nachtdienst	• Negative Veränderungen der Arbeitsbedingungen • Negative soziale Auswirkungen • Negative psychische Auswirkungen • Müdigkeit im Alltag • Reduzierte Schlafqualität

Bild 4.24: DN_013 Bindende und abstoßende Faktoren bezüglich des Erlebens und des
Verbleibs im Dauernachtdienst (eigene Darstellung)

So bindet der Verlust der Employability an die Arbeit im Nachtdienst. Dabei
scheint es, die Teilnehmerin hat sich im Nachtdienst einen Rückzugsort vor einer

Tätigkeit im Tagdienst geschaffen, da sie hier ihren, als mit „Freude"[237] konnotierten „Wunschberuf"[238] mit einem geringen Maß an Reibung und mit einem reduzierten Ausmaß an Stressempfinden nachgehen kann:

> „Weil ich da halt so für mich alleine schaffen kann und äh weil da jetzt nicht so diese ganz
> strengen Strukturen sind. Dass das so kommt wie es die Nacht mit sich bringt. (…) Das da
> jetzt nicht morgens um acht Uhr ist Visite und äh dann kommt der OP-Bereich. […] Das
> ist/ es nicht so was Eingefahrenes ist."[239]

Aus dem Beitrag geht hervor, dass sie zum einen die alleinige Arbeit im Dauernachtdienst als vorteilhaft empfindet und dass sie zum anderen die festen Strukturen am Tag als eingefahren, beinahe langweilig, wahrnimmt. Allerdings geht aus
dem Interview im Ganzen hervor, dass sie sich den Tätigkeiten und Abläufen am
Tag nicht gewachsen fühlt:

> „Also die Struktur, der ich gar nicht gewachsen bin, weil […] ich arbeite derzeit dreißig
> Prozent und wenn man dann da mal so zwischenrein wieder einen Tag hat ist es sehr an-
> strengend. Und dann macht man es ja auch nicht immer recht und dann geht es nicht so
> schnell […]. Das bin ich auch gar nicht gewöhnt. Und dann strengt mich das dann auch
> wieder an."[240]

Somit kann der Beitrag oben auch als glorifizierter Erklärungsversuch für das eigene Arbeiten im Dauernachtdienst interpretiert werden. So scheint es, sie vertei-
dige mit solchen und ähnlichen Aussagen ihre Entscheidung im ausschließlichen
Nachdienst zu arbeiten, obgleich ihre reduzierte Employability sie fester an die

---

[237] DN_013: Abschn. 74, Zeile 294
[238] DN_013: Abschn. 108, Zeile 522
[239] DN_013: Abschn. 88, Zeile 361-365
[240] DN_013: Abschn. 42, Zeile 143-149

nächtliche Tätigkeit bindet, als sie dies wahrnimmt oder sich eingestehen möchte.

Da ihre Kinder mittlerweile größer und zunehmend selbstständiger sind, wäre aus

dieser Perspektive ein Wechsel in den Tagdienst zumindest theoretisch vorstell-

bar, doch wirken die ehemals als positiv empfundenen Vorteile auf die Familie im

Sinn der Vereinbarkeit von Beruf und Familie nach. Sie zeigt keine Tendenz zu

einem gesundheitsförderlichen Lebensstil. Während der Zeit im Dauernachtdienst

greift sie auf emotions- und problemorientierte Copingstrategien zurück. Bei den

problemorientierten Strategien handelt es sich um ein komplexes und zugleich fra-

giles System an Ritualen, welches zur Vorbereitung oder Bewältigung des Nacht-

dienstes herangezogen wird. Parallel verfügt sie über emotionale und instrumen-

telle, soziale Unterstützung. Der Austritt aus dem Dauernachtdienst lässt sich le-

diglich auf einen verpflichtenden Wechsel zurückführen, der ihr die ausschließlich

nächtliche Arbeit untersagt. Dies trifft bei ihr auf Unverständnis und Gegenwehr:

> „Weil es mir der Arbeitgeber nicht frei lässt. (…) Weil du musst heutzutage flexibel sein.
> Dies erwarten die von dir. Du musst jede Schicht zu jeder Zeit und mit allem schaffen kön-
> nen. Ob das du irgendwann mal gelernt hast oder ob das jetzt für dich gut ist, da wird nicht
> gefragt. Das ist halt in der heutigen Zeit so."[241]

Bemerkenswert ist es, dass sie sich trotz des verpflichtenden Wechsels selbst wei-

ter als Dauernachtarbeiterin betrachtet.[242] Die Identifikation mit der Nachtarbeit

geht dabei auch mit Kränkungserfahrungen im Tagdienst einher:

> „Aber wie gesagt da sind dann halt auch zwei, drei dabei die einfach dann so ein bisschen ja
> nennt man das sogar Mobbing? Oder halt wo einfach einen so dann hinstellen und sagen: ‚Ja,
> also jetzt bist du schon so lange da. Jetzt irgendwann…' Ja. Und dann traut man sich dann

---

[241] DN_013: Abschn. 124, Zeile 574-578
[242] DN_013: Abschn. 118, Zeile 562

halt auch nicht wirklich zu fragen und dann denke ich immer: ‚Oje! (...) Wie war jetzt der
Plan? Was ist jetzt genau der Reihe nach zu machen?'"[243]

So ist es nicht erstaunlich, dass sie infolge des partiellen Wechsels in den Tagdienst subjektiv negative Veränderungen bezüglich des Arbeitens wahrnimmt. Zudem empfindet sie den Wechsel aufgrund zunehmenden Stressempfindens als gesundheitlich belastend. Auch der erhöhte Organisationsgrad führt bei ihr zu Un-
ruhe, da etablierte Strukturen zur Kinderbetreuung und des familiären Zusammen-
lebens an ihre Grenzen stoßen. Könnte sie die Zeit zurückdrehen, würde sie die
die Dauernachtarbeit erneut ergreifen:

> „Für mich] käme gar nichts anderes in Frage. Ja. Weil ich das einfach mit der Familie besser
> vereinbaren kann."[244]

4.6 Typologie

Nachfolgend finden sich die gebildeten Typologien zu den Gründen für den Einstieg in den Dauernachtdienst und den Gründen für den Austritt aus dem Dauernachtdienst. Trotz mehrfacher verschiedenartiger Klassifikationsversuche bezüglich des Erlebens und des Verbleibs im Dauernachtdienst mittels SPSS wurden
keine passenden Cluster gebildet, die der Komplexität gerecht werden und damit
keine scheinbar homogenen Gruppen abbilden, wo diese noch Heterogenität aufweisen. Ferner wurde der Versuch unternommen eine Clusteranalyse, die alle Variablen des Codierleitfadens berücksichtigt vorzunehmen. Auch dies führte zu keinem befriedigenden Ergebnis. Der Aufbau der Kapitel 4.6.1 Typologie Gründe für
den Eintritt in den Dauernachtdienst und Kapitel 4.6.2 Typologie Gründe für den

[243] DN_013: Abschn. 146, Zeile 635-641

[244] DN_013: Abschn.154, Zeile 660-661

Austritt aus dem Dauernachtdienst ist formal identisch. Daher folgt hier eine kurze Beschreibung zur Orientierung. Zunächst findet sich die Ähnlichkeitsmatrix, welche zum einen die Entscheidung bezüglich des Ähnlichkeitskoeffizienten untermauert und zum anderen einen ersten Hinweis über bestehende Ähnlichkeiten, der Teilnehmer/-innen geben soll. Im Anschluss daran findet sich die Tabelle zur Clusteranalyse. Diese soll die Nachvollziehbarkeit bezüglich der gewählten Anzahl an Cluster befördern. Es folgt der modifizierte SPSS-Bericht über die Merkmalsverteilung in den Clustern. Anhand dieser werden nachfolgend die Typen beschrieben und den Empfehlungen von KUCKARTZ folgend Modellfälle konstruiert (KUCKARTZ 2014: 130).[245] Dabei wird der Fokus auch auf die Abgrenzung zwischen den Typen gelegt. Daneben wird eine Zuordnung der Teilnehmer/-innen zu einem der Cluster vorgenommen.

4.6.1   Typologie Gründe für den Einstieg in den Dauernachtdienst

Die Typologie Gründe für den Einstieg in den Dauernachtdienst geht auf die codierten Variablen zurück.[246] Nachfolgend findet sich die Ähnlichkeitsmatrix zur Typologie Gründe für den Eintritt in den Dauernachtdienst. Aus der Ähnlichkeitsmatrix geht hervor, welche Teilnehmer/-innen bezüglich der Gründe zum Einstieg in den Dauernachtdienst die größte Ähnlichkeit aufweisen.

---

[245] Alternativ wäre es möglich gewesen Prototypen aufzuzeigen, was aber angesichts der zum Teil geringen Clustergrößen als weniger zielführend erachtet wurde, da hiermit die ohnehin in Folge der Typisierung erfolgten Verluste an der Differenzierung größer gewesen wären.

[246] vgl. hierzu auch Tabelle 4.3 Fallübersicht Gründe für den Eintritt in den Dauernachtdienst. Die Tabelle bildet zugleich den Merkmalsraum ab, welcher der Typologie zugrunde liegt.

Tabelle 4.10: Ähnlichkeitsmatrix Gründe für den Eintritt in den Dauernachtdienst (Ähnlichkeitsmaß nach Jaccard)

	DN_001	DN_002	DN_003	DN_004	DN_005	DN_006	DN_007_1	DN_007_2	DN_008	DN_009	DN_010	DN_011	DN_012	DN_013
DN_001	1,000	,286	,111	,000	,200	,125	,000	,333	,000	,333	,000	,125	,333	,000
DN_002	,286	1,000	,222	,286	,000	,429	,600	,125	,125	,125	,143	,111	,500	,143
DN_003	,111	,222	1,000	,250	,143	,222	,286	,250	,429	,250	,286	,571	,250	,125
DN_004	,000	,286	,250	1,000	,000	,800	,400	,333	,333	,333	,750	,500	,143	,750
DN_005	,200	,000	,143	,000	1,000	,000	,000	,200	,000	,200	,000	,167	,000	,000
DN_006	,125	,429	,222	,800	,000	1,000	,333	,500	,286	,500	,600	,429	,125	,600
DN_007_1	,000	,600	,286	,400	,000	,333	1,000	,000	,167	,000	,200	,143	,400	,200
DN_007_2	,333	,125	,250	,333	,200	,500	,000	1,000	,143	1,000	,400	,500	,000	,400
DN_008	,000	,125	,429	,333	,000	,286	,167	,143	1,000	,143	,167	,286	,000	,400
DN_009	,333	,125	,250	,333	,200	,500	,000	1,000	,143	1,000	,400	,500	,000	,400
DN_010	,000	,143	,286	,750	,000	,600	,200	,400	,167	,400	1,000	,600	,167	,500
DN_011	,125	,111	,571	,500	,167	,429	,143	,500	,286	,500	,600	1,000	,125	,333
DN_012	,333	,500	,250	,143	,000	,125	,400	,000	,000	,000	,167	,125	1,000	,000
DN_013	,000	,143	,125	,750	,000	,600	,200	,400	,400	,400	,500	,333	,000	1,000

Es ist ersichtlich, dass z.B. DN_004 und DN_006 mit einem Jaccard-Koeffizienten von 0,8 bezüglich ihrer Motive für den Eintritt in den Dauernachtdienst eine große Ähnlichkeit aufweisen.[247] Auch DN_002 und DN_007 in ihrer ersten Lebensphase weisen mit 0,6 eine Ähnlichkeit auf. Sehr unähnlich sind hingegen DN_007 in ihrer ersten Lebensphase und in ihrer zweiten Lebensphase. Der Jaccard-Koeffizient liegt bei 0.[248] Tabelle 4.11 zeigt die Ergebnisse für die Clusteranalyse Gründe für den Eintritt in den Dauernachtdienst.

Tabelle 4.11: Clusteranalyse Gründe für den Eintritt in den Dauernachtdienst

	5 Cluster	4 Cluster	3 Cluster	2 Cluster
DN_001	1	1	1	1
DN_002	2	2	2	2
DN_003	3	3	3	2
DN_004	4	4	3	2
DN_005	5	1	1	1
DN_006	4	4	3	2
DN_007_1	2	2	2	2
DN_007_2	4	4	3	2
DN_008	3	3	3	2
DN_009	4	4	3	2
DN_010	4	4	3	2
DN_011	4	4	3	2
DN_012	2	2	2	2
DN_013	4	4	3	2

Es ist ersichtlich, dass bei gegebener Variablenauswahl diverse Cluster möglich sind. Infolge der Begutachtung des Dendogramms (s. Anhang 43) und unter

---

[247] Zur Berechnung: (vgl. KUCKARTZ 2010: 232-233)

[248] Zum Vergleich: Würde eine Berechnung anhand des simple-matching-Koeffizienten erfolgen, würde zwischen den beiden konträren Lebensphasen von DN_007 noch immer eine Ähnlichkeit von 0,417 bestehen.

Berücksichtigung des vorliegenden theoretischen Materials erschien es sinnvoll drei Cluster zu bilden. Bei lediglich zwei Clustern wäre die bestehende Heterogenität zwischen Cluster 1 und Cluster 2 nicht erkennbar und somit verloren gewesen. Bei vier Clustern, wären lediglich aus Cluster 3 DN_003 und DN_008 separiert worden. In Tabelle 4.12 ist ersichtlich, welchem Cluster die Teilnehmer/-innen zugehören. Die einzelnen Typen werden anschließend näher beschrieben. Nachfolgend findet sich mit Tabelle 4.13 der modifizierte SPSS-Bericht über die prozentuale Merkmalsverteilung in den drei Clustern zur Typologie Eintritt in den Dauernachtdienst. Hinter der dargestellten Verdichtung finden sich charakteristische Motive, die zum Ergreifen einer Tätigkeit im Dauernachtdienst geführt haben.

Tabelle 4.12: Übersicht Cluster Gründe für den Eintritt in den Dauernachtdienst

Typ	Titel	Teilnehmer/-innen
1	**Monetäre Abhängigkeit und Flucht**	• DN_001 • DN_005
2	**Weiterqualifikation und Selbststeuerung**	• DN_002 • DN_007_1 • DN_012
3	**Vereinbarkeit von Familie und Beruf**	• DN_003 • DN_004 • DN_006 • DN_007_2 • DN_008 • DN_009 • DN_010 • DN_011 • DN_013

Tabelle 4.13: Modifizierter SPSS-Bericht über die Merkmalsverteilung in den drei Clustern zur Typologie Eintritt in den Dauernachtdienst

Cluster	Vereinbarkeit Beruf und Familie (>0)	Finanzieller Aspekt: Monetärer Anreiz (>0)	Finanzieller Aspekt: Finanzielle Abhängigkeit (>0)	Unabhängigkeit / sein eigener Chef sein (>0)	Verhältnis Arbeit und Freizeit (>0)	Wunsch im Beruf zu bleiben / Beruf ausüben (>0)	Vereinbarkeit Weiterqualifizierung und Beruf (>0)	Vorliebe Nachtarbeit (>0)	Vorliebe permanente Arbeitszeit (>0)	Verbesserung / Veränderung (>0)	Neugierde / Erleben (>0)	Pragmatische Gründe (>0)
1	0%	0%	100%	50%	0%	0%	0%	50%	0%	50%	0%	50%
2	0%	66,7%	0%	33,3%	100%	0%	100%	66,7%	0%	0%	0%	33,3%
3	100%	44,4%	44,4%	0%	55,6%	77,8%	11,1%	0%	33,3%	0%	22,2%	33,3%

4.6.1.1 Typ 1 – Monetäre Abhängigkeit und Flucht

Bei den Angehörigen des Typ 1 lassen sich zwei Motivgebilde, die zum Ergreifen einer Tätigkeit im Dauernachtdienst führen, besonders hervorheben. So ergreifen Angehörige des Typ 1 die Tätigkeit im Dauernachtdienst aus einer Situation der finanziellen Abhängigkeit heraus. So beschreibt DN_005, dass im Zuge eines Hausbaus Geld gefehlt hat.[249] DN_001 hingegen versucht sich als Berufsanfänger eine eigenständige Existenz aufzubauen und sieht sich in wirtschaftlicher Perspektive mit Herausforderungen konfrontiert, die mithilfe des zusätzlichen Gehalts im ausschließlichen Nachtdienst minimiert werden können. Dabei differenziert er die aus seiner Sicht attraktive Bezahlung im Nachtdienst von einem Gehalt in Wechselschicht oder Tagdienst:

> „Und ähm (…) also was attraktiv auf jeden Fall war (…), war das Gehalt. Also (…) das war deutlich mehr wie (…) die im Tagdienst. Also da hat man mit 80% halt das Gehalt gehabt wie andere mit 100% Tagdienst gehabt haben."[250]

Daneben führt ein weiteres Motivgebilde in den Dauernachtdienst. Obgleich diese Motive unterschiedlicher Natur sind, liegt ihnen ein Wunsch nach dringender Veränderung zugrunde. Neben dem Motiv im Nachtdienst unabhängig und eigenverantwortlich agieren zu können, wird das Bedürfnis mit der Arbeit im Dauernachtdienst eine Verbesserung bzw. Veränderung der bisherigen Arbeits- und Lebenssituation zu erfahren, ersichtlich. Dabei kann dieser Wunsch nach Veränderung und Unabhängigkeit bei den Personen dieses Typs auch als Flucht interpretiert werden. So zeigt sich dies bei DN_001 insbesondere in der Flucht sowohl vor der Abhängigkeit der Mitarbeiter/-innen, als auch dem dringenden Wunsch sein

---

[249] vgl. DN_005: Abschn. 28, Zeile 245-248

[250] DN_001: Abschn. 2, Zeile 12-15

eigener Chef zu sein[251] und der fluchtartigen Suche nach einem Ausweg aus einem als stressig titulierten Arbeitsumfeldes am Tag[252]. Die Flucht kann aber auch ihren Ursprung im vorherigen Arbeitsumfeld haben. So scheint es ein als unbefriedigend oder belastend empfundenes Arbeitsumfeld kann dazu führen im Dauernacht-dienst untertauchen zu wollen. Bezüglich beider Aspekte der finanziellen Schief-lage und der Unzufriedenheit mit der derzeitigen Situation, entfaltet die Tätigkeit im Dauernachtdienst eine reizvolle Alternative. So winkt die Arbeit den Angehö-rigen dieses Typs mit einer Erfüllung der persönlichen Wünsche und wird zu-nächst auch als eine Art sicherer Hafen betrachtet. Der Beitrag von DN_005 un-terstreicht das kontrastreiche Erleben:

> „Also es war (…) für mich psychisch nicht mehr tragbar da auf der [Fachbereich Station alt]. […] Dass natürlich Dauernachtwache war nicht geplant. […] Aber wir haben einfach weg gewollt. […]Und die Hospitation das war auch locker, easy. […]Und da haben wir dann hospitiert und das war natürlich für uns (…) mein Gott sechs Patienten. Pff. Und die schlafen nachts. (…) Also war das locker flockig."[253]

Ferner wirken bei Pflegenden dieses Typs auch die Vorliebe für Nachtarbeit und pragmatische Gründe in die Entscheidung hinein. Dies wird dahingehend interpre-tiert, dass diese Gesichtspunkte die Entscheidung in den Dauernachtdienst hinein-zutreten zwar begünstigen, aber nicht grundlegend, wie die beiden oben genannten großen Motivgebilde, bedingen.

---

[251] Vgl. DN_001: Abschn. 18, Zeile 85-87

[252] Vgl. DN_001: Abschn. 30, Zeile 133-136

[253] DN_005: Abschn. 6-8, Zeile 84-105

4.6.1.2   Typ 2 – Weiterqualifikation und Selbststeuerung

Angehörige des Typs 2 treten sowohl aufgrund des als optimal empfundenen Verhältnisses zwischen Arbeit und Freizeit, als auch aus dem Grund eine Weiterqualifikationsmaßnahme mit der Berufsausübung zu kombinieren in den Dauernachtdienst ein. Dabei scheint es, dass das als vorteilhaft empfundene Verhältnis zwischen Arbeit und Freizeit in Bezug auf die Weiterqualifikationsmaßnahme als beste Alternative zur gleichzeitigen Erwerbstätigkeit angesehen wird:

> „Also wie gesagt ganz pragmatisch. Geld verdienen. Und das war halt das einzige was ich neben einer Vollzeitschule hätte machen können, zeitlich. (…) […] Das kann man schon machen, wenn ich dann freitags in die Nacht gehe, weiß du, dann bin ich am Sonntag früh komme ich raus. Und am Montag kann ich wieder in die Schule gehen."[254]

Dabei stehen auch ökonomische Überlegungen bzw. ein monetärer Anreiz im Vordergrund:

> „Ich habe relativ schnell herausgefunden, dass äh/ ja ein ökonomischer Aspekt stand vielleicht zweitweise auch im Vordergrund. […] Ich musste weniger Tage investieren um auf ein gewisses Grund/ äh um auf einen gewissen Grundverdienst zu kommen. (3s) Das war äh damals sicher äh auch ein wichtiger Aspekt."[255]

Neben dem Motiv zur Vereinbarkeit eine Weiterqualifikationsmaßnahme bei subjektiv als passend empfundenem Verhältnis zwischen Arbeit und Freizeit wirken auch weitere Gründe bezüglich des Eintritts in den Dauernachtdienst. Zunächst kann das Ergreifen einer Weiterqualifikation auch in gewisser Weise mit dem Begriff der Selbststeuerung verbunden werden, da dies sinnbildlich damit

---

[254] DN_002: Abschn. 26, Zeile 128-134
[255] DN_007_1: Abschn. 30, Zeile 164-172

beschrieben werden kann, sein Leben bzw. seine Zukunft in die Hand zu nehmen. So findet zum einen effektives Lernen mitunter selbstgesteuert statt und zum anderen bedarf es eines hohen Maßes an Eigeninitiative selbst seinen beruflichen Karriereweg zu steuern. Somit steuern Angehörigen des Typs 2 überwiegend bewusst, aufgrund ihrer persönlichen Vorliebe für die nächtliche Arbeitszeit, in den Dauernachtdienst hinein. Dabei liegt die Vermutung nahe, dass der individuelle Chronotyp, hier speziell mit Tendenz zum Abendtyp (Eule) eine Rolle spielt:

> „Es hat in mein Konzept gepasst. Auch in meinen Biorhythmus gepasst. [...] Also ich äh (...) habe kein Problem mich äh abends noch um zehn, elf, zwölf Uhr hinzusetzen, etwas zu erarbeiten, etwas zu konzipieren. Das ist auch jetzt noch so. [...]Also das ist einfach mein/ ich tue dafür gerne morgens dann auch mal länger schlafen. Das ist ja."[256]

Der Aspekt der Selbststeuerung wird bei einigen Pflegenden, die dem Typ angehören, anhand des geäußerten Bedürfnisses nach Unabhängigkeit bzw. sein eigener Chef zu sein, deutlich. Dabei kann der Aspekt der Selbststeuerung als Bedürfnis seine Pflege, sowohl gemäß den eigenen Professionsvorstellungen als auch patientenzentriert durchführen zu können, interpretiert werden.

> „Es ähm/ im Dauernachtdienst konnte ich mich in erster Linie um meine Patienten kümmern. Und musste nicht äh mich um viele andere Dinge kümmern, die man im Tagdienst hat. (...) Äh. (...) Die mit der Pflege selber nichts zu tun haben. Ja. Das ist einer der wesentlichen Punkte gewesen. Es war einer der wesentlichen Punkte warum ich aufgehört habe und dann eben nach auch in den Nachtdienst wieder gegangen bin."

Ferner wirken pragmatische Gründe in die Eintrittsentscheidung hinein. Diese werden allerdings als sekundäre und nicht bedingende Motive interpretiert.

---

[256] DN_012: Abschn. 12-20, Zeile 41-67

4.6.1.3   Typ 3 – Vereinbarkeit von Familie und Beruf

Die ausschließlich weiblichen Angehörigen des Typs 3 treten aus dem Grund Familie und Beruf vereinbaren zu können in den Dauernachtdienst ein (s. Kapitel 4.2). Dabei sind verschiedene Ursachen auszumachen, die zur Notwendigkeit führen einer Tätigkeit generell nachgehen zu müssen. So findet sich entweder eine finanzielle Abhängigkeit oder ein finanzieller Anreiz. Demnach müssen entweder Verbindlichkeiten bedient werden oder es wird der Wunsch sein eigenes Geld verdienen zu wollen als reizvoll für einen (erneuten) Berufseintritt genannt. Bei den meisten Pflegenden, die dem Typ 3 angehören, spielt der Wunsch im Beruf zu bleiben bzw. diesen auszuüben eine Rolle. Daher treten sie die Überlegung an, wie sie das Bedürfnis im Beruf zu bleiben realisieren bzw. den Wiedereintritt gestalten können:

> „Und danach ging es dann so weiter: ‚Was mache ich jetzt? Wie kann ich meinen Kindern und meinem Mann gerecht werden?'"[257]

Die Tätigkeit im Dauernachtdienst erscheint den Personen als gute Strategie, um sowohl unkompliziert für die Familie einer Erwerbstätigkeit nachgehen zu können als auch der zugetragenen Verantwortung in der Familie zur Erfüllung der zugewiesenen Familienaufgaben gerecht zu werden:

> „Ja und konnte (…) mich um meine Familie kümmern. Familie, Haushalt, Wäsche, alles was halt so anfällt."[258]

---

[257] DN_009: Abschn. 12, Zeile 6-13
[258] DN_003: Abschn. 38, Zeile 190-191

Daneben wird es als vorteilhaft empfunden innerhalb weniger Nächte den prozentualen Beschäftigungsumfang, bei als attraktiv empfundener Bezahlung im Vergleich zu einer Anstellung im Tagdienst, zu erfüllen. So spielt auch das Verhältnis
von Freizeit und Arbeit in die die Entscheidung die Tätigkeit im Dauernachtdienst
zu ergreifen mit hinein:

> „Habe eigentlich mit sieben, acht Nächten dann meine Stunden für den Monat voll gehabt.
> (…) Nacht/ abends war dann mein Mann da. (2s) Und von daher ist das eigentlich problem-
> los gegangen. Das war eigentlich der einzige Grund (…), dass ich das so gemacht habe."[259]

Daneben wirken pragmatische Gründe oder die Vorliebe für die Nachtarbeit. Es
kann auch das Motiv zur Vereinbarkeit von Weiterqualifikation und Beruf aufgeführt werden. Diese werden allerdings als sekundäre und nicht die Entscheidung
bedingende Motive interpretiert. So liegt für manche Teilnehmerinnen, die diesem
Typus angehören, aufgrund einer Vorliebe für die Nachtarbeit, die mit dem individuellen Chronotypen in Zusammenhang stehen kann, der Schritt in den Nachtdienst näher, während bei anderen die Entscheidung weniger durch eigene Vorlie-
ben sondern vielmehr durch die Lebensbedingungen beeinflusst wird. So kann angesichts mangelnder Alternativen die Tätigkeit trotz bestehendem Unwillen gegenüber einer solchen Arbeit aufgesucht werden, da z.B. durch die Notwendigkeit
Geld zu verdienen bei gleichzeitiger Betreuung der Kinder lediglich das Fenster
in den Dauernachtdienst geöffnet wird. [260]

---

[259] DN_010: Abschn. 18, Zeile 171-174

[260] Dies ist z.B. bei DN_007 in ihrer zweiten Lebensphase der Fall.

4.6.1.4   *Abgrenzung zwischen den Typen*

Exemplarisch folgen Anmerkungen bezüglich der Abgrenzung zwischen den Typen. Im Gegensatz zu Typ 2 findet bei keiner der Personen, die dem Typ 1 angehören, das Verhältnis zwischen Freizeit und Arbeit bezüglich der Eintrittsentscheidung Erwähnung. Außerdem hat keine der Personen den Dauernachtdienst zur Vereinbarung von Beruf und Familie absolviert. Zwar finden sich sowohl bei Typ 1, als auch bei Typ 2 Personen, die mit dem Wunsch sein eigener Chef zu sein die Arbeit ergreifen, doch lassen sich diese voneinander interpretativ unterscheiden. So liegt denjenigen, die dem Typ 1 angehören der Charakter von Flucht zugrunde. Sie flüchten aus der Fremdbestimmung in die Ruhe der Nacht. Bei denjenigen, die dem Typ 2 angehören hat es weniger den Anschein, dass diese der Arbeit am Tag ausweichen, sondern vielmehr die Hoffnung hegen in der Nacht Pflege nah an den eigenen Vorstellungen realisieren zu können. In Abgrenzung zu Typ 3 finden sich in Typ 2 und Typ 1 keine Personen, mit dem Motiv der besseren Vereinbarkeit von Familie und Beruf. Dies muss allerdings Teilnehmer/-innen, die in einer Partnerschaft leben und mindestens ein Kind haben nicht exkludieren.

4.6.2   Typologie Gründe für den Austritt aus dem Dauernachtdienst

Die Typologie Gründe für den Austritt aus dem Dauernachtdienst geht auf die codierten Variablen zurück.[261]

Nachfolgend findet sich die Ähnlichkeitsmatrix zur Typologie Gründe für den Austritt aus dem Dauernachtdienst. Aus der Ähnlichkeitsmatrix geht hervor, welche Teilnehmer/-innen bezüglich der Gründe zum Austritt aus dem Dauernachtdienst die größte Ähnlichkeit aufweisen.

---

[261] Vgl. auch Tabelle 4.9 Fallübersicht Gründe für den Austritt aus dem Dauernachtdienst. Die Tabelle bildet zugleich den Merkmalsraum ab, welcher der Typologie zugrunde liegt.

Tabelle 4.14: Ähnlichkeitsmatrix Gründe für den Austritt aus dem Dauernachtdienst (Ähnlichkeitsmaß nach Jaccard)

	DN_001	DN_002	DN_003	DN_004	DN_005	DN_006	DN_007_1	DN_007_2	DN_008	DN_009	DN_010	DN_011	DN_012	DN_013
DN_001	1,000	,167	,250	,167	,000	,000	,000	,167	,400	,750	,200	,500	,000	,000
DN_002	,167	1,000	,500	,600	,000	,200	,250	,600	,333	,333	,400	,400	,250	,000
DN_003	,250	,500	1,000	,200	,000	,000	,000	,200	,500	,500	,250	,250	,500	,000
DN_004	,167	,600	,200	1,000	,000	,200	,250	,600	,143	,333	,167	,167	,250	,000
DN_005	,000	,000	,000	,000	1,000	,500	,000	,000	,000	,000	,333	,000	,000	1,000
DN_006	,000	,200	,000	,200	,500	1,000	,500	,200	,000	,000	,667	,250	,000	,500
DN_007_1	,000	,250	,000	,250	,000	,500	1,000	,250	,000	,000	,333	,333	,000	,000
DN_007_2	,167	,600	,200	,600	,000	,200	,250	1,000	,333	,333	,167	,400	,250	,000
DN_008	,400	,333	,500	,143	,000	,000	,000	,333	1,000	,600	,167	,400	,250	,000
DN_009	,750	,333	,500	,333	,000	,000	,000	,333	,600	1,000	,167	,400	,250	,000
DN_010	,200	,400	,250	,167	,333	,667	,333	,167	,167	,167	1,000	,500	,000	,333
DN_011	,500	,400	,250	,167	,000	,250	,333	,400	,400	,400	,500	1,000	,000	,000
DN_012	,000	,250	,500	,250	,000	,000	,000	,250	,250	,250	,000	,000	1,000	,000
DN_013	,000	,000	,000	,000	1,000	,500	,000	,000	,000	,000	,333	,000	,000	1,000

Es ist ersichtlich, dass sich z.B. DN_001 und DN_009 mit einem Jaccard-Koeffizienten von 0,75 bezüglich ihrer Gründe für den Austritt aus dem Dauernachtdienst ähnlich sind. Auch DN_006 und DN_010 weisen mit 0,667 eine gewisse Ähnlichkeit auf. Hervorzuheben ist z.b. die Unähnlichkeit von DN_013 zum überwiegenden Teil der anderen Fälle. Allgemein besticht die Ähnlichkeitsmatrix bezüglich der Austrittsgründe im Gegensatz zu derjenigen, in welcher die Ähnlichkeit der Teilnehmer/-innen bezüglich ihrer Eintrittsgründe dargestellt wird, durch ein höheres Maß an Unähnlichkeit innerhalb der Fälle. Tabelle 4.15 zeigt die Ergebnisse für die Clusteranalyse Gründe für den Austritt aus dem Dauernachtdienst.

Tabelle 4.15: Clusteranalyse Gründe für den Austritt aus dem Dauernachtdienst

Fall	5 Cluster	4 Cluster	3 Cluster	2 Cluster
DN_001	1	1	1	1
DN_002	2	2	2	2
DN_003	3	3	3	2
DN_004	2	2	2	2
DN_005	4	4	1	1
DN_006	5	4	1	1
DN_007_1	5	4	1	1
DN_007_2	2	2	2	2
DN_008	1	1	1	1
DN_009	1	1	1	1
DN_010	5	4	1	1
DN_011	5	4	1	1
DN_012	3	3	3	2
DN_013	4	4	1	1

Es ist ersichtlich, dass bei gegebener Variablenauswahl diverse Cluster möglich sind. Infolge der Begutachtung des Dendogramms (s. Anhang 44) und unter Berücksichtigung des vorliegenden theoretischen Materials erschien es sinnvoll fünf Cluster zu bilden. Bei vier Clustern wären DN_005 und DN_013 mit ihren

besonderen Merkmalen Bestandteil von Cluster Nummer 4 gewesen, obgleich sie
sich von den übrigen Fällen in diesem Cluster merklich unterschieden hätten.
In Tabelle 4.16 ist ersichtlich, welchem Cluster die Teilnehmer/-innen zugehören.
Die einzelnen Typen werden anschließend näher beschrieben. Nachfolgend findet
sich mit Tabelle 4.17 der modifizierte SPSS-Bericht über die prozentuale Merkmalsverteilung in den fünf Clustern zur Typologie Eintritt in den Dauernachtdienst. Hinter der dargestellten Verdichtung finden sich charakteristische Motive,
die zum Ergreifen einer Tätigkeit im Dauernachtdienst geführt haben.

Tabelle 4.16: Übersicht Cluster Gründe für den Austritt aus dem Dauernachtdienst

Typ	Titel	Teilnehmer/-innen
1	Divergenz zwischen Theorie und Realität	• DN_001 • DN_008 • DN_009
2	Entrainment und Tagarbeit	• DN_002 • DN_004 • DN_007_2
3	Expansion der Berufung	• DN_003 • DN_012
4	Externe Entscheidung	• DN_005 • DN_013
5	Anstoß und Aufbruch in eine neue Lebensphase	• DN_006 • DN_007_1 • DN_010 • DN_011

Tabelle 4.17: Modifizierter SPSS-Bericht über die Merkmalsverteilung in den fünf Clustern zur Typologie Austritt aus dem Dauernachtdienst

Cluster	Besseres Stellenangebot (>0)	Veränderung der Lebenssituation (>0)	Teamarbeit (>0)	Rhythmus & Normalität (>0)	Weiterentwicklung & neue Aufgaben (>0)	Verpflichtender Wechsel / externe Entscheidung (>0)	Fehlende Verlässlichkeit (>0)	Arbeiten am Tag (raus aus der Nachtschicht) (>0)
1	66,7%	0%	66,7%	100%	100%	0%	33,3%	0%
2	100%	100%	33,3%	33,3%	33,3%	0%	0%	100%
3	100%	0%	0%	0%	50%	0%	0%	0%
4	0%	0%	0%	0%	0%	100%	0%	0%
5	0%	100%	0%	25%	50%	50%	0%	0%

4.6.2.1   Typ 1 – Divergenz zwischen Theorie und Realität

Pflegende, die dem Typ 1 angehören, streben sowohl nach Weiterentwicklung und neuen Aufgaben als auch nach Rhythmus und Normalität. Dieses Streben lässt sich in der wahrgenommenen Kluft zwischen den eigenen Vorstellungen bezüglich der Nachtarbeit und dem Erleben während der Zeit im Dauernachtdienst begründen. Demnach wurde die mit dem Ergreifen verbundene Erwartungshaltung der Pflegenden, die diesem Typ angehören, nicht erfüllt. So kann zum Beispiel die Erwartungshaltung bestanden haben mit dem Dauernachtdienst einer finanziell lukrativen Tätigkeit nachzugehen oder das optimale Arbeitszeitmodell zur Vereinbarkeit von Beruf und Familie gefunden zu haben. Entgegen der Erwartung wurde die Tätigkeit im ausschließlichen Nachtdienst aber als den persönlichen oder familiären Rhythmus negativ beeinträchtigend wahrgenommen:

> „Und schon auch das, dass die Kinder wirklich auch gesagt haben (…): ‚Also da ist es uns lieber du schichtest wieder normal, wie das du so viele Nächte weg bist und tagsüber irgendwie kaum ansprechbar.‘ Das fanden die/ haben die dann schon irgendwann auch gemerkt, dass das auch nicht (…) so familienfreundlich dann ist."[262]

So kann es beim Ergreifen der Tätigkeit auch reizvoll empfunden worden sein, nachts alleine Entscheidungen zu treffen und die Verantwortung zu tragen. In der Realität hingegen tritt über die Zeit im Dauernachtdienst das Bedürfnis, Bestandteil eines Teams zu sein, vermehrt in den Vordergrund. Theoretisch erscheint den Pflegenden des Typs 1 vor dem Ergreifen der Arbeit im Dauernachtdienst diese als entspannt und damit kompatibel mit dem privaten Leben. Die aus der Tätigkeit resultierende Müdigkeit, negative Auswirkungen auf das soziale Leben im Sinne einer reduzierten Lebensqualität relativieren genauso wie die durchscheinende

---

[262] DN_008: Abschn.102, Zeile 505-510

fachliche Unterforderung im Dauernachtdienst die theoretisch zunächst anziehend wirkenden Eigenschaften des Arbeitszeitmodells. Diese Divergenz zwischen Theorie und Realität bewegt letztendlich die Pflegenden, die diesem Typ angehören, aus dem Dauernachtdienst herauszutreten. Sie sind nur eine geringe Anzahl an Jahren im Dauernachtdienst tätig. Somit wird dieser Widerspruch von Theorie und Praxis, der sich auch in einer reduzierten Verlässlichkeit bezüglich der vereinbarten Arbeitsbedingungen zeigen kann, nur für einen geringen Zeitraum ausgehalten. Das Vorhandensein eines attraktiven Stellenangebots scheint dabei einen beschleunigenden Effekt auf das Ergebnis der Austrittsüberlegungen zu haben:

> „Und dann hatte ich einfach Glück, dass diese Stelle mir angeboten wurde. Und die habe ich dann sofort ergriffen und dann war ich glücklich."[263]

Mit dem Austritt aus dem Dauernachtdienst und der Auflösung dieser Widersprüchlichkeit zwischen theoretischen Vorannahmen und Erleben in der Praxis, nehmen die Pflegenden dieses Typs sowohl Verbesserungen bezüglich ihrer Gesundheit als auch ihrer Arbeit wahr:

> „[…] ich habe mir gedacht das gibt es gar nicht. Als Krankenschwester äh solche Zeiten zu haben. In so einem netten Team zu arbeiten. Ähm. Und dann auch zu sehen was die Menschen mit Behinderung alles können, was sie nachts ja nicht zeigen konnten, weil sie einfach geschlafen haben. Ähm. Das war einfach für mich eine ganz super Zeit. […] diese Zeit war wirklich ein Geschenk."[264]

---

[263] DN_009: Abschn. 130, Zeile 619-621
[264] DN_009: Abschn. 114, Zeile 523-533

4.6.2.2   Typ 2 – Entrainment und Tagarbeit

Pflegende, die dem Typ 2 angehören, treten primär mit dem Ziel gesundheitliche Belastungen infolge einer Desynchronisation oder aufgrund der nächtlich vorherrschenden Arbeitsbedingungen zu reduzieren aus der Tätigkeit im Dauernachtdienst heraus. Zu den gesundheitlichen Belastungen infolge der Desynchronisation ein Beitrag von DN_007_2:

> „Indem ich mich einfach ähm zunehmend (…) müder und energieloser gefühlt habe. Und sich mit den Jahren äh ein Gefühl eingeschlichen hat, äh eines Schlafdefizits, dass ich damals gar nicht so wahrgenommen habe in den Jahren wo es funktioniert hat. Und jetzt fühlt es sich an wie (2s) früher mhh über meine Kräfte gelebt zu haben. […] Das fühlt sich jetzt an als wenn da ein Schlafdefizit in mir drin ist, dass äh, dass aus dieser Zeit stammt. Also praktisch wie eine Art äh ähm Schleppe.“[265]

Zu den gesundheitlichen Belastungen aufgrund der Arbeitsbedingungen ein Beitrag von DN_002:

> „Im Nachtdienst vom Rhythmus her, Biorhythmus war für mich ok. (…) Das war wirklich nur der Rücken, wo ich gesagt habe: ‚Ich kann das nicht alleine machen!‘ Man weiß ja dass man im Nachtdienst immer alleine ist, eigentlich, gell? (…) Das war schon der Hauptgrund einfach.“[266]

Eine gesundheitliche Belastung aufgrund der Arbeitsbedingungen kann sich auch in der belastenden Situation zeigen, eigenverantwortlich Entscheidungen treffen zu müssen. Zur Auflösung dieses mitunter als psychisch belastend, erlebten Spannungszustandes geht das Bedürfnis am Tag zu arbeiten auch mit dem Wunsch

---

[265] DN_007: Abschn. 122, Zeile 666-673
[266] DN_002: Abschn. 102, Zeile 729-733

einher wieder Verantwortung in einem Team teilen zu können. Daher wünschen sich die Pflegenden, die diesem Typ angehören, zumindest in absehbarer Zukunft einer Beschäftigung im ausschließlichen Tagdienst nachzugehen. Dem Wunsch, die gesundheitlichen Belastungen zu reduzieren, wird dabei allerdings erst mit einem alternativen Stellenangebot und der Legitimation durch eine Veränderung der Lebensbedingungen stattgegeben. So kann bzw. muss der Abschluss einer Weiterqualifizierungsmaßnahme oder die zunehmende Selbstständigkeit der Kinder abgewartet werden. Mit dem Austritt aus dem Dauernachtdienst geht eine Verbesserung der subjektiv empfundenen, gesundheitlichen Situation einher. Auch bezüglich der Arbeit werden positive Veränderungen beschrieben. Anhand des folgenden Beitrags von DN_004 wird deutlich inwieweit die Synchronisation innerer und äußerer Zeitgeber (Entrainment) als positiv erlebt wird:

> „Also, dass ich einen Tick lieber noch in die Arbeit gegangen bin, eben weil das für mich halt (...) von der Uhrzeit normaler war. Und ich gewusst habe (...), ich bin heute nicht alleine, sondern da ist noch jemand da. (2s) Und ich komme um zwei wieder oder ich gehe erst Mittag und komme um (...) neun wieder. Das sind irgendwie alles normale Zeiten für mich."[267]

Retrospektiv erkennen die Pflegenden dieses Typs die gesundheitlich negativen Auswirkungen, die aus der Tätigkeit im Dauernachtdienst resultieren können, und wünschen sich daher für ihre Zukunft keine erneute erwerbstätige Phase im Dauernachtdienst.

---

[267] DN_004:Abschn. 130, Zeile 466-470

4.6.2.3   Typ 3 – Expansion der Berufung

Pflegende, die dem Typ 3 angehören, treten aufgrund eines alternativen Stellenangebots aus der Tätigkeit im Dauernachtdienst heraus. Dabei spielt für einige die
Chance zur persönlichen Weiterentwicklung eine Rolle. Pflegende dieses Typs
entscheiden sich nicht gegen eine Tätigkeit im Dauernachtdienst, sondern vielmehr für eine andere Tätigkeit:

> „Das heißt ich habe keinen Nachtdienst mehr gemacht. Das war nicht, weil ich den Nacht-
> dienst nicht mehr wollte, sondern weil ich mich eben FÜR was anderes, war keine Entschei-
> dung GEGEN den Nachtdienst. Ja. Aber es war einfach nicht ähm vereinbar miteinan-
> der."[268]

Die neue Stelle haben Pflegende dieses Typs nicht selbst aktiv gesucht. Vielmehr
scheint es, das neue Beschäftigungsverhältnis habe sie gefunden. Dabei wird der
Wechsel vertikal, vorzugweise in eine von der Pflegepraxis entfernte Tätigkeit unternommen. Die Tätigkeit im Dauernachtdienst ist rückblickend entweder ausschließlich sehr gut in Erinnerung geblieben, sodass die Arbeit im Dauernachtdienst theoretisch weiter seine bindende Wirkung entfaltet. Oder aber es werden
vergleichsweise geringfügig abstoßende Faktoren, welche im Gegensatz zu den
attraktiven kaum ins Gewicht fallen, angemerkt. Besonders das Gefühl nachts sein
eigener Chef zu sein wird als vorteilhaft angesehen:

> „Also mir hat die Verantwortung nichts ausgemacht. Ich habe sie gerne übernommen. Aber
> ich weiß auch von anderen Pflegekräften, dass die da heillos überfordert waren. [...] Also
> ich habe meine Dienste sehr, sehr ernst genommen. [...] Also es war ein super Job."[269]

---

[268] DN_012: Abschn. 76, Zeile 397-401
[269] DN_003: Abschn. 14, Zeile 98-108

Das positive Erleben von Verantwortung spielt letztendlich auch in das Ergreifen der neuen Stelle hinein, da mit einem vergrößerten Entscheidungsspielraum, welcher durch den vertikalen Wechsel entsteht, auch die Vision besteht, positive Veränderungen für das Berufsfeld der Pflege auf den Weg zu bringen. So scheint es mit dem Wechsel geht eine Expansion der Berufung einher. Die Zeit im Dauernachtdienst fungiert in der Erinnerung als positiver Anker, da die im ausschließlichen Nachtdienst verbrachte Zeit mit einer guten beruflichen und privaten Lebensphase verbunden wird:

> „Also für mich gab es nichts Schöneres. [...] Ich konnte meine Arbeit in Ruhe machen. Ich musste nicht durch die Stationen hetzen also im Tagdienst hab ich oft meinen Dienst im Dauerlauf gemacht. Ja? Und im Nachtdienst da ging das alles wesentlich ruhiger und die Bewohner haben es auch genossen, dass end/ dass man Zeit hatte für sie und. Ja. (...) Also es war eigentlich perfekt."[270].

Mit der Aufgabe der Tätigkeit im Dauernachtdienst verschlechtert sich allmählich die gesundheitliche Situation. Auch bezüglich der Arbeit werden negative Äußerungen getätigt. Dies verstärkt wiederum den nostalgischen Blick auf die „gute alte Zeit".

4.6.2.4 Typ 4 – Externe Entscheidung

Pflegende, die dem Typ 4 angehören, verlassen die Tätigkeit im Dauernachtdienst aufgrund eines verpflichtenden Wechsels. Die extern getroffene Entscheidung stellt dabei das ausschließliche Motiv dar. Es werden keine weiteren Gründe, die zum Austritt bewegen, aufgeführt. Die Angehörigen des Typs zeigen eine hohe Verbundenheit mit dem Dauernachtdienst, weshalb sie zumindest anfänglich mit

---

[270] DN_003: Abschn. 46, Zeile 235-241

Abwehr auf die externe Entscheidung reagieren. Der Nachtdienst wird für die Personen zum Refugium, welcher eng mit der eigenen Bedürfnislage verwoben ist und durch diese geformt wird:

> „Und durch das, dass ich die Nächte gemacht habe, ist das ja dann auch eine Gewohnheit sozusagen. Ich habe dann immer genau gewusst was läuft und wie es und äh es hat dann auch groß nicht irgendjemand da dazwischen getan oder irgendwie was umgestellt."[271]

Die Angehörigen des Typs erleben die Arbeit im Dauernachtdienst im Gegensatz zum Tagdienst als deutlich vorteilhaft. So genießen sie es ihr eigener Chef zu sein, was auch daran erkenntlich wird, dass eine Zusammenarbeit mit einer ihnen unvertrauten Person oder die Teamarbeit am Tag als Irritation erlebt wird. Zudem kosten sie die Tatsache aus, nachts einer im Gegensatz zum Tag entschleunigten Arbeit nachzugehen. Dem Tagdienst kann zunächst nichts Positives abgewonnen werden. Retrospektiv kann der Wechsel aber auch zustimmend bewertet werden:

> „Wir haben zwar (2s) einen Mordszorn gehabt in/ an dem Tag, wo die Pflegedienstleitung kam und gesagt hat: ‚[…]Ich werde eure Dauernachtwachen beenden. (2s) Ihr müsst in den Tagdienst.‘ Wir waren in dem Moment geschockt. Muss ich zugeben. […] Und dann (2s) habe ich mich vom körperlichen eigentlich relativ schnell erholt. Das hat man auch gemerkt. Und man hat einfach mehr/ man hat wieder mehr unternehmen können. Ich habe einfach wieder mehr Luft gehabt.[…] War alles gut so nachher."[272]

Ferner entfaltet der Verlust der Employability eine bedenkliche, bindende Wirkung in dessen Folge das gesundheitliche Wohl hinter die Gewohnheit gestellt wird im ausschließlichen Nachtdienst bekannte Strukturen vorzufinden. Daneben

---

[271] DN_013: Abschn. 32, Zeile 112-115

[272] DN_005: Abschn. 104, Zeile 684-700

existiert die Sorge sich im Tagdienst aufgrund des schleichenden Kompetenzverlustes potentiell blamieren zu können:

> „Also die Struktur, der ich gar nicht gewachsen bin, weil wenn man das ganz oft im Nachtdienst macht und man eben nur/ ich arbeite derzeit dreißig Prozent und wenn man dann da mal so zwischenrein wieder einen Tag hat ist es sehr anstrengend. Und dann macht man es ja auch nicht immer recht und dann geht es nicht so schnell [...] Und dann strengt mich das dann auch wieder an."[273]

Pflegende dieses Typs würden die Tätigkeit im Dauernachtdienst trotz der teilweise drastischen, negativen gesundheitlichen und sozialen Auswirkungen wieder ergreifen. Die Anziehungskraft der Tätigkeit im Dauernachtdienst scheint dabei, entgegen anfänglicher Widerstände, sogar angesichts der später möglicherweise eintretenden positiven Konnotation der externen Entscheidung zur Aufgabe, ungebrochen. So äußert eine Teilnehmerin zunächst bezüglich der externen Entscheidung:

> „Im Nachhinein sehr gut (...), ehrlich. (...) Ich glaube sonst wäre ich auch vielleicht heute nicht mehr da."[274]

Dabei fügt sie nahtlos an, die Entscheidung zum Ergreifen der Dauernachtarbeit erneut so zu fällen. Ohne eine externe Entscheidung, aus dem Dauernachtdienst heraus zu wechseln, wären Pflegende dieses Typs noch immer im Dauernachtdienst tätig. Notfalls, so scheint es, sogar unter erheblichen, gesundheitlichen Einbußen.

---

[273] DN_013: Abschn. 42, Zeile 143-149
[274] DN_005: Abschn. 98, Zeile 652-654

4.6.2.5   Typ 5 – Anstoß und Aufbruch in eine neue Lebensphase

Pflegende, die dem Typ 5 angehören, wechseln infolge des Zusammenwirkens von sowohl externen Impulsen als auch eigenen Motivlagen aus dem Dauernachtdienst heraus. So kann der Entscheidung aus dem Dauernachtdienst auszutreten als externer Impuls z.B. eine inkonsequent durchgeführte Anweisung des Arbeitgebers den Dauernachtdienst zu beenden vorliegen oder die zunehmende Selbstständigkeit der Kinder die Austrittsentscheidung bedingen:

> „Und dann wurde es ja abgeschafft. […] Also es wäre für mich jetzt untragbar gewesen so
> ein hin und her. Das wollte ich schon gar nicht. […] Dieses in die Nacht eintauchen, wie-
> der raus. Dann bin ich zwei Tage daheim gewesen und dann fange ich wieder an und also.
> (…) Ich glaube das war auch, wenn ich es rückwirkend betrachte, glaube das begann als
> ich aufgehört habe. Wo ich gesagt habe: ‚Ha nö, dann gehe ich gleich nach Tagdienst!'
> (2s) Und habe die letzten Jahre noch Tagdienst gemacht."[275]

Die Tätigkeit im Dauernachtdienst kann auch aus individuellen Gründen zur Überbrückung ergriffen worden sein, wodurch, mit Aufhebung des ehemals bestehenden Motivs, auch die Notwendigkeit einer Arbeit im ausschließlichen Nachtdienst nachzugehen, nicht weiter besteht:

> „Weil ich wusste äh also so lange ist es praktisch bis mein Sohn halt so selbstständig ist,
> dass ich ihn alleine lassen kann. Und dann wieder Tagdienst, weil mir das einfach besser
> liegt."[276]

---

[275] DN_006: Abschn. 44-46, Zeile 263-273
[276] DN_010: Abschn. 104, Zeile 561-563

Der Austritt aus dem Dauernachtdienst wird bei Pflegenden, die diesem Typ angehören, trotz äußerer Impulse nicht negativ bewertet. Vielmehr nehmen sie den Wechsel als Anstoß, um sich neuen Aufgaben zuzuwenden und sich weiterzuentwickeln. Die mit dem Wechsel einhergehenden Veränderungen erfahren ebenfalls keine negativen Bewertungen.

4.6.2.6 Abgrenzung zwischen den Typen

Exemplarisch folgen Anmerkungen bezüglich der Abgrenzung zwischen den Typen. Typ 4 und Typ 5 weisen eine gewisse Ähnlichkeit auf. Bei beiden spielt die externe Entscheidung bezüglich der Aufgabe der Dauernachtdiensttätigkeit eine Rolle. Hier wirken aber besonders zwei Sachverhalte abgrenzend. Erstens stellt die externe Entscheidung bei Typ 4 den ausschließlichen Grund dar, während dies bei Typ 5 lediglich als Impuls mit hineinwirkt. Zweitens wird bei Typ 4 dies zumindest zum Zeitpunkt des Wechsels als negativ angesehen. Pflegende, die dem Typ 5 angehören, blicken vielmehr optimistisch in eine neue Lebensphase. Auch zwischen Pflegenden, die dem Typ 1 angehören, und denjenigen, die sich zum Typ 2 zählen, lassen sich Ähnlichkeiten ausmachen. Dabei stellt bei Pflegenden des Typs 1, die wahrgenommene Divergenz zwischen Vorannahmen und Realität das Leitmotiv aus dem Dauernachtdienst herauszutreten, dar. Die Arbeit im Nachtdienst selbst erfährt weniger eine negative Konnotation, als dies bei Pflegenden des Typs 2 der Fall ist. Mit der neuen Stelle stellt die Arbeit im Nachtdienst, innerhalb eines Wechselschichtmodells, eine als angenehm beschriebene Abwechslung dar. Pflegende, die dem Typ 2 angehören scheinen vielmehr der Nachtarbeit, unabhängig davon ob im Schichtdienstplan eingeflochten oder permanent verankert, den Rücken zugewandt zu haben. Ihr Leitmotiv besteht darin aus der Tätigkeit im Dauernachtdienst im Speziellen und der Nachtarbeit im Allgemeinen herauszutreten.

Zusammenfassung

Bezüglich der Gründe für den Einstieg in den Dauernachtdienst lassen sich drei Typen von Pflegenden unterscheiden. Dabei scheinen Pflegende, die dem Typ 1 angehören bezüglich der Ausprägung (gesundheitlicher) Belastungen besonders risikobehaftet zu sein. Diesbezüglich gilt es bei Pflegenden, die dem Typ 3 angehören, die individuellen Lebensbedingungen genauer zu betrachten. Bezüglich der Gründe für den Austritt aus dem Dauernachtdienst lassen sich fünf Typen von Pflegenden unterscheiden. Pflegende, die aufgrund einer externen Entscheidung die Dauernachtarbeit aufgeben, haben u.a. durch den Verlust der Employability eine starke Bindung zur Nachtarbeit erfahren.

4.7 Zusammenfassung der Ergebnisse

In die Ergebnisdarstellung gehen die Daten von zwei Teilnehmern und elf Teilnehmerinnen ein (n=13). Zum Interviewzeitpunkt betrug die Altersspanne 30-70 Jahre, das Durchschnittsalter lag bei 51,77 Jahre. Etwa dreiviertel der Teilnehmer/-innen sind examinierte (Gesundheits- und) Krankenpfleger/-innen. Sie waren vor Ergreifen der Tätigkeit im Dauernachtdienst (bei unterschiedlichen, tlw. schwankenden prozentualen Beschäftigungsverhältnissen) im Schnitt 6,23 Jahre in der Pflege tätig. Alle Teilnehmer/-innen reduzierten für die Phase der Dauernachtarbeit ihren monatlichen, prozentualen Beschäftigungsumfang um durchschnittlich 30%. Dabei wechselten vier das Setting. Die Teilnehmer/-innen waren (bei unterschiedlichen, tlw. schwankenden prozentualen Beschäftigungsverhältnissen) im Schnitt 148 Monate (min. 9, max. 227) im Dauernachtdienst tätig. Der Ausstieg ging bei sechs Teilnehmer/-innen mit einem Wechsel des Settings einher. Zum Zeitpunkt des Ergreifens der ersten Phase der Tätigkeit im Dauernachtdienst befanden sich zehn Teilnehmer/-innen in einer festen Paarbeziehung mit mindestens einem Kind. Die übrigen drei waren alleinstehend. Lediglich bei drei der

Teilnehmer/-innen war der Familienstand vom Ergreifen bis zu zwei Jahren nach Aufgabe der Tätigkeit im Dauernachtdienst nicht stabil. Die Teilnehmer/-innen zeigen untereinander eine kontrastreiche Erwerbsbiographie. So blicken einige auf eine lange zusammenhängende Dauernachtdienstphase zurück, während andere fragmentierte Episoden in zum Teil unterschiedlichen Lebensphasen aufweisen. Wiederum andere blicken auf vergleichsweise kurze und isolierte Nachtdienstepisoden zurück. Der Dauernachtdienst tritt bis in die jüngste Vergangenheit als Arbeitszeitmodell in der Pflege in Erscheinung.

Es wurden zwölf Gründe, die bei Pflegenden zum Einstieg in den Dauernachtdienst führen, identifiziert. Darunter wird das Motiv der Vereinbarkeit von Beruf und Familie am häufigsten aufgeführt. Es wurden auch weitere Gründe genannt. Dazu zählen das Verhältnis von Arbeit und Freizeit, finanzielle Aspekte differenziert in finanzielle Abhängigkeit und monetärer Anreiz, das Bedürfnis nach Unabhängigkeit bzw. sein eigener Chef zu sein, der Wunsch im Beruf zu bleiben bzw. diesen auszuüben, die Vereinbarkeit von Weiterqualifizierung und Beruf, die Vorliebe für die Nachtarbeit, die Vorliebe für eine permanente Arbeitszeit, das Streben nach Veränderung bzw. Verbesserung, Neugierde und pragmatische Gründe. Im Schnitt führen 3,86 Gründe zum Einstieg in den Dauernachtdienst. Dabei lassen sich primäre von sekundären Einstiegsgründen unterscheiden. Während primäre Motive einen direkten Einfluss auf den Eintritt haben, bestärken sekundäre diese Überlegung, bedingen aber nicht die grundlegende Entscheidung.

Das Erleben von Pflegenden im Dauernachtdienst lässt sich anhand der Themenkomplexe Tätigkeiten und Bedingungen, Erleben der Arbeit, Team, soziales Leben und körperliche sowie als auch psychische Gesundheit beschreiben. Der Themenkomplex der Tätigkeiten und Bedingungen lässt sich anhand der Kategorien Arbeitspensum, Veränderung der Arbeitsbedingungen und der Zustimmung zu Tätigkeiten erörtern. Bezüglich des Themenkomplexes Erleben der Arbeit lassen sich die Kategorien Empfindungen, Vorteile, Verantwortung und Entscheidung und Entwicklung darstellen. Der Themenkomplex Team lässt sich anhand der Kategorien Zusammenarbeit im Team und Struktur differenzieren. Im Themenkomplex soziales Leben finden sich die Kategorien Auswirkungen und Soziale Unterstützung wieder. Der Themenkomplex körperliche und psychische Gesundheit setzt sich aus den Kategorien Beschwerden und gesundheitsförderliches Verhalten zusammen.

Bezüglich der erwähnten Kategorien lassen sich teilweise noch Unterkategorien darstellen. So besteht z.B. die Kategorie Empfindungen aus den Subkategorien Angst, Freude und Einsamkeit.

Resümierend kann bezüglich des Erlebens der Tätigkeit im Dauernachtdienst festgehalten werden, dass die individuelle Wahrnehmung der Zeit im Dauernachtdienst eine sowohl abstoßende, als auch bindende Wirkung auf Pflegende haben kann, wodurch sich Motive für den Verbleib und einen etwaigen Austritt aus dem Dauernachtdienst näher beschreiben lassen.

Es wurden acht Gründe identifiziert, die bei Pflegenden zu einem Austritt aus einer Tätigkeit im Dauernachtdienst führen. Am häufigsten wurden ein (besseres) Stellenangebot, eine Veränderung der Lebenssituation und das Bedürfnis sowohl nach Weiterentwicklung, als auch nach neuen Aufgaben genannt. Weitere Gründe sind ein verpflichtender Wechsel infolge einer dienstlichen Anweisung durch den Arbeitgeber, das Bedürfnis nach Teamarbeit, der Wunsch am Tag zu arbeiten und die fehlende Verlässlichkeit bezüglich der angetretenen Stelle im Dauernachtdienst.

Im Schnitt werden 2,64 Gründe bezüglich der Austrittsüberlegungen aufgeführt. Im Gegensatz zu den Gründen, die zum Einstieg führen, kann auch nur ein einziger Grund zur Aufgabe führen. Austrittsentscheidungen sind somit im Gegensatz zu Eintrittsüberlegungen nicht multikausal.

Bei Vorhandensein mehrerer Gründe können teilweise primäre von sekundären unterschieden werden, wobei primäre als bedingend betrachtet werden können. Nicht zuletzt anhand der Fallbeschreibungen ist ersichtlich, dass das Erleben der Zeit im Dauernachtdienst und die Gründe für den Austritt miteinander verwoben sind, weshalb eine Interpretation der Gründe für den Austritt ohne die zuvor beschriebenen, von den Pflegenden individuell wahrgenommenen bindenden und abstoßenden Faktoren, aufgrund einer reduzierten Abbildung der realen Bedingungen unzulänglich valide erscheint. Dieser Verwobenheit zwischen dem Erleben und dem Austritt wird man besonders in der individuellen Fallbeschreibung gerecht.

Die durchgeführte typologische Analyse nach KUCKARTZ ermöglicht bei gleichzeitigem Verlust an Differenzierungsvermögen dennoch generelle, den Gegenstandsbereich ordnende Aussagen. So wurden im Rahmen einer Clusteranalyse, bei welcher die Gegebenheiten und die qualitativen Aspekte der Fälle beachtet wurden, drei Typen, die zum Einstieg in den Dauernachtdienst führen und fünf, welche sich den komplexen Gegebenheiten, die zum Austritt führen, annähern, benannt.

Pflegende können demnach bezüglich der Gründe, die zum Eintritt in den Dauernachtdienst führen, in drei Typen unterschieden werden. Pflegende, die dem Typ 1 Monetäre Abhängigkeit und Flucht angehören, suchen im Dauernachtdienst Zuflucht vor, mit der Arbeit am Tag oder einer vorhergehenden Anstellung negativ assoziierten Arbeitsbedingungen. Daneben wirkt eine finanzielle Abhängigkeit. Pflegende, die dem Typ 2 Weiterqualifikation und Selbststeuerung angehören, ergreifen die Tätigkeit im Dauernachtdienst zum einen, um selbstverantwortlich agieren zu können und damit Pflege nah an den eigenen Vorstellungen realisieren zu können. Zum anderen sehen die Pflegenden dieses Typs in der ausschließlichen Nachtarbeit die beste Arbeitszeitalternative zur Vereinbarung einer

Weiterqualifikationsmaßnahme mit der Ausübung eines Berufs. Pflegende, die dem Typ 3 Vereinbarkeit von Familie und Beruf angehören, erscheint die Dauernachtarbeit als solides Arrangement, um sowohl den Anforderungen aus der Familie als auch denen aus dem Berufsleben gerecht zu werden.

Pflegende können bezüglich der Gründe, die zu einem Austritt aus dem Dauernachtdienst führen, in fünf Typen unterschieden werden. Pflegende, die dem Typ 1 Divergenz zwischen Theorie und Realität angehören, treten aus der Tätigkeit im Dauernachtdienst heraus, da ihre theoretischen Vorannahmen bezüglich der Ausgestaltung und des Erlebens der ausschließlichen Nachtarbeit einen zu geringen Grad an Kongruenz mit der Realität aufweisen. Pflegende, die dem Typ 2 Entrainment und Tagarbeit angehören, wechseln aus der Dauernachtarbeit heraus, da sie infolge einer durch die nächtliche Arbeit provozierten Desynchronisation gesundheitliche Belastungen wahrnehmen. Dies führt zu dem Wunsch (in absehbarer Zeit) einer permanenten Tagdiensttätigkeit nachzugehen. Pflegende, die dem Typ 3 Expansion der Berufung angehören, zeigen eine hohe Verbundenheit mit dem ausschließlichen Nachtdienst. Letztendlich ergreifen sie eine andere Stelle, um sich dort zum einen weiterzuentwickeln und zum anderen ihre bereits im Dauernachtdienst existente Passion neuartig zu kanalisieren. Pflegende, die den Typ 4 Externe Entscheidung angehören, treten ausschließlich aufgrund einer externen Weisung durch den Arbeitgeber aus dem Dauernachtdienst aus. Trotz gesundheitlicher Belastungen scheint ein Verlust der Employability einen bindenden Einfluss zu haben. Bei Pflegende, die dem Typ 5 Anstoß und Aufbruch in eine neue Lebensphase angehören, wirken bezüglich der Austrittsentscheidung sowohl externe Impulse im Sinne sich verändernder Lebenssituationen oder externer Entscheidungen, als auch eigene Motive wie das Bedürfnis nach Weiterentwicklung oder nach einem rhythmisierten Alltag. Pflegende können, wenn diese auf unterschiedliche

Nachtdienstphasen zurückblicken unterschiedlichen Typen angehören. In Abbildung 4.25 ist die Zugehörigkeit der Teilnehmer/-innen zu den Typen ersichtlich.

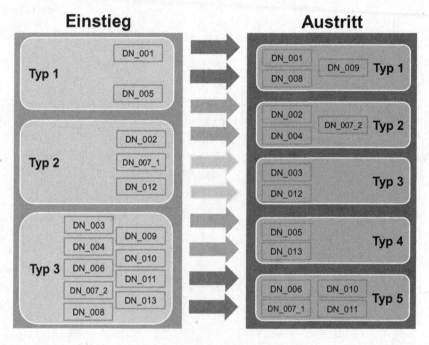

Bild 4.25: Übersicht der typologischen Analyse nach KUCKARTZ (eigene Darstellung)

Es ist ersichtlich, welche Teilnehmer/-innen welchem Typus angehören. Daneben lässt sich erkennen, dass die Typen nicht beständig formiert und sortiert bleiben d.h. Pflegende, die gemeinsam bezüglich des Eintritts einem Typ angehören, finden sich nicht zwangsläufig in der gleichen Konstellation in den Typen bezüglich des Austritts wieder.

5 Limitationen, Schlussfolgerungen und Praxisempfehlungen

Nachfolgend werden zunächst die Limitationen der vorliegenden Arbeit diskutiert und Schlussfolgerungen u.a. für nachfolgende Untersuchungen gezogen. Abschließend werden Praxisempfehlungen ausgesprochen.

Insgesamt zeigt sich bezüglich der Stichprobe eine innere Repräsentation. So zeigen die Teilnehmer/-innen bezüglich ihres prozentualen Beschäftigungsumfangs, ihres Settings, ihres Alters, ihres Geschlechts und ihres Familienstands eine gewisse Heterogenität. Verglichen mit der beruflichen Realität, in der auf fünf weibliche Pflegende ca. ein Mann kommt (BUNDESAGENTUR FÜR ARBEIT 2011: 8) war die Anzahl der Männer annähernd angemessen. Allerdings wäre es wünschenswert gewesen mehr männliche Pflegende für die Untersuchung gewinnen zu können, da diese stets als besondere Fälle hervorgestochen sind und die Ergebnisdarstellung bereichert haben. Da besondere Einzelfälle zu beobachten waren, scheint es sinnvoll bei einer erneuten Untersuchung die Stichprobengröße zu erweitern, um sich von Zweifel an einer unzureichenden theoretischen Sättigung distanzieren zu können. So würde eine Vergrößerung der Fallzahl auch den, zum Teil kleinen Clustern mehr Aussagekraft verleihen, sodass auch Prototypen gebildet werden könnten. Ferner wäre es vorstellbar so weitere eigenständige Typen zu bilden. Daneben kann es sinnvoll sein die Stichprobe näher zu spezifizieren. So könnte z.B. der Fokus auf Teilnehmer/-innen gelegt werden, die lediglich auf eine Phase der Erwerbstätigkeit im Dauernachtdienst zurückblicken. In der vorliegenden Arbeit wurden die Ergebnisse von DN_007 dennoch in die Arbeit aufgenommen, da diese eine Bereicherung darstellten. Allerdings zeigt sich hier die Problematik ein Instrument anzuwenden, welches ursprünglich für Probanden erstellt

© Springer Fachmedien Wiesbaden GmbH, ein Teil von Springer Nature 2019
J. Schmal, *Dauernachtdienst in der Pflege*, Best of Pflege,
https://doi.org/10.1007/978-3-658-24441-5_5

wurde, die auf eine singuläre Dauernachtdienstphase zurückblicken. Anhand der beschriebenen Stichprobe kann keine Aussage über Pflegende getroffen werden, die sich noch immer in einer Tätigkeit im Dauernachtdienst befinden. Zudem sind wenige kinderlose Frauen in der Stichprobe vertreten, sodass keine Vergleiche wie bei SCZESNY (2003) zwischen kinderlosen Pflegenden und solchen mit mindestens einem Kind gezogen werden können. Hier zeigt sich eine Limitation der Untersuchung. Gegebenenfalls sollte diesbezüglich der Zugang zum Feld bei nachfolgenden Untersuchungen überdacht bzw. alternative Zugangswege gewählt werden z.B. Annonce in Fachzeitschrift. Auch eine Übertragbarkeit auf andere Berufsgruppen bleibt strittig, da die mit dem Pflegeberuf oft in den Interviews erwähnte Berufung und Passion fraglich z.B. im industriellen Gewerbe vorzufinden ist. Bezüglich des methodischen Vorgehens erscheint auch ein quantitatives Vorgehen als möglich. Allerdings würde dies zum einen eine große Stichprobe bedingen, wobei zeitliche Aspekte und der in dieser Größe erschwerte Zugang zur Population als Hürde angesehen wurden. Zudem lagen gemäß Kenntnis des Verfassers noch keine Erhebungen vor, welche das Ziel verfolgten, die Gründe für den Ausstieg aus dem Dauernachtdienst aufzuführen, weshalb das qualitative Vorgehen wiederum gestützt werden kann. Zu den Gründen für den Verbleib im Dauernachtdienst fand mittels des Interviewleitfadens eine Annäherung über das Erleben der Zeit im Dauernachtdienst statt. Hier wäre rückblickend eine Modifikation des Interviewleitfadens sinnvoll gewesen, welche die Frage nach dem Verbleib beinhaltet.[277] Insgesamt wäre eine erneute Kontaktaufnahme zu den Interviewteilnehmern und Interviewteilnehmerinnen sinnvoll gewesen, um z.B. Verständnislücken zu schließen, unvollständige Angaben zu ergänzen oder die eigene

---

[277] So wäre eine Ergänzung um z.B. folgende Fragestellung denkbar: „Was hat Sie denn bis zu diesem Zeitpunkt im Dauernachtdienst gehalten?"

Interpretation zu spiegeln. Ferner wäre der Austausch in einer Forschungsgruppe sinnvoll, um zum einen bezüglich des Prozesses des Codierens Intersubjektivität zu gewährleisten und zum anderen zur Durchführung der Typologie auch auf die Methode der Fallzusammenfassungen zurückgreifen zu können. Zudem kann die, infolge der fehlenden Intersubjektivität, gewählte Methode der Clusteranalyse, bei einem Stichprobenumfang von dreizehn Personen, kritisch diskutiert werden. Hier gilt es erneut hervorzuheben, dass das statistische Verfahren nicht blind ohne Berücksichtigung des qualitativen Datenmaterials angewandt wurde. Zudem wird die Clusteranalyse in der Praxis häufig bei kleinen Stichprobengrößen angewendet (UZH 2016).

Zur Beantwortung der Forschungsfragen liegt ein umfangreicher Ergebnisteil vor, der sich zur Klärung der Fragen aus mehreren Perspektiven dem Forschungsgegenstand annähert. Während die Fallbeschreibungen die größte Nähe zum Feld aufweisen, löst eine Betrachtung der Motive im Querschnitt die Fälle aus den vorliegenden, teilweise komplexen Zusammenhängen. Mittels der Typenbildung werden die komplexen Zusammenhänge zwischen den Motiven zwar wiederhergestellt, doch geht dadurch auch ein Verlust an Trennschärfe zwischen den einzelnen Fällen verloren.

Die Gründe, die zum Ergreifen einer Tätigkeit im Dauernachtdienst führen, gehen erwiesenermaßen über die Vereinbarkeit von Beruf und Familie hinaus (SCZESNY 2007: 11). Mit der vorliegenden Arbeit werden sowohl bereits wissenschaftlich ermittelte Gründe, die zum Eintritt in den Dauernachtdienst führen, verifiziert und spezifiziert, als auch ergänzt. Somit kann die erste Forschungsfrage nach den Gründen, die zum Eintritt führen als beantwortet angesehen werden. Zudem werden abstoßende und bindende Faktoren in Kombination mit den Gründen, die zu einem Austritt aus dem Dauernachtdienst führen, dargestellt. Somit kann ebenfalls die zweite Forschungsfrage als beantwortet angesehen werden. Auch die dritte Forschungsfrage nach den Gründen, die zum Austritt führen, wird, angesichts der Deskription im Querschnitt als auch durch die, der Komplexität gerecht werdenden Fallbeschreibungen, beantwortet. Weiter lassen sich Pflegende bezüglich ihrer Eintritts- und Austrittsgründe typisieren, sodass sich auch die Forschungsfrage nach den Gemeinsamkeiten und Unterschieden beantworten lässt.

Für weitere Untersuchungen könnte die nähere Betrachtung nachfolgender zwei Aspekte interessant sein. Erstens sollte den Lebensbedingungen unter denen Dauernachtdienst ergriffen, aufrechterhalten und aufgeben wird, in Forschung und Praxis mehr Aufmerksamkeit gewidmet werden, da die individuellen Bedingungen einen großen Einfluss zu haben scheinen. So scheinen die Lebensbedingungen einen Einfluss auf die individuelle Schichtdiensttoleranz zu haben.[278] Allerdings finden diese bislang in den Diskussionen zur Definitionssetzung nur reduziert Beachtung (vgl. SAKSVIK et al. 2011).

Zweitens lassen sich trotz der geringen Anzahl an Männern in der Stichprobe deutliche Geschlechterunterschiede erkennen. Frauen erfahren durch die Wahrnehmung verschiedener Rollen eine Benachteiligung, Infolge der, vor dem sozialen Umfeld zum Teil versteckten, Doppelbelastung durch Dauernachtarbeit und Familie erwächst das Potential gesundheitlicher Beeinträchtigungen. Dies scheint vor allem dann der Fall zu sein, wenn Frauen als Zweitverdiener die Dauernachtarbeit ergreifen. Der männliche Teilnehmer DN_012 tritt als Familienvater in die Tätigkeit im Dauernachtdienst ein, führt aber erstens nicht das Motiv zur Vereinbarung von Beruf und Familie auf und findet zweitens als Alleinverdiener Lebensbedingungen vor, die ihm Erholung neben der Tätigkeit im Dauernachtdienst ermöglichen. Dies unterscheidet ihn weitestgehend von den weiblichen Teilnehmerinnen, welche die Tätigkeit im Dauernachtdienst aufgrund einer optimalen

---

[278] Dies wird besonders bei DN_007 deutlich.

Vereinbarkeit von Beruf und Familie ergriffen haben. Somit kann es lohnenswert sein diesen Sachverhalt im Rahmen eines Geschlechtervergleichs näher zu beleuchten. Aus der vorliegenden Arbeit lassen sich praktische Handlungsempfehlungen ableiten. Es erscheint sinnvoll im Rahmen von Bewerbungsgesprächen, zur Besetzung einer Stelle im Dauernachtdienst, die individuellen Motive zum Ergreifen einer Tätigkeit im ausschließlichen Nachtdienst in Anbetracht der Lebensbedingungen zu diskutieren. Dabei sollte die Bemühung im Vordergrund stehen ein realistisches Bild der Arbeitsbedingungen abzuzeichnen und die Auswirkungen, die aus dem Dauernachtdienst resultieren können, klar zu benennen. Pflegende sollten ferner dazu befähigt werden ihre Motive, die zum Ergreifen einer Tätigkeit im Dauernachtdienst aufgeführt werden, zu reflektieren. Daneben kann es sinnvoll sein, um das Vorhandensein diverser Alternativen bezüglich der Schichtdienstformen zu wissen. In puncto beider Aspekte erscheint es bezüglich der Erreichbarkeit Pflegender sinnvoll zu sein möglichst früh innerhalb der beruflichen Karriere bereits im Rahmen der Pflegeausbildung anzusetzen. Eine kritische Auseinandersetzung mit dem Konzept der Dauernachtarbeit könnte die Divergenz zwischen Vorannahme und Realität reduzieren und gleichwohl die Vorteile und Nachteile von Dauernachtarbeit zur Vereinbarkeit von sowohl Familie und Beruf, als auch Weiterqualifikation und Beruf aufzeigen. Weiter benötigen Pflegende, die ihren Beruf neben der Familie ausüben wollen bzw. müssen, wirkliche Alternativen, zur Dauernachtarbeit. Hier gilt es, erstens attraktive Arbeitszeitmodelle zu generieren und zu implementieren. Zweitens kann im Rahmen der Betrieblichen Gesundheitsförderung positiv auf die individuellen Lebensbedingungen eingewirkt werden.[279]

---

[279] Beides scheint angesichts des demographischen Wandels bei parallel existentem Pflegenotstand für Arbeitgeber/-innen zur zukünftigen Bindung von Mitarbeitern und Mitarbeiterinnen ohnehin als angezeigt.

So kann z.B. eine an die Arbeitsstelle angegliederte Einrichtung zur Kinderbetreuung die Vereinbarkeit von Beruf und Familie auch außerhalb einer Tätigkeit im Dauernachtdienst als realistisch erscheinen lassen oder einem Hinauszögern eines Austritts, trotz bereits wahrgenommener gesundheitlicher Belastungen, entgegenwirken, da mit dem Gedanken an einen Wechsel, das höhere Maß an damit einhergehender Organisation abschreckend wirken kann. Daneben sollten bei Dauernachtdienstlern die arbeitsmedizinischen Untersuchungen erstens konsequent durchgeführt werden und zweitens innerhalb dieser sowohl die spezifische Situation als auch die vielfältigen Auswirkungen Berücksichtigung finden. Durch das Monitoring der gesundheitlichen Situation könnten schleichende Veränderungen frühzeitig erkannt werden. Da die Etablierung eines gesundheitsförderlichen Lebensstils während der Zeit im Dauernachtdienst (langfristigen) Belastungen entgegenwirken kann, gilt es im Sinne der Modellvorstellungen über die Mechanismen der Beeinflussung durch Schichtarbeit, den individuellen Bewältigungsstrategien mehr Beachtung zu schenken. Während z.B. Fortbildung zur Etablierung gesundheitsförderlicher Strategien in Dauernachtarbeit auf verhaltenspräventiver Ebene wirken, können mittels verhältnispräventiver Ansätze günstige Rahmenbedingungen geschaffen werden z.B. Bereitstellung von schichtarbeiterspezifischer Ernährung. Zu diesen Rahmenbedingungen zählt auch die Integration in ein Team, um z.B. einer zunehmenden Isolation zumindest im Setting Arbeit entgegenzuwirken.

Während der Zeit im Dauernachtdienst gilt es einem Verlust der Employability vorzubeugen. Neben regelmäßigen Fortbildungen und der Integration ins Team können Mitarbeitergespräche ein sinnvolles Instrument zur Diskussion und Einschätzung der Situation darstellen. Wird ein Wechsel in den Tagdienst vorgenommen, wird empfohlen die Mitarbeiter/-innen erneut strukturiert und systematisch einzuarbeiten, sodass sowohl die Abläufe als auch der Tätigkeitskatalog bekannt sind.

Insgesamt sollte es sich bei der Wahl für das Ergreifen der Dauernachtarbeit oder für den Austritt, um eine möglichst freie Entscheidung handeln. Einem Ergreifen aus einer Alternativlosigkeit oder aus einer finanziellen Notlage heraus, gilt es dabei genauso entgegenzuwirken wie einer hinausgezögerten Austrittsüberlegung z.B. infolge eines Verlustes der Employability.

Literaturverzeichnis

Admi, H.; Tzischinsky, O.; Epstein, R.; Herer, P.; Lavie, P. (2008): Shift work in nursing: Is it really a risk factor for nurses' health and patients' safety? In: Nursing Economics, Jg. 26, (H.4), S. 250-257.

Afentakis, A. (2009): Krankenpflege – Berufsbelastung und Arbeitsbedingungen. Statistisches Bundesamt. Destatis 18. August 2009. URL: www.destatis.de/DE/Publikationen/STATmagazin/Gesundheit/2009_08/PDF2009_08.pdf?__blob=publicationFile (16.10.2017).

Akerstedt, T. (2003): Shift work and disturbed sleep/wakefulness. In-depth review: shift work. In: Occupational Medicine, Jg. 53, (H.2), S. 89-94.

Almeida, C.M.O.; Malheiro, A. (2016): Sleep, immunity and shift workers: A review. In: Sleep Science, Jg. 9, (H.3), S. 164-168.

Angerer, P.; Petru, R. (2010): Schichtarbeit in der modernen Industriegesellschaft und gesundheitliche Folgen. In: Somnologie, Jg. 14, (H.2), S. 88-97.

Arendt, J. (1998): Melatonin and the pineal gland: influence on mammalian seasonal and circadian physiology. In: Reviews of Reproduction, Jg. 3, (H.1), S. 13-22.

AWMF Arbeitsgemeinschaft der Wissenschaftlichen Medizinischen Fachwissenschaften e.V. (Hrsg.) (o.J.): Angemeldetes Leitlinienvorhaben: Gesundheitliche Aspekte und Gestaltung von Nacht- und Schichtarbeit. Registernummer: 002 - 030 URL: www.awmf.org/leitlinien/detail/ anmeldung/1/ll/002-030.html (16.10.2017).

Bara, A.C.; Arber, S. (2009): Working shifts and mental health – findings from the British Household Panel Survey (1995–2005). In: Scandinavian Journal of Work, Environment and Health, Jg. 35, (H.5), S. 361-367.

Bartholomeyczik, S.; Dieckhoff, T.; Drerup, E.; Korff, M.; Krohwinkel, M.; Müller, E.; Sowinski, C.; Zegelin, A. (1993): Die Nacht im Krankenhaus aus der Sicht der Pflegenden. Vom Lernprojekt zum Forschungsvorhaben. Deutscher Berufsverband für Pflegeberufe. Frankfurt am Main.

Bartholomeyczik, S.; Sowinski, C. (1993): Körperliche und nervliche Belastungen. In: S. Bartholomeyczik, T. Dieckhoff, E. Drerup, M. Korff, M. Krohwinkel, E. Müller, C.

© Springer Fachmedien Wiesbaden GmbH, ein Teil von Springer Nature 2019
J. Schmal, *Dauernachtdienst in der Pflege*, Best of Pflege,
https://doi.org/10.1007/978-3-658-24441-5

Sowinski, A. Zegelin (Hrsg.). Die Nacht im Krankenhaus aus der Sicht der Pflegenden. Vom Lernprojekt zum Forschungsvorhaben. Deutscher Berufsverband für Pflegeberufe. Frankfurt am Main, S. 120-134.

Barton, J.; Spelten, E.; Totterdell, P.; Smith, L.; Folkard, S.; Costa, G. (1995): The Standard Shiftwork Index: a battery of questionnaires for assessing shiftwork-related problems. In: Work & Stress, Jg. 9, (H.1), S. 4-30.

BAuA Bundesanstalt für Arbeitsschutz und Arbeitsmedizin (Hrsg.) (2016): Ratgeber zur Gefährdungsbeurteilung. Handbuch für Arbeitsschutzfachleute 3. aktualisierte Auflage. Dortmund. URL: www.baua.de/DE/Angebote/Publikationen/Fachbuecher/Gefaehrdungs-beurteilung.pdf?__blob=publicationFile&v=3 (16.10.2017).

Beermann, B. (2005): Leitfaden zur Einführung und Gestaltung von Nacht- und Schichtarbeit 9.A. Bundesanstalt für Arbeitsschutz und Arbeitsmedizin. Berlin. URL: www.baua.de/DE/Angebote/Publikationen/Praxis/A23.pdf?__blob= publication File&v=1 (26.05.2017).

Beermann, B.; Kretschmer, V. (2015): Schichtarbeit und Betriebliche Gesundheitsförderung. In: B. Badura, A. Ducki, H. Schröder, J. Klose, M. Meyer (Hrsg.). Fehlzeiten-Report 2015. Neue Wege für mehr Gesundheit – Qualitätsstandards für ein zielgruppenspezifisches Gesundheitsmanagement. Berlin-Heidelberg, S. 205-214.

Bienstein, C.; Mayer, H. (2014): Nachts im Krankenhaus. In: Die Schwester Der Pfleger, Jg. 53, (H.5), S. 428-433.

BMFSJ Bundesministerium für Familie, Senioren, Frauen und Jugend (Hrsg.) (2006): Erwartungen an einen familienfreundlichen Betrieb. Erste Auswertung einer repräsentativen Befragung von Arbeitnehmerinnen und Arbeitnehmern mit Kindern oder Pflegeaufgaben. Berlin. URL: www.bmfsfj.de/blob/76344/1c032ecd3cbd4dddff9df66f2955aa11/er-wartungen-an-einen-familienfreundlichen-betrieb-data.pdf (16.10.2017).

Böhm, A. (2015): Theoretisches Codieren: Textanalyse in der Grounded Theory. In: U. Flick, E. von Kardoff, I. Steinke (Hrsg.). Qualitative Forschung. Ein Handbuch. 11.A. Reinbek bei Hamburg, S. 475-485.

Brum, M.C.B.; Filho, F.F.D.; Schnorr, C.C.; Bottega, B.B.; Rodrigues, T.C. (2015): Shift work and its association with metabolic disorders. In: Diabetology & metabolic syndrome, Jg. 7, (H.45), S. 1-7.

Bundesagentur für Arbeit (Hrsg.) (2011): Arbeitsberichterstattung: Gesundheitheits- und Pflegeberufe. Nürnberg. URL: statistik.arbeitsagentur.de/ Statischer-Content/Arbeits-marktberichte/Branchen-Berufe/generische-Publikationen/Gesundheits-und-Pflegeberufe-Deutschland-2011.pdf (11.10.2017).

Bundesagentur für Arbeit (Hrsg.) (2017): Statistik der Bundesagentur für Arbeit. Tabellen, Beschäftigte nach Berufen (KldB 2010). Nürnberg, März 2017. URL: statistik.arbeitsagentur.de (16.10.2017).

Buxton, O.M.; Cain, S.W.; O'Connor, S.P.; Porter, J.H.; Duffy, J.F.; Wang, W.; Czeisler, C.A.; Shea, S.A. (2012): Metabolic consequences in humans of prolonged sleep restriction combined with circadian disruption. In: Science translational medicine, Jg. 4, (H.129): 129ra43.

Camerino, D.; Conway, P.M.; Sartori, S.; Companini, P.; Estryn-Béhar, M.; van der Heijden, B.I.J.M.; Costa, G. (2008): Factors affecting work ability in day and shift-working nurses. In: Chronobiology International, Jg. 25, (H.2&3), S. 425-442.

Campbell, A.M.; Nilsson, K.; Andersson, E.P. (2008): Night duty as an opportunity for learning. In: Journal of Advanced Nursing, Jg. 62, (H.3), S. 346-353.

Cheng, W.J.; Cheng, Y. (2016): Night shift and rotating shift in association with sleep problems, burnout and minor mental disorder in male and female employees. Occupational and Environmental Medicine Published Online First: 03 November 2016. doi: 10.1136/oemed-2016-103898.

Chung, M.H.; Kuo, T.B.J.; Hsu, N.; Chu, H.; Chou, K.R.; Yang, C.C.H. (2009): Sleep and autonomic nervous system changes – enhanced cardiac sympathetic modulations during sleep in permanent night shift nurses. In: Scandinavian Journal of Work, Environment and Health, Jg. 35, (H.3), S. 180-187.

Clendon, J.; Walker, L. (2013): Nurses aged over 50 years and their experience of shift work. In: Journal of Nursing Management, Jg. 21, (H.7), S. 903-913.

Costa, G. (1996): The impact of shift and night work on health. In: Applied Ergonomics, Jg. 27, (H.1), S. 9-16.

Costa, G. (2005): Some considerations about aging, shift work and work ability. In: International Congress Series, Jg. 1280, S. 67-72.

Costa, G. (2010): Shift work and health: current problems and preventive actions. In: Safety and Health at Work, Jg. 1, (H.2), S. 112-123.

de Castilho Palhares, V.; Corrente, J.E.; Matsubara, B.B. (2014): Association between sleep quality and quality of life in nursing professionals working rotating shifts. In: Revista de saude publica, Jg. 48, (H.4), S. 594-601.

DGAUM Deutsche Gesellschaft für Arbeitsmedizin und Umweltmedizin e.V. (Hrsg.) (2006): Nacht- und Schichtarbeit. Arbeitsmedizinische Leitlinie. URL: inqa.gawo-ev.de/cms/uploads/Leitlinie%20Nacht-und%20Schichtarbeit. pdf?phpMyAdmin=Xr78vEy9vt0o,xb0Dy0xDi0dA29 (05.05.2017).

DGUV Deutsche Gesetzliche Unfallversicherung (Hrsg.) (2012): Schichtarbeit – Rechtslage, gesundheitliche Risiken und Präventionsmöglichkeiten. DGUV Report 1/2012. URL: publikationen.dguv.de/dguv/pdf/10002/iag-schicht-1.2012.pdf (16.10.2017).

Dieckhoff, T. (1993): Nachtwache oder Pflegende im Nachtdienst? – Berufliches Verständnis. In: S. Bartholomeyczik, T. Dieckhoff, E. Drerup, M. Korff, M. Krohwinkel, E. Müller, C. Sowinski, A. Zegelin (Hrsg.). Die Nacht im Krankenhaus aus der Sicht der Pflegenden. Vom Lernprojekt zum Forschungsvorhaben. Deutscher Berufsverband für Pflegeberufe. Frankfurt am Main, S. 105-112.

Drake, C.L.; Roehrs, T.; Richardson, G.; Walsh, J.K.; Roth, T. (2004): Shift work sleep disorder: prevalence and consequences beyond that of symptomatic day workers. In: SLEEP, Jg. 27, (H.8), S. 1453-1462.

Dresing, T.; Pehl, T. (2013): Praxisbuch Interview, Transkription & Analyse. Anleitungen und Regelsysteme für qualitativ Forschende 5. A. Marburg. URL: www.audiotranskription.de/download/praxisbuch_transkription.pdf?q=Praxisbuch-Transkription.pdf (16.10.2017).

EU-Parlament und der Rat der europäischen Union (Hrsg.) (2003): Richtlinie 2003/88/EG des Europäischen Parlaments und des Rates vom 4. November 2003 über bestimmte Aspekte der Arbeitszeitgestaltung. Amtsblatt Nr. L 299 vom 18/11/2003 S. 9-19. URL: eur-lex.europa.eu/legal-content/DE/TXT/PDF/?uri=CELEX:32003L0088&from=DE (16.10.2017).

FAZ Frankfurter Allgemeine Zeitung (2017): Wie ein Protein unsere innere Uhr steuert. Medizin-Nobelpreis 2017. Aktualisiert am 02.10.2017 um 11:37 Uhr. URL: www.faz.net/aktuell/wissen/nobelpreise/medizin-nobelpreis-2017-wie-ein-protein-unsere-innere-uhr-steuert-15227692.html (16.10.2017).

Feskanich, D. Hankinson, S.E.; Schernhammer, E.S. (2009): Night shift work and fracture risk: the nurses' health study. Osteoporosis international, Jg. 20, (H.4), S. 537-542.

Flo, E.; Pallesen, S.; Mageroy, N.; Moen, B.E.; Gronli, J.; Nordhus, I.H.; Bjorvatn, B. (2012): Shift work disorder in nurses – assessment, prevalence and related health problems. In: PloS ONE, Jg. 7, (H.4), e33981.

Folkard, S. (2008): Do permanent night workers show circadian adjustment? A review based on the endogenous melatonin rhythm. In: Chronobiology International, Jg. 25, (H.2&3), S. 215-224.

Fujimoto, T.; Kotani, S.; Suzuki, R. (2008): Work–family conflict of nurses in Japan. In: Journal of Clinical Nursing, Jg. 17, (H.24), S. 3286-3295.

Gamble, K.L.; Motsinger-Reif, A.A.; Hida, A.; Borsetti, H.M.; Servick, S.V.; Ciarleglio, C.M.; Robbins, S.; Hicks, J.; Carver, K.; Hamilton, N.; Wells, N.; Summar, M.L.; McMahon, D.G.; Johnson, C.H. (2011): Shift work in nurses: contribution of phenotypes and genotypes to adaption. In: PLoS ONE, Jg. 6, (H.4), e18395.

GAWO Gesellschaft für Arbeits-, Wirtschafts- und Organisationspsychologische Forschung e.V. (Hrsg.) (o.J.): Was sind gesicherte arbeitswissenschaftliche Erkenntnisse. Juristische Fragen. URL: inqa.gawo-ev.de/cms/index.php?page=rechtssprechung&phpMyAdmin=Xr78v Ey9vt0o%2Cxb0Dy0xDi0dA29&phpMyAdmin=19e16be51a9caef756465b0a0e7e4930#5 (16.10.2017).

Griep, R.H.; Bastos, L.S.; da Fonseca, M.J.M.; Silva-Costa, A.; Portela, L.F.; Toivanen, S.; Rotenberg, L. (2014): Years worked at night and body mass index among registered nurses from eighteen public hospitals in Rio de Janeiro, Brazil. In: BMC Health Services Research, Jg. 14, (H.603), S. 1-8.

Große Schlarmann, J.; Bienstein, C. (2015): Die Nacht in deutschen Pflegeheimen. Ergebnisbericht. Universität Witten/Herdecke Pflege e.V. URL: docplayer.org/9871895-Dienacht-in-deutschen-pflegeheimen.html (16.10.2017).

Gu, F.; Han, J.; Laden, F.; Pan, A.; Caporaso, N.E.; Stampfer, M.J.; Kawachi, I.; Rexrode, K.M.; Willett, W.C.; Hankinson, S.E.; Speizer, F.; Schernhammer, E.S. (2015): Total and cause-specific mortality of U.S. nurses working rotating night shifts. In: American journal of preventive medicine, Jg. 48, (H.3), S. 241-252.

Holmes, A.L.; Burgess, H.J.; McCulloch, K.; Lamond, N.; Fletcher, A.; Dorrian, J.; Dawson, D. (2001): Daytime cardiac autonomic activity during one week of continuous night shift. Journal of human ergology, Jg. 30, (H.1-2), S. 223-228.

Guyton, A.C.; Hall, J.E. (2010): Textbook of Medical Physiology 11.A. Philadelphia.

Härmä, M. (1996): Ageing, physical fitness and shiftwork tolerance. In: Applied Ergonomics, Jg. 27, (H.1), S. 25-29.

Helfferich, C. (2011): Die Qualität qualitativer Daten. Manual für die Durchführung qualitativer Interviews 4.A. Wiesbaden.

Hildebrandt, G.; Moser, M.; Lehofer, M. (2013): Chronobiologie und Chronomedizin. Biologische Rhythmen – Medizinische Konsequenzen. 2.A. Weiz.

Hughes, V. (2015): Leadership strategies to reduce risks for nurse night shift workers. In: Journal of Nursing and Health Care, Jg. 3, (H.1), S. 128-137.

Hurrelmann, K.; Klotz, T.; Haisch, J. (2014): Krankheitsprävention und Gesundheitsförderung. In: K. Hurrelmann, T. Klotz, J. Haisch (Hrsg.). Lehrbuch Prävention und Gesundheitsförderung 4.A. Bern, S. 13-24.

Ijaz, S.; Verbeek, J.; Seidler, A.; Lindbohm, M.L.; Ojajärvi, A.; Orsini, N.; Costa, G.; Neuvonen, K. (2013): Night-shift work and breast cancer – a systematic review and meta-analysis. In: Scandinavian Journal of Work, Environment and Health, Jg. 39, (H.5), S. 431-447.

Jensen, M.A.; Garde, A.H.; Kristiansen, J.; Nabe-Nielsen, K.; Hansen, A.M. (2016): The effect of the number of consecutive night shifts on diurnal rhythms in cortisol, melatonin and heart rate variability (HRV): a systematic review of field studies. In: International archives of occupational and environmental health, Jg. 89, (H.4), S. 531-545.

Kamdar, B.B.; Tergas, A.I.; Mateen, F.J.; Bhayani, N.H.; Oj, J. (2013): Night-shift work and risk of breast cancer: a systematic review and meta-analysis. In: Breast Cancer Research and Treatment, Jg. 138, (H.1), S. 291-301.

Kim, W.; Kim, T.H.; Lee, T.H.; Choi, J.W.; Park, E.C. (2016): The impact of shift and night work on health related quality of life of working women: findings from the Korea Health Panel. In: Health and Quality of Life Outcomes, Jg. 14, (H.162), S. 1-6.

Klenner, C.; Schmidt, T. (2007): Beruf und Familie vereinbar? Auf familienfreundliche Arbeitszeiten und ein gutes Betriebsklima kommt es an. Eine empirische Analyse. Wirtschafts- und Sozialwissenschaftliches Institut in der Hans-Böckler-Stiftung Düsseldorf. URL: www.boeckler.de/pdf/p_wsi_ diskp_155.pdf (16.10.2017).

Knauth, P.; Hornberger, S. (2003): Preventive and compensatory measures for shift workers. In: Occupational Medicine, Jg. 53, (H.2), S. 109-116.

Knutsson, A.; Kempe, A. (2014): Shift work and diabetes – A systematic review. In: Chronobiology international, Jg. 31, (H.10), S. 1146-1151.

Korff, M.; Drerup, E. (1993): Arbeitszufriedenheit und Motivation. In: S. Bartholomeyczik, T. Dieckhoff, E. Drerup, M. Korff, M. Krohwinkel, E. Müller, C. Sowinski, A. Zegelin (Hrsg.). Die Nacht im Krankenhaus aus der Sicht der Pflegenden. Vom Lernprojekt zum Forschungsvorhaben. Deutscher Berufsverband für Pflegeberufe. Frankfurt am Main, S. 112-119.

Korff, M.; Zegelin. A. (1993): Beschreibung der Population. In: S. Bartholomeyczik, T. Dieckhoff, E. Drerup, M. Korff, M. Krohwinkel, E. Müller, C. Sowinski, A. Zegelin (Hrsg.). Die Nacht im Krankenhaus aus der Sicht der Pflegenden. Vom Lernprojekt zum Forschungsvorhaben. Deutscher Berufsverband für Pflegeberufe. Frankfurt am Main, S. 89-92.

Kowal, S.; O'Connell, D.C. (2015): Zur Transkription von Gesprächen. In: U. Flick, E. von Kardoff, I. Steinke (Hrsg.). Qualitative Forschung. Ein Handbuch. 11.A. Reinbek bei Hamburg, S. 437-447.

Kraiem, A.M.; Omrane, A.; Boussaid, A.M.; Kacem, I.; Cheik, R.B.; Khalfallah, T.; Bouzgarrou, L. (2017): Vigilance disorders in permanent night workers: the case of the medical staff. In: Open Journal of Nursing, Jg. 7, (H.3), S. 409-418.

Kuckartz, U. (2010): Einführung in die computergestützte Analyse qualitativer Daten. 3.A. Wiesbaden.

Kuckartz, U. (2014): Qualitative Inhaltsanalyse. Methoden, Praxis, Computerunterstützung. 2.A. Weinheim und Basel.

Kunst, J.R.; Løset, G.K.; Høsøy, D.; Bjorvatn, B.; Moen, B.E.; Magerøy, N.; Pallesen, S. (2014): The relationship between shift work schedules and spillover in a sample of nurses. In: International Journal of Occupational Safety and Ergonomics, Jg. 20, (H.1), S. 139-147. •

Lamnek, S.; Krell, C. (2016a): Qualitative Sozialforschung. 6.A Weinheim und Basel.

Lamnek, S.; Krell, C. (2016b): Qualitative Sozialforschung. Online-Material zum Buch: Transkriptionsregeln. URL: www.beltz.de/fileadmin/beltz/ downloads/OnlinematerialienPVU/28269_Lamnek/%282%29_Qualitatives_Interview/Transkriptionsregeln.pdf (16.10.2017).

Lin, X.; Chen, W.; Wei, F.; Ying, M.; Wie, W. (2015): Night-shift work increases morbidity of breast cancer and all-cause mortality: a meta-analysis of 16 prospective cohort studies. In: Sleep Medicine, Jg. 16, (H.11), S. 1381-1387.

LMU Ludwig-Maximilians-Universität München (Hrsg.) (o.J.): Munich Chronotype Questionnaire. URL: www.bioinfo.mpg.de/mctq/core_work_life/ core/introduction.jsp?language=deu (letzter Zugriff: 05.06.2017).

Marquié, J.C.; Tucker, P.; Folkard, S.; Gentil, C.; Ansiau, D. (2014): Chronic effects of shift work on cognition: findings from the VISAT longitudinal study. In: Occupational and environmental medicine, Jg. 72, (H.4), S. 1-9.

McHill, A.W.; Melanson, E.L.; Higgins, J.; Connick, E.; Moehlman, T.M.; Stothard, E.R.; Wright Jr., K.P. (2014): Impact of circadian misalignment on energy metabolism during simulated nightshift work. In: Proceedings of the National Academy of Science, Jg. 111, (H.48), S. 17302-17307.

Meissner, F.; Stockfisch, C. (2011): Familienbewusste Schichtarbeit. Vereinbarkeit von Beruf und Familie gestalten. Projekt des DGB-Bundesvorstandes. URL: www.dgb-bestellservice.de/besys_dgb/pdf/DGB 301009.pdf (07.05.2017).

Mistlberger, R.E.; Antle, M.C. (2011): Entrainment of circadian clock in mammals by arousal and food. In: Essays in Biochemistry, Jg. 49, (H.1), S. 119-136.

Monk, T.H.; Folkard, S.; Wedderburn, A.I. (1996): Maintaining safety and high performance on shiftwork. In: Applied Ergonomics, Jg. 27, (H.1), S. 17-23.

Monk, T.H.; Buysse, D.J.; Billy, B.D.; Fletcher, M.E.; Kennedy, K.S.; Begley, A.E.; Schlarb, J.E.; Beach, S.R. (2013): Shiftworkers report worse sleep than day workers, even in retirement. In: Journal of Sleep Research, Jg. 22, (H.2), S. 201-208.

Moon, S.H.; Lee, B.J.; Kim, S.J.; Kim, H.C. (2016): Relationship between thyroid stimulating hormone and night shift work. In: Annals of Occupational and Environmental Medicine, Jg. 28, (H.53), S. 1-5.

Müller, E.; Bartholomeyczik, S. (1993): Schlußfolgerung und Perspektiven. In: S. Bartholomeyczik, T. Dieckhoff, E. Drerup, M. Korff, M. Krohwinkel, E. Müller, C. Sowinski, A. Zegelin (Hrsg.). Die Nacht im Krankenhaus aus der Sicht der Pflegenden. Vom Lernprojekt zum Forschungsvorhaben. Deutscher Berufsverband für Pflegeberufe. Frankfurt am Main, S. 150-154.

Nabe-Nielsen, K.; Tüchsen, F.; Kristensen, K.B.; Garde, A.H.; Diderichsen, F. (2009): Differences between day and nonday workers in exposure to physical and psychosocial work factors in the Danish eldercare sector. In: Scandinavian Journal of Work, Environment and Health, Jg. 35, (H.1), S. 48-55.

Nabe-Nielsen, K.; Quist, H.G.; Garde, A.H.; Aust, B. (2011): Shiftwork and changes in health behaviors. In: Journal of Occupational and Environmental Medicine, Jg. 53, (H.12), S. 1413-1417.

Nabe-Nielsen, K.; Garde, A.H.; Clausen, T.; Jorgensen, M.B. (2014): Does workplace health promotion reach shift workers? In: Scandinavian Journal of Work, Environment and Health, Jg. 41, (H.1), S. 84-93.

Nagai, M.; Morikawa, Y.; Kitaoka, K.; Nakumara, K.; Sakurai, M.; Nishijo, M.; Hamazaki, Y.; Maruzeni, S.; Nakagawa, H. (2011): Effects of fatigue on immune function in nurses performing shift work. Journal of occupational health, Jg. 53, (H.5), S. 312-319.

Nakano, Y.; Miura, T.; Hara, I.; Aono, H.; Miyano, N.; Miyajima, K.; Tabuchi, T.; Kosaka, H. (1982): The effect of shift work on cellular immune function. In: Journal of human ergology, Jg. 11 (Suppl.), S. 131-137.

Nasrabadi, A.N.; Seif, H.; Latifi, M.; Rasoolzadeh, N.; Emami, A. (2009): Night shift work experiences among Iranian nurses: a qualitative study. In: International Nursing Review, Jg. 56, (H.4), S. 498-503.

Nätti, J.; Anttila, T.; Oinas, T.; Mustosmäki, A. (2012): Night work and mortality: prospective study among Finnish employees over the time span 1984 to 2008. In: Chronobiology International, Jg. 29, (H.5), S. 601-609.

Neil-Sztramko, S.; Pahwa, M.; Demers, P.A.; Gotay, C.C. (2014): Health-related interventions among night shift workers: a critical review of the literature. In: Scandinavian Journal of Work, Environment & Health, Jg. 40, (H.6), S. 543-556.

Nilsson, K.; Campbell, A.M.; Andersson, E.P. (2008): Night nursing: staff's workings experiences. In: BMC Nursing, Jg. 7, (H.13), S. 1-9.

Niu, S.F.; Chung, M.H.; Chu, H.; Tsai, J.C.; Lin, C.C.; Liao, Y.M.; Ou, K.L.; O'Brian, A.P.; Chou, K.R. (2015): Differences in cortisol profiles and circadian adjustment time between nurses working night shifts and regular day shifts: A prospective longitudinal study. In: International Journal of Nursing Studies, Jg. 52, (H.7), S. 1193-1201.

Oyane, N.M.F.; Pallesen, S.; Moen, B.E.; Akerstedt, T.; Bjorvatn, B. (2013): Associations between night work and anxiety, depression, insomnia, sleepiness and fatigue in a sample of Norwegian nurses. In: PLOS ONE, Jg. 8, (H.8), e70228.

Persson, M.; Martensson, J. (2006): Situations influencing habits in diet and exercise among nurses working night shift. In: Journal of Nursing Management, Jg. 14, (H.5), S. 414-423.

Powell, I. (2013): Can you see me? Experiences of nurses working night shift in Australian regional hospitals: a qualitative case study. In: Journal of Advanced Nursing, Jg. 69, (H.10), S. 2172-2184.

Rajaratnam, S.M.W.; Arendt, J. (2001): Health in a 24-h society. In: Lancet, Jg. 358, (H.9286), S. 999-1005.

Ramin, C.; Devore, E.E.; Wang, W.; Pierre-Paul, J.; Wegrzyn, L.R.; Schernhammer, E.S. (2015): Night shift work at specific age ranges and chronic disease risk factors. In: Occupational and environmental medicine, Jg. 72, (H.2), S. 100-107.

Rao, D.; Yu, H.; Bai, Y.; Zheng, X.; Xie, L. (2015): Does night-shift work increase the risk of prostate cancer? A systematic review and meta-analysis. In: OncoTargets and Therapy, Jg. 8, S. 2817-2826.

Reinberg, A.; Andlauer, P.; Guillet, P.; Nicolai, A (1980): Oral temperature, circadian rhythm amplitude, ageing and tolerance to shift-work. In: Ergonomics, Jg. 23, (H.1), S. 55-64.

RKI Robert Koch-Institut (Hrsg.) (2011): Allgemeines zu Gesundheitsbezogener Lebensqualität. URL: www.rki.de/DE/Content/ Gesundheitsmonitoring/Gesundheitsberichterstattung/GesundAZ/Content/G/Gesbez_Lebensqualitaet/Gesbez_Lebensqualitaet.html (16.10.2017).

Rodenbeck, A.; Hajak, G. (2010): Das Schichtarbeitersyndrom. Eine systematische Übersicht zu Schlafstörungen durch Schichtarbeit. In: Somnologie, Jg. 14, (H.2), S. 105-110.

Roenneberg, T.; Kuehnle, T.; Juda, M.; Kantermann, T.; Allebrandt, K.; Gordijn, M.; Merrow, M. (2007): Epidemiology of the human circadian clock. In: Sleep Medicine Reviews, Jg. 11, (H.6), S. 429-438.

Roenneberg, T.; Merrow, M. (2007): Entrainment of the human circadian clock. In: Cold Spring Harbor symposia on quantitative biology, Jg. 72, S. 293-299.

Rotenberg, L.; Griep, R.H.; Fischer, F.M.; Fonseca, M.J.M.; Landsbergis, P. (2009): Working at night and work ability among nursing personnel: when precarious employment makes the difference. In: International archives of occupational and environmental health, Jg. 82, (H.7), S. 877-885.

Saksvik, I.B.; Bjorvatn, B.; Hetland, H.; Sandal, G.M.; Pallesen, S. (2011): Individual differences in tolerance to shift work. A systematic review. In: Sleep Medicine Reviews, Jg. 15, (H.4), S. 221-235.

Saksvik, I.B.; Pallesen, S.; Bjorvatn, B.; Mageroy, N.; Folkard, S. (2015): Towards a more comprehensive definition of shift work tolerance. In: Industrial Health, Jg. 53, (H.1), S. 69-77.

Schernhammer, E.S.; Laden, F.; Speizer, F.E.; Willett, W.C.; Hunter, D.J.; Kawachi, I.; Fuchs, C.S.; Colditz, G.A. (2003): Night-shift work and risk of colorectal cancer in the nurses' health study. In: Journal of the national cancer institute, Jg. 95, (H.11), S. 825-828.

Schmidt, S.G.; Palm, R.; Dichter, M.; Müller, B.H.; Hasselhorn, H.M. (2011): 3Q-Studie. Zusammen erfassen, was zusammen gehört. Abschlussbericht. Gefördert von der Initiative Neue Qualität der Arbeit (INQA) und den Johanniter Seniorenhäuser GmbH. URL: www.inqa.de/SharedDocs/PDFs/DE/Projekte/zusammenfassen-was-zusammen gehoertabschlussbericht.pdf?__blob=publicationFile (09.05.2017).

Schwarzer, R. (2004): Psychologie des Gesundheitsverhaltens. Einführung in die Gesundheitspsychologie. 3.A. Hogrefe Verlag. Bern.

Sczesny, C. (2003): Arbeitsgestaltung zwischen arbeitswissenschaftlichen Erkenntnissen und individuellen Arbeitszeitpräferenzen. Am Beispiel der Dauernachtarbeit im Krankenhaus. Dortmunder Beiträge zur Sozial- und Gesellschaftspolitik, Band 38. Münster.

Sczesny, C. (2007): Gestaltung der Arbeitszeit im Krankenhaus. Zur Umsetzung neuer Nachtarbeitszeitregelungen unter Berücksichtigung arbeitswissenschaftlicher Erkenntnisse. 5.A. Bautzen.

Simon, M.; Tackenberg, P.; Hasselhorn, H.M.; Kümmerling, A.; Büscher, A.; Müller, B.H. (2005): Auswertungen der ersten Befragung der NEXT-Studie in Deutschland. Universität Wuppertal. URL: www.next.uni-wuppertal.de (16.10.2017).

Statistisches Bundesamt (Hrsg.) (2012): 21% der Ausbildungsanfänger in Pflegeberufen sind männlich. Zahl der Woche vom 23. Oktober 2012. Wiesbaden. URL: www.destatis.de/DE/PresseService/Presse/   Pressemitteilungen/zdw/2012/PD12_043_p002pdf.pdf;jsessionid=EA2D8CB29F12CC9F1133E731E64F5D2F.cae1?__blob=publicationFile (05.05.2017).

Statistisches Bundesamt (Hrsg.) (2016): Mikrozensus Bevölkerung und Erwerbstätigkeit Beruf, Ausbildung und Arbeitsbedingungen der Erwerbstätigen in Deutschland. Fachserie 1 Reihe 4.1.2. Wiesbaden. URL: www.destatis.de/DE/Publikationen/Thematisch/Arbeitsmarkt/Erwerbstaetige/BerufArbeitsbedingungErwerbstaetigen2010412157004.pdf?__blob=publicationFile (05.05.2017).

Tahghighi, M.; Rees, C.S.; Brown, J.A.; Breen, L.J.; Hegney, D. (2017): What is the impact of shift work on the psychological functioning and resilience of nurses? An integrative review. In: Journal of Advanced Nursing, Online first, doi: 10.1111/jan.13283.

Travis, R.C.; Balkwill, A.; Fensom, G.K.; Appleby, P.N.; Reeves, G.K.; Wang, X.S.; Roddam, A.W.; Gathani, T.; Peto, R.; Green, J.; Key, T.J.; Beral, V. (2016): Night shift work and breast cancer incidence: three prospective studies and meta-analysis of published studies. In: Journal of the National Cancer Institute, Jg. 108, (H.12), S. 1-9.

Ulhôa, M.A.; Marqueze, E.C.; Burgos, L.G.A.; Moreno, C.R.C. (2015): Shift work and endocrine disorders. In: International Journal of Endocrinology, Article ID 826249. URL: dx.doi.org/10.1155/2015/826249 (16.10.2017).

UZH Universität Zürich (Hrsg.) (2016): Methodenberatung zur Clusteranalyse. URL: www.methodenberatung.uzh.ch/de/datenanalyse/ interdependenz/gruppierung/cluster.html (16.10.2017).

Viswanathan, A.N.; Hankinson, S.E.; Schernhammer, E.S. (2007): Night shift work and the risk of endometrial cancer. In: Cancer research, Jg. 67, (H.21), S. 10618-10622.

Vitale, S.A.; Varrone-Ganesh, J.; Vu, M. (2015): Nurses working the night shift: Impact on home, family and social life. In: Journal of Nursing Education and Practice, Jg. 5, (H.10), S. 70-78.

Wang, F.; Yeung, K.L.; Chan, W.C.; Kwok, C.C.H.; Leung, S.L.; Wu, C.; Chan, E.Y.Y.; Yu, I.T.S.; Yang, X.R.; Tse, L.A. (2013): A meta-analysis on dose–response relationship between night shift work and the risk of breast cancer. In: Annals of Oncology, Jg. 24, (H.11), S. 2724-2732.

WHO World Health Organization (Hrsg.) (2009): Milestones in health promotion. Statements from Global Conferences. Genf. URL: www.who.int/healthpromotion/Milestones_Health_Promotion_05022010.pdf (16.10.2017).

Zhao, I.; Bogossian, F.; Song, S.; Turner, C. (2011): The association between shift work and unhealthy weight: a cross-sectional analysis from the nurses and midwives' e-cohort study. In: Journal of occupational and environmental medicine, Jg. 53, (H.2), S. 153-158.

Printed in the United States
By Bookmasters